儿童与青少年牙齿急症治疗
Management of Dental Emergencies in Children and Adolescents

（瑞士）克劳斯·诺伊豪斯（Klaus W. Neuhaus）

（瑞士）阿德里安·卢西（Adrian Lussi）　主编

薛　晶　阙克华　主译

北方联合出版传媒（集团）股份有限公司

辽宁科学技术出版社

图文编辑

张 浩 刘玉卿 肖 艳 刘 菲 康 鹤 王静雅 纪凤薇 杨 洋 戴 军 张军林

Title: Management of Dental Emergencies in Children and Adolescents
By Klaus W. Neuhaus, Adrian Lussi, ISBN: 9781119372646
Copyright © 2019 John Wiley & Sons Ltd

版权所有·翻印必究

图书在版编目（CIP）数据

儿童与青少年牙齿急症治疗 /（瑞士）克劳斯·诺伊豪斯（Klaus W. Neuhaus），（瑞士）阿德里安·卢西（Adrian Lussi）主编；薛晶，阙克华主译. —沈阳：辽宁科学技术出版社，2024.7

ISBN 978-7-5591-3601-5

Ⅰ.①儿… Ⅱ.①克… ②阿… ③薛… ④阙… Ⅲ.①儿童—牙疾病—诊疗②青少年—牙疾病—诊疗 Ⅳ.①R78

中国国家版本馆CIP数据核字（2024）第104610号

出版发行：辽宁科学技术出版社
　　　　　（地址：沈阳市和平区十一纬路25号　邮编：110003）
印 刷 者：深圳市福圣印刷有限公司
经 销 者：各地新华书店
幅面尺寸：170mm×240mm
印　　张：15.5
插　　页：4
字　　数：310千字
出版时间：2024年7月第1版
印刷时间：2024年7月第1次印刷
出 品 人：陈　刚
责任编辑：张　晨　张丹婷
封面设计：袁　舒
版式设计：袁　舒
责任校对：李　霞

书　　号：ISBN 978-7-5591-3601-5
定　　价：198.00 元

投稿热线：024-23280336
邮购热线：024-23280336
E-mail:cyclonechen@126.com
http://www.lnkj.com.cn

译者名单 Translators

主 译

薛 晶　阙克华

副主译

杨 燃　杨 静

译 者（以姓氏笔画为序）

王 茹（天津医科大学口腔医院）　　　　杨 静（四川大学华西口腔医学院）

刘杨秋（天津医科大学口腔医院）　　　　杨 燃（四川大学华西口腔医学院）

李文文（天津医科大学口腔医院）　　　　武佳鑫（南开大学口腔医院）

李依玲（四川大学华西口腔医学院）　　　姚晓雨（天津医科大学口腔医院）

邹 丽（四川大学华西口腔医学院）　　　梁 雁（四川大学华西口腔医学院）

陈 敏（天津医科大学口腔医院）　　　　阙克华（天津医科大学口腔医院）

张 瑶（天津医科大学口腔医院）　　　　薛 晶（四川大学华西口腔医学院）

校 对（以姓氏笔画为序）

邓宇迪（四川大学华西口腔医学院）　　　周 末（四川大学华西口腔医学院）

刘 浏（四川大学华西口腔医学院）　　　郑雨乐（四川大学华西口腔医学院）

吴 聃（四川大学华西口腔医学院）　　　涂 恒（四川大学华西口腔医学院）

杨 磊（四川大学华西口腔医学院）　　　蒋宇寰（四川大学华西口腔医学院）

编者名单 Contributors

Julia Amato
Department of Periodontology,
Endodontology and Cariology,
University Center for Dental Medicine Basel,
University of Basel, Basel, Switzerland

Wolfgang H. Arnold
Department of Biological and Material
Sciences in Dentistry, School of Dentistry,
Faculty of Health, Witten/Herdecke
University, Witten, Germany

Dick S. Barendregt
Department of Periodontology,
ACTA, Amsterdam, Netherlands;
Private dental office Proclin Rotterdam,
Netherlands

Michael M. Bornstein
Oral and Maxillofacial Radiology,
Applied Oral Sciences, Faculty of
Dentistry, The University of Hong Kong,
Hong Kong, China

Thiago Saads Carvalho
Department of Restorative,
Preventive and Pediatric Dentistry,
School for Dental Medicine,
University of Bern, Bern, Switzerland

Renata Chałas
Department of Conservative Dentistry
and Endodontics, Medical University of
Lublin, Lublin, Poland

Vivianne Chappuis
Department of Oral Surgery and
Stomatology, School of Dental Medicine,
University of Bern, Bern, Switzerland

Karl Dula
Department of Oral Surgery and
Stomatology, School for Dental Medicine,
Bern, Switzerland; Private dental office,
Chiasso, Switzerland

Edwin Eggink
Private dental office Proclin Rotterdam,
Netherlands

Andreas Filippi
Department of Oral Surgery and
Center of Dental Traumatology,
University Center for Dental
Medicine Basel,
University of Basel, Basel, Switzerland

Vlasios Goulioumis
Department of Operative and Preventive
Dentistry, School of Dentistry, Faculty of
Health, Witten/Herdecke University,
Witten, Germany

Stefan Hänni
Department of Preventive,
Restorative and Pediatric Dentistry,
School for Dental Medicine, University
of Bern, Bern, Switzerland; Private
endodontic office, Bern, Switzerland

Roswitha Heinrich-Weltzien
Department of Preventive and Paediatric
Dentistry, Jena University Hospital,
Jena, Germany

Nicola P. Innes
Department of Paediatric Dentistry,
School of Dentistry, University of Dundee,
Dundee, United Kingdom

Samira Helena João-Souza
Department of Restorative, Preventive
and Pediatric Dentistry, School for Dental
Medicine, University of Bern, Bern,
Switzerland

Hrvoje Jurić
Department of Paediatric and Preventive
Dentistry, School of Dental Medicine,
University of Zagreb, Zagreb, Croatia

Gabriel Krastl
Department of Conservative Dentistry
and Periodontology and Center of Dental
Traumatology, University Hospital of
Würzburg, Würzburg, Germany

Jan Kühnisch
Department of Conservative Dentistry
and Periodontology,
Ludwig-Maximilians-University,
Munich, Germany

Rafael Lazarin
Department of Oral Surgery and
Stomatology, School of Dental Medicine,
University of Bern, Bern, Switzerland

Maria Lessani
School of Dentistry, Birmingham, United
Kingdom; Private dental office, London,
United Kingdom

Manfred Leunisse
Clinic for Orthodontics, Rotterdam,
Netherlands

Marcel L. E. Linssen
Private dental office Proclin Rotterdam,
Netherlands

Adrian Lussi
Department of Preventive, Restorative
and Pediatric Dentistry, School of Dental
Medicine, University of Bern, Bern,
Switzerland

Birte Melsen
Department of Orthodontics, University
of Western Australia, Perth, Australia

Joana Monteiro
Department of Paediatric Dentistry,
Eastman Dental Hospital, London,
United Kingdom

Ella A. Naumova
Department of Biological and Material
Sciences in Dentistry, School of Dentistry,
Faculty of Health, Witten/Herdecke
University, Witten, Germany

Klaus W. Neuhaus
Clinic of Periodontology, Endodontology
and Cariology, University Center
for Dental Medicine Basel,
University of Basel, Basel, Switzerland;
Private dental office, Herzogenbuchsee,
Switzerland

Jakob Passweg
Department of Hematology, University
Hospital Basel, Basel, Switzerland

Isabelle Portenier
Department of Endodontics, Dental
Faculty, University of Oslo, Oslo, Norway;
Private dental clinic, Nyon, Switzerland
and Oslo, Norway

Adrian M. Ramseier
Department of Oral Health & Medicine,
University Center for Dental Medicine Basel,
University of Basel, Basel, Switzerland

Dan-Krister Rechenberg
Clinic of Preventive Dentistry,
Periodontology and Cariology, Center of
Dental Medicine, University of Zurich,
Zurich, Switzerland

Nadja Rohr
Department of Reconstructive Dentistry,
University Center for Dental Medicine
Basel, University of Basel, Basel,
Switzerland

Markus Schaffner
Department of Preventive, Restorative
and Pediatric Dentistry, School of Dental
Medicine, University of Bern, Bern,
Switzerland

Nathalie Scheidegger Stojan
Private dental office, Biel, Switzerland

Falk Schwendicke
Department of Operative and Preventive
Dentistry, Charité Centre for Dental
Medicine, Berlin, Germany

Richard Steffen
Clinic of Orthodontics and Paediatric
Dentistry, University Center for Dental
Medicine Basel,
University of Basel, Basel, Switzerland;
Private dental office, Weinfelden,
Switzerland

Eirini Stratigaki
Clinic of Orthodontics and Pediatric
Oral Health, University Center for Dental
Medicine Basel, University of Basel, Basel,
Switzerland

Valerie G. A. Suter
Department of Oral Surgery and
Stomatology, School of Dental Medicine,
University of Bern, Bern, Switzerland

Hubertus van Waes
Clinic of Orthodontics and Pediatric
Dentistry, Center of Dental Medicine,
University of Zurich, Zurich,
Switzerland

Carlalberta Verna
Department of Orthodontics and
Paediatric Dentistry, University Center
for Dental Medicine Basel, University of
Basel, Basel, Switzerland

Tuomas Waltimo
Department of Oral Health & Medicine
University Center for Dental
Medicine Basel,
University of Basel, Basel, Switzerland

Cynthia K. Y. Yiu
Paediatric Dentistry, Faculty of Dentistry,
The University of Hong Kong,
Hong Kong, China

Nicola U. Zitzmann
Department of Reconstructive Dentistry,
University Center for Dental Medicine
Basel, University of Basel, Basel,
Switzerland

Andrea Zürcher
Department of Oral Surgery and
Center of Dental Traumatology,
University Center for Dental
Medicine Basel,
University of Basel, Basel,
Switzerland

前言 Preface

亲爱的读者：

由于患者的疼痛，或者由于牙医方面的时间限制，牙科的急诊情况通常要求很高。当儿童或青少年遭遇牙科急诊时，由于患者的年龄、患者的焦虑以及经常性地伴随大声尖叫，情况可能更具挑战性。在这种情况下，牙科治疗团队需要保持安静，并提供必要和周到的治疗。

本书旨在为牙医提供一些帮助，以便更好地处理牙科诊所中儿童和青少年的潜在压力情况。

重点在于治疗需求的管理。

本书并非所有内容都是全新的。相关知识可以从牙外伤学、龋病学、儿童牙科学、牙髓病学或正畸学的书籍中获得。然而，这是第一次以教科书的形式特别强调如何处理儿童牙科患者的紧急情况，以及一旦紧急情况结束后，可能会提供哪些治疗。

虽然本书的开篇概述了成人与儿童/青少年之间的生物学和发育差异，但接下来的内容强调了如何处理牙体组织缺失，如何处理乳牙或根尖开放的牙齿的牙髓问题。此外，全科牙医应该意识到早期牙齿脱落的长期后果以及处理方法。

因为牙齿不是牙科急诊的唯一可能原因，其他章节集中在口腔健康相关问题和非感染性疾病的处理上。

我们很高兴有一个非常称职的作者团队。我们选择了那些每天与非常年轻的患者打交道的作者，以保证尽可能多的实际相关性。同时，这些作者也是经验丰富的大学讲师，把最新的理论知识写在了各自的章节中。

我们希望阅读本书有助于读者在日常工作中应对儿童和青少年的急诊时有更高的自信。

Klaus W. Neuhaus

Adrian Lussi

特邀前言 Invited Preface

儿童与青少年的牙科急诊对于儿牙医生和牙体牙髓医生而言，是积累实践经验的重要来源，就像磨东西时的谷物一样，医生通过急诊的这些病例（谷物）将它们消化成经验（面粉）。然而，最初的牙科培训主要是通过个别学科来教授的，因此很容易忽略儿童和青少年急诊所需的跨学科性质的护理，而这种护理能为患者提供最佳效果。

拥有一本将综合急救护理要素结合在一起的书对临床医生来说非常有益。本书汇集了许多一线牙科临床医生作为作者，他们在文中分享了丰富的相关经验。

儿童的急症不同于老年人的急症。由于发育仍在进行，这对治疗计划制订以及为儿童提供最佳护理的能力有很大影响。发育包括身体、心理和行为方面，这些都需要在即刻的和长远的确定性护理中加以考虑。

急诊的治疗已经发展多年，然而，如何对个体患者提供最适合的护理，仍有许多需要学习的地方。例如，关于深龋管理的章节说明了随着相关证据基础的规模和有效性的增加而发生的巨大变化——深龋的治疗远不如前几十年激进，因为维持牙髓健康和病变的"密封"变得非常重要。

另一个例子是再生性牙髓病学的章节，这是一个25年前不存在的临床护理领域。MTA的使用，现在包括更新的硅酸钙基材料，彻底改变了牙髓病学。在先前充满坏死组织的根管系统中促进健康组织重建自身的能力，使那些部分发育的牙齿中牙根继续发育获得了可能，并具有广泛的临床影响。

在儿童和青少年急诊中，通常需要立即做出治疗决定，因此对治疗方案的短期和长期后果的合理理解至关重要，本书为临床医生做出这些决定提供了合理的基础。这个决定可能是一分为二的，就像是否重新再植撕脱的恒切牙一样，引导思维过程，其中可能包括——口外时间有多长？"干燥时间"有多长？使用了什么储存介质？牙齿发育如何？软组织和/或骨窝是否受损？孩子能够在牙科治疗椅上接受治疗吗，或者镇静或全身麻醉是必要的吗？这会改变我的治疗方案或建议吗？我该和患者监护人谈些什么？我有知情同意书吗？我应该摘除牙髓组织吗——现在还是以后？随访的时间和频率？我应该进行什么测试？所有这些都引出了一个问题——对个体患者来说，什么是最佳选择？

这种上下文广泛但简洁的形式为临床医生提供了如何处理紧急情况的充足信息，从开髓术到面部肿胀再到外伤后正畸牙齿移动。全面的内容涵盖了乳牙列和恒牙列的治疗，使本书成为一本对所有牙科诊所都有价值的参考书。

David Manton教授
澳大利亚墨尔本大学

致谢 Acknowledgements

我们要感谢以下的人：瑞士伯尔尼大学Bernadette Rawyler，感谢她在本书里贡献了非常清晰而艺术的图。你是最棒的！

Wiley出版公司的Jessica Evans，感谢她对编辑这本书的鼓励。

Wiley出版公司的Jayadivya Saiprasad，感谢她不断的支持和在需要时的及时帮助。

Wiley出版公司的Monisha Swaminathan，感谢她在制作过程中的协助。

Wiley出版公司的Tim West，感谢他在编辑手稿方面的出色工作。

Wiley出版公司的Susan Engelken，感谢她组织排版。

目录 Contents

扫一扫即可浏览
参考文献

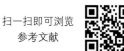

第1章

儿童与青少年急诊处理的一般考虑
General Considerations for Emergency Management in Children and Adolescents

1.1

乳牙和年轻恒牙的发育及组织学特点
Developmental and Histological Aspects of Deciduous and Young Permanent Teeth

Markus Schaffner, Adrian Lussi

Department of Preventive, Restorative and Pediatric Dentistry, School of Dental Medicine, University of Bern, Bern, Switzerland

乳牙和恒牙的区别

乳牙和恒牙最明显的区别是解剖结构的不同：乳牙通常比恒牙小，牙釉质层明显薄于恒牙（Grine，2005；Mahoney，2013）（图1.1.1a，b）。此外，组织学的差异可能影响其硬组织的溶解性能。

乳牙的最外层为无釉柱牙釉质，厚度为15~30μm（Kodaka等，1989；Ripa，1966；Ripa等，1966）。乳前牙唇侧的牙釉质层明显厚于舌侧，而乳磨牙的各个牙面未见明显差异（Shellis，1984a）。

在乳牙和恒牙中都观察到有釉柱结构的牙釉质层，厚度为10~30μm（Horsted等，1976；Kodaka等，1991）。就牙釉质晶体而言，乳牙和恒牙的釉柱排列非常相似（Radlanski等，2001）。在乳、恒牙列中，釉柱都以几乎垂直的角度到达表面（Horsted等，1976）。Shellis（1984a）能够追踪到恒牙中的釉柱至牙表面，但乳牙中的釉柱明显不同——弯曲度更缓和，带有

更明显的Hunter–Schreger带（Shellis，1984b）（图1.1.2a，b）。此外，乳牙中的釉柱更小，具有更完整的边界，并且比恒牙中的分布更广泛（Shellis，1984b），这表明乳牙中的牙釉质比恒牙中的牙釉质更多孔。乳牙牙釉质中的釉柱间部分和釉柱连接密度也比恒牙中的大（Shellis，1984a）。

牙釉质的有机物含量也因牙齿的种类而异。研究表明，乳牙中的这一比例为0.7%~12.0%，而恒牙中的这一比例为0.4%~0.8%（Stack，1953）。对无机物含量的研究发现，从牙表面到釉牙本质界的矿化梯度在牙釉质与牙本质间都明显可见：矿化程度更高的釉柱层更接近牙面，并向釉牙本质界矿化程度逐渐降低。

一般来说，乳牙牙釉质的矿化程度远低于恒牙（Wilson和Beynon，1989）。此外，Sønju Clasen和Ruyter（1997）观察到乳牙牙釉质的总碳酸盐含量高于恒牙。碳酸盐离子在羟基磷灰石晶体中可以占领羟基（OH–）（A型碳酸羟基磷灰石）或磷酸基（PO_4^{3-}）（B型碳酸羟基

(a) 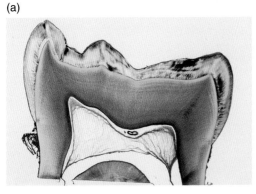 (b)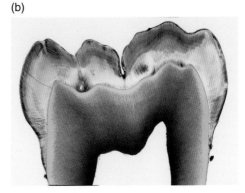

图1.1.1 （a）乳牙的牙釉质层明显比（b）恒牙薄。注：与恒牙相比，乳牙的釉牙骨质界边缘线更偏冠方。

(a) 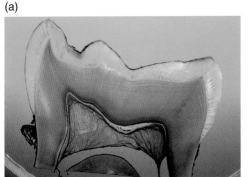 (b)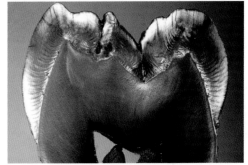

图1.1.2 乳牙的釉柱比恒牙的釉柱更弯曲。因此，（a）乳牙比（b）恒牙显示更明显的Hunter-Schreger带。

磷灰石）。Sønju Clasen和Ruyter还发现乳牙牙釉质中的A型碳酸羟基磷灰石多于恒牙牙釉质中的A型碳酸羟基磷灰石。

虽然碳酸盐离子会导致磷灰石晶格在两个位置上的交换，但当它处于A型位置时，它被认为结合不那么紧密，并且导致更高的牙釉质溶解性。

乳牙牙釉质和恒牙牙釉质之间的所有上述组织学差异可能与以下方面

有关：乳牙牙釉质的表面显微硬度（Lussi等，2000；Johansson等，2001；Magalhães等，2009）和弹性（Lippert等，2004）显著更低。这会使乳牙更容易溶解。对乳牙的体外研究表明，乳牙比恒牙更容易受到类似致龋性酸溶解的影响（Shellis，1984a），而且乳牙牙釉质人工龋病变进展速度比恒牙牙釉质快1.5倍（Featherstone和Mellberg，1981）。

牙齿硬组织的发育与结构特征

人类胚胎的牙齿发育始于妊娠28~40天。上皮细胞生长在颌骨的外胚间充质（中胚层）部位。口腔上皮的突起形成于牙釉质的内外釉上皮（蕾状期；图1.1.3a）。牙乳头是由上皮细胞进一步穿透外胚间充质形成的（帽状期和钟状期；图1.1.3b，图1.1.4~图1.1.6）。

此时，细胞分化成牙体硬组织。成

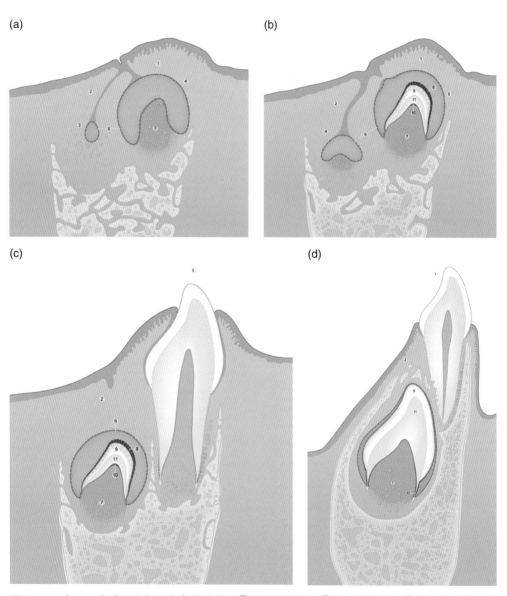

图1.1.3 （a~d）乳牙和恒牙发育的阶段：①乳牙的发育；②恒牙的发育；③蕾状期；④帽状期；⑤钟状期；⑥釉质上皮；⑦牙乳头；⑧成釉细胞；⑨牙釉质；⑩成牙本质细胞；⑪牙本质；⑫Hertwig上皮根鞘。

釉细胞起源于外胚层细胞，而成牙本质细胞作为诱导链的一部分，起源于相邻的牙乳头外间充质细胞。牙齿硬组织在外胚层与牙乳头整个接触面部分的形成并不是同时开始的。对于前牙，第一层牙釉质和牙本质形成于晚期切牙边缘的中间；对于后牙，这发生在晚期牙尖区域（图1.1.3b~d）。随着持续生长，牙齿的各个区域融合，形成咬合面。

上皮细胞通过进一步渗入外胚间充质，产生双层Hertwig上皮根鞘（图1.1.3d和图1.1.7），这决定了产生的牙根的大小、形状和数量。在多根牙中，舌状延伸从Hertwig上皮根鞘的圆形边缘延伸到牙乳头的顶端边缘。这些突起融合成2个根或3个根。由此产生的牙本质层随后将形成冠腔的基底。上皮根鞘向尖端增殖形成牙根（图1.1.8a~d）。Hertwig上皮根鞘的残余物是形成真性釉珠或根部无牙骨质的原因。这些残余物被称为Malassez上皮细胞剩余，在牙源性囊肿的形成中起作用。

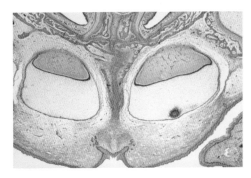

图1.1.5 钟状早期的牙胚。

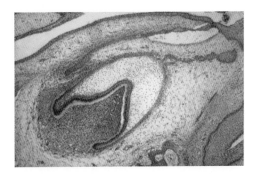

图1.1.6 钟状期的牙胚。

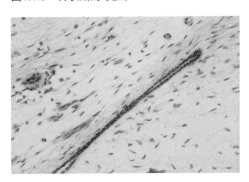

图1.1.7 有内外釉上皮的Hertwig上皮根鞘。

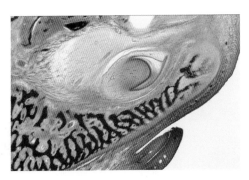

图1.1.4 帽状期的牙胚。

牙釉质的结构特征

光学显微镜显示牙釉质中的棕色线条，从釉牙本质界向咬合面倾斜，这些是Retzius的横纹和条纹，反映了牙釉质在发育中的周期性沉积（图1.1.9）。在水平横断面上，这些条纹类似于树木

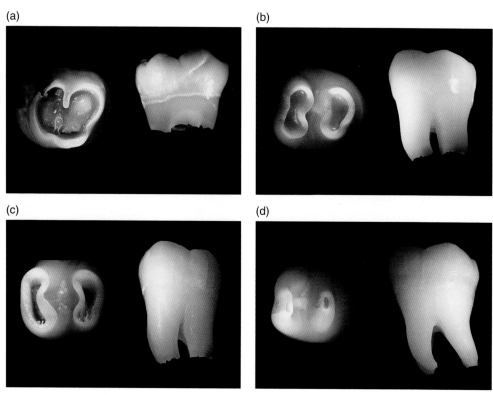

图1.1.8　正在发育的牙根的根尖向视图（左）和侧面视图（右）。（a）舌状突起在后面的分叉处汇合，融合后形成新的上皮根鞘，发育成2个牙根。（b~d）随着牙根发育的增加，根管逐渐变窄，直至到达根尖。牙根的生长加速了牙齿的萌出。

的年轮。当Retzius纹与牙釉质表面接触时，就会形成叠瓦线。叠瓦线之间是釉面横纹，在新萌出的牙齿中很容易识别（图1.1.10）。

牙釉质的结构缺陷和发育异常

　　大多数牙齿的牙釉质结构缺陷在光学显微镜下可见。这些缺陷大部分发生在牙釉质发育过程中，如釉梭和釉丛。釉梭由成牙本质细胞突起形成，由釉牙本质界延伸到牙釉质基质，在融合过程

中被牙釉质包围（图1.1.11）。釉丛由延伸到釉柱未完全矿化基质富集区产生（图1.1.12a，b），釉丛是龋病进展的薄弱环节。釉珠是一种发育异常，为异位牙釉质。釉珠有两种类型：全部由牙釉质构成或部分由牙釉质构成。全部由牙釉质构成的釉珠通常覆盖着牙骨质，可达0.3mm（图1.1.13）。Hertwig上皮根鞘残余是其形成的原因。这些上皮根鞘残余可以引起成釉细胞的分化，从而在牙根表面沉积牙釉质。复合釉珠的尺寸为

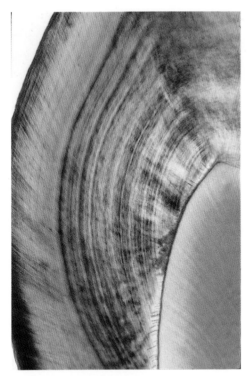

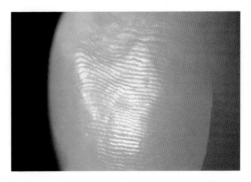

图1.1.10　牙面放大图，清楚显示了釉面横纹和叠瓦线。

图1.1.9　恒牙牙冠的垂直剖面图在Retzius条纹中反映出牙釉质形成的周期性模式。

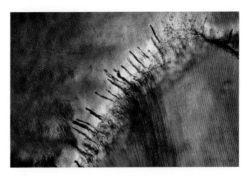

图1.1.11　柱状和活塞状的釉梭从釉牙本质交界处延伸到牙釉质中。

(a)　　　　　　　　　　　　　　　(b)

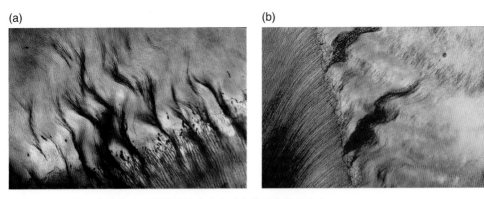

图1.1.12　（a，b）釉丛由延伸到釉柱未完全矿化基质富集区产生。

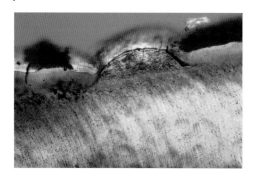

图1.1.13 釉珠位于根部的牙本质上，被无细胞牙骨质包围和覆盖。

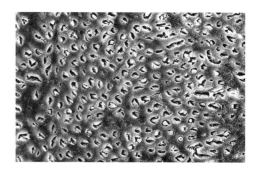

图1.1.15 扫描电子显微镜照片显示牙本质小管和成牙本质细胞突起的横断面。

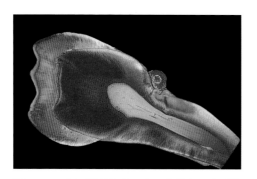

图1.1.14 恒牙的根部表面有一个带有牙本质核心的复合釉珠。

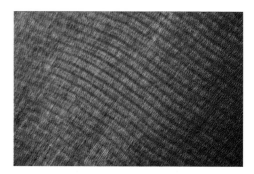

图1.1.16 光学显微镜图片显示，递增排列的von Ebner线与牙本质小管相垂直。

几毫米，由牙釉质和牙本质构成，也可有部分牙髓组织（图1.1.14）。它们可导致根分叉区或牙邻间区孤立性牙周炎的发生，其发生的病因尚不清楚。

牙本质的结构特征

成熟的成牙本质细胞是一个在分泌侧有突起的长柱状细胞。成牙本质细胞分泌前期牙本质，然后在矿化过程中钙化。随着牙本质的形成，成牙本质细胞突起和牙本质小管变长（图1.1.15）。构成大部分牙本质层的髓周牙本质的发育是一个周期性过程，有活跃分泌期和静止期。这种周期性牙本质沉积可以通过光学显微镜观察到。在静止期，形成von Ebner线（图1.1.16），对应于牙釉质的Retzius线。增宽和矿化不足的生长线称为Owen线，是由牙本质矿化紊乱引起的，这可能发生在分娩期间或由于疾病引起。

髓周牙本质的矿化来自矿化前缘区域的中心，即钙化球（图1.1.17），其可通过去除前期牙本质后，采用扫描电子显微镜检测到（图1.1.17）。

在牙冠中，它们部分保留为球间牙本质（图1.1.18）。

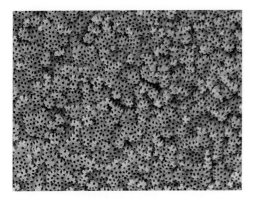

图1.1.17 去除前期牙本质后，面向髓壁的钙化球和牙本质小管在扫描电子显微镜下清晰可见。

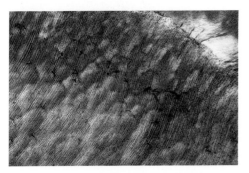

图1.1.18 釉牙本质界（右上）和牙冠部弧形球间牙本质的光学显微镜图。

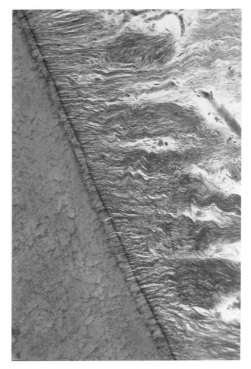

图1.1.19 Sharpey纤维束锚定在一薄层无细胞外源性纤维牙骨质中。无细胞牙骨质层下可见牙本质结构。

1.1.20）。

牙骨质是由成牙骨质细胞、牙骨质细胞和牙周膜成纤维细胞形成的，这些是外胚间充质细胞。成牙骨质细胞形成并分泌牙骨质基质。牙骨质细胞是由成牙骨质细胞分化形成的，可在牙骨质形成过程中嵌在牙骨质中（图1.1.21）。与牙骨质层相邻的成纤维细胞形成无细胞的外源性纤维牙骨质层，它们的结构与成牙骨质细胞非常相似。

牙骨质可分为4种类型：无细胞无纤维牙骨质（图1.1.20）、无细胞外源性纤维牙骨质（图1.1.19）、细胞固有纤维牙

牙骨质的结构特征

牙骨质是覆盖整个牙根表面的矿化结缔组织，其将牙周膜纤维固定在牙齿上（图1.1.19）。细胞牙骨质与骨组织有一定的相似性，然而，骨是血管化的，牙骨质不是。牙齿萌出后牙骨质进一步发育，因此它具有自我修复性，可在牙齿创伤和牙根吸收中发挥重要作用（图

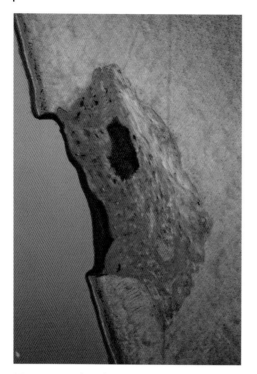

图1.1.20 固有细胞牙骨质修复浅层牙根吸收。在牙骨质修复层的上下，覆盖着牙本质的薄层无细胞纤维性牙骨质。

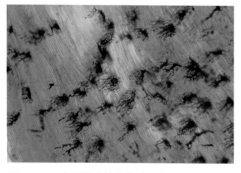

图1.1.21 在牙骨质的发育过程中，成牙骨质细胞被嵌在其中。这导致成牙骨质细胞在整个发育过程中长期存在其中。

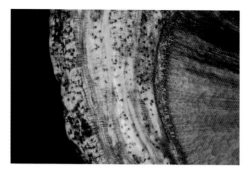

图1.1.22 细胞混合纤维牙骨质，由无细胞外纤维和细胞内固有牙骨质重叠组成。同时，也可发现含Tomes突的颗粒层。

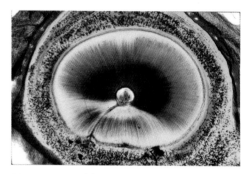

图1.1.23 牙齿根中部横切面。根部牙本质被一层厚厚的细胞混合纤维骨牙骨质覆盖。这种细胞混合纤维牙骨质的过度形成称为牙骨质增生。侧向通道从牙髓通向牙根表面，在切面上清晰可见。

骨质（图1.1.20）和细胞混合纤维牙骨质（图1.1.22和图1.1.23）。

致谢

组织学照片和切片由H.Stich博士和I.Hug女士提供。部分内容摘自Carvalho和Lussi（2014）以及Lussi和Schaffner（2012）。

1.2

乳牙和恒牙的牙髓生物学
Pulp Biology of Deciduous and Permanent Teeth

Wolfgang H. Arnold[1], Ella A. Naumova[1], Vlasios Goulioumis[2]

[1] *Department of Biological and Material Sciences in Dentistry, School of Dentistry, Faculty of Health, Witten/Herdecke University, Witten, Germany*
[2] *Department of Operative and Preventive Dentistry, School of Dentistry, Faculty of Health, Witten/Herdecke University, Witten, Germany*

引言

20世纪初以前，牙髓形态学和生物学在科学文献中一直被忽视（Stanley，1962）。目前，牙髓被认为是一种具有复杂形态结构和支持牙齿活力的具有多种功能的髓样器官，如营养（James，1955；Provenza，1958；Klingsberg等，1959）、修复（再生）（Sayegh和Reed，1968；Klinge，2001；Han等，2013）和免疫（Zachrisson，1971；Marchetti等，1992；Oehmke等，2003；Berggreen等，2009）。牙髓被描述为感觉器官（Uchizono和Homma，1959；Pischinger和Stockinger，1968；Egan等，1999）和干细胞的来源（Kerkis和Caplan，2012；Isobe等，2016）。乳牙和恒牙的牙髓组织在胚胎学上来源于神经嵴的外胚层。因此，也许可以推断它们的结构没有差异。乳牙和恒牙牙髓形态的比较研究很少（Stanley，1962；Herlesova，1968；Sahara等，1993）。然而，有研究表明其有明显差异（Bardellini等，2016）。本章的目的是描述乳牙和恒牙牙髓结构及功能的相似性与差异性。

牙髓的结构

牙髓可分为冠髓和根髓，包括中央和周围部分。牙髓的中央部分主要包含嵌入疏松网状结构的牙髓细胞（成纤维细胞）、血管、淋巴管和神经。与恒牙相比，乳牙的网状结构密度更大（图1.2.1）。牙髓的外围部分包括3层：含成牙本质细胞的富细胞层、细胞较少的无细胞层（或称Weil层）和位于无细胞层下方的包含神经丛（Raschkow丛）的双极细胞层（Pischinger和Stockinger，1968）（图1.2.2）。恒牙中的富细胞层比乳牙中的厚（图1.2.3），这可能表明恒牙中新牙本质形成的再生潜力更高。根髓和冠髓的结构不同，根髓的核心主要含有致密的胶原结缔组织（图1.2.4a）。在根管壁内，牙髓包括了邻近成牙本质细胞层的疏松结缔组织（图1.2.4b）。根髓中的成牙本质细胞层较冠髓中的成牙本质细胞少。根髓中的成牙本质细胞呈立方体或扁平状，而冠髓中

(a)

(b)

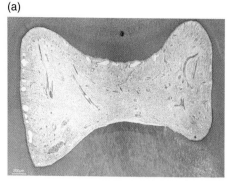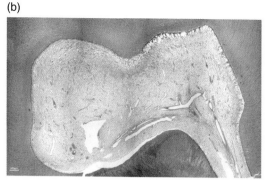

图1.2.1 （a）乳牙和（b）恒磨牙髓室的组织学概述（Gomori染色）。两者的牙髓结构类似。

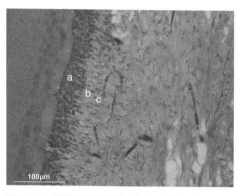

图1.2.2 牙髓周围组织切片（HE染色），显示（a）成牙本质细胞富集层；（b）无细胞层；和（c）包含Raschkow丛的双极细胞层。

的成牙本质细胞呈棱柱状。乳牙和恒牙之间根髓的具体差异尚未描述。

牙髓细胞与细胞外基质

在牙髓器官内，可以发现4种不同类型的细胞：牙髓细胞、牙髓干细胞（DPSCs）、免疫活性细胞和成牙本质细胞。最常见的类型是牙髓细胞，来源于其前体——成牙髓细胞或牙髓干细胞（Gronthos等，2000，2002）。牙髓细胞形成网状结构（图1.2.5a），并嵌入由蛋白聚糖、糖胺聚糖、纤维连接蛋白、非

(a)

(b)

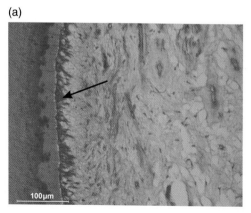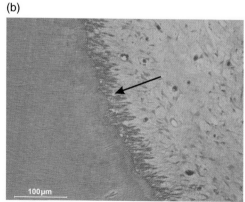

图1.2.3 （a）乳牙和（b）恒牙成牙本质细胞层（箭头）多细胞层的组织切片（HE染色）。在乳牙中，这一层要薄得多。

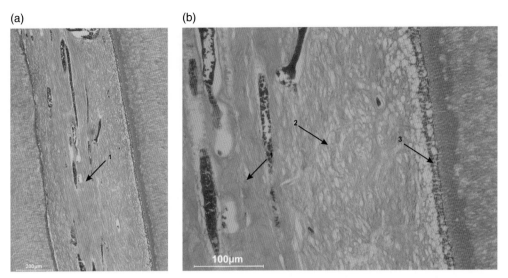

图1.2.4 根髓组织切片（Azan染色）。（a）牙髓中央显示有血管的致密胶原（1）。（b）周围结缔组织疏松（2），成牙本质细胞呈立方体（3）。

胶原蛋白和各种类型的胶原蛋白组成的凝胶状细胞外基质中（Bergenholtz等，1985；Linde，1985）。在乳牙中，网状结构相当密集，但在恒牙中，网状纤维网很松散，在中央和周围血管周围聚集（图1.2.5b）。第二常见的细胞是牙髓干细胞，可分化成3个亚群：脂肪细胞、神经细胞和成牙本质细胞样细胞。

成牙本质细胞样细胞可产生原发性牙本质（Gronthos等，2000，2002），对牙髓组织和牙本质的再生具有重要作用。相对不成熟的牙髓干细胞（IDPSCs）可从脱落乳牙中分离出来，与DPSC相比，它们在分化成各种亚型的细胞中表现出更高的分化潜能（Kerkis等，2006；Kerkis和Caplan，2012），可能成为牙再生治

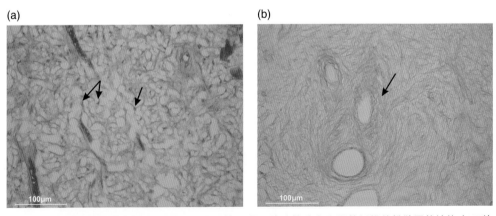

图1.2.5 牙髓结缔组织的组织学视图（a）具有网状细胞（箭头）和网状纤维的松散网状结构（HE染色）与（b）血管周围具有致密网状纤维（箭头）（Gomori染色）。

疗的主要细胞来源（Gronthos等，2002；Kerkis和Caplan，2012）。第三种细胞类型是免疫活性细胞，如肥大细胞、巨噬细胞和浆细胞（图1.2.6）。这些通常位于动脉周围结缔组织层中。牙髓炎症期间，淋巴细胞和粒细胞迁移至牙髓结缔组织。第四种细胞类型是成牙本质细胞。成牙本质细胞是来自神经嵴细胞的有丝分裂后细胞，不能再生。它们在生命周期中产生前期牙本质，并负责牙髓腔壁继发性牙本质的形成。恒牙的成牙本质细胞层比乳牙的成牙本质细胞层含有更多的成牙本质细胞，乳牙的成牙本质细胞层要薄得多（图1.2.3）。

血管

牙髓中央动脉起源于根管动脉，是成牙本质细胞下毛细血管丛的一个分支（James，1955；Provenza，1958；Klingsberg等，1959；Kramer，1960），负责成牙本质细胞的营养。乳牙和恒牙之间的血管与神经结构模式相似（James，1955；Provenza，1958；Klingsberg等，1959；Egan等，1996，1999）。

淋巴管

牙髓的淋巴管起源于无细胞层附近，在髓室中合并成较大的淋巴管，并通过根尖孔与血管一起出牙髓（Bernick，1972；Marchetti等，1992；Oehmke等，2003；Radlanski，2011）。

神经

神经通过根尖孔以及冠髓内分叉从而分布在牙髓内，在无细胞层下方建立神经丛（Raschkow丛）。大多数神经是自主神经系统中无髓神经，可参与调控牙髓中的血流。有髓神经是三叉神经的分支，具有躯体敏感性（Radlanski，

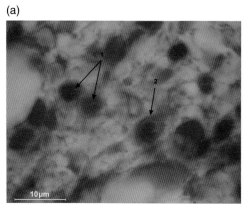
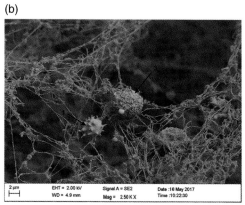

图1.2.6　牙髓组织内免疫活性细胞的高倍影像：（a）组织学视图（HE染色），显示白细胞（1）和巨噬细胞（2）；（b）显示白细胞（1）和牙髓纤维细胞（3）的扫描电子显微镜照片。

2011）。到目前为止，乳牙和恒牙在神经支配模式方面没有差异（Rapp等，1967；Itoh，1976）。

牙髓再生

牙髓组织的再生能力有限。牙髓再生的主要来源是牙髓干细胞。牙髓组织含有出生前和出生后的干细胞。如前所述，干细胞能够分化为4种细胞类型（Gronthos等，2000；Kerkis和

Caplan，2012；Maxim等，2015），其中主要是网状结构的牙髓细胞及成牙本质细胞，成牙本质细胞生成各种类型的髓内牙本质。在外界刺激下，原始成牙本质细胞可在邻近牙髓壁的位置产生继发性牙本质。这一过程在乳牙和恒牙中相似。牙髓干细胞新分化成的继发成牙本质细胞产生各种各样的髓内钙化，如髓石、纤维牙本质和骨样牙本质（图1.2.7），这些被统称为第三期牙本质。

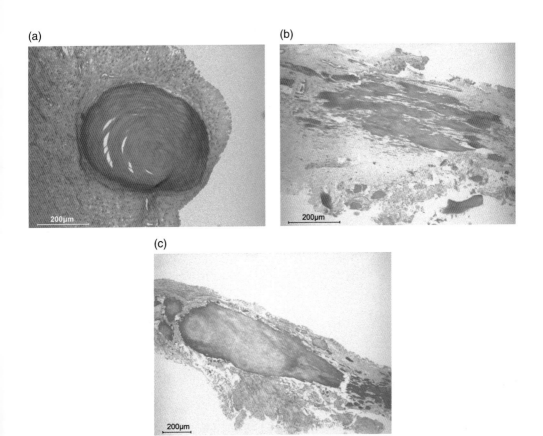

图1.2.7 组织切片（HE染色）显示各种髓内钙化，包括（a）髓石、（b）纤维牙本质和（c）骨样牙本质。

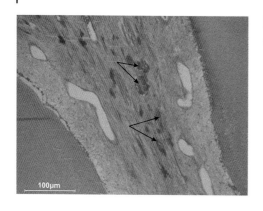

图1.2.8 牙根吸收前有钙化（箭头）的乳牙牙髓组织切片（HE染色）。

第三期牙本质是牙髓对外界刺激、炎症或创伤的反应，因此也许可以被视为牙髓组织愈合后的瘢痕。盖髓术会引发一系列牙髓反应，首先是慢性炎症，然后是纤维增生、牙髓细胞的排列、成牙本质细胞的分化和第三期牙本质的生成（Glass和Zander，1949）。在恒牙中，牙髓钙化随着年龄的增长而变得越来越普遍（Sayegh和Reed，1968）。在乳牙中，它们不太常见，也许是因为它们的寿命短得多。然而，在乳牙根吸收开始之前，可以在根管中发现钙化（图1.2.8）。

牙髓吸收

有两种类型的牙髓吸收：乳牙牙髓、牙齿硬组织的生理性吸收和恒牙的病理性吸收。生理性牙根吸收发生在乳牙脱落过程中。正在发育的恒牙牙髓的星网状层分泌甲状旁腺激素相关蛋白（PTHrP）和白细胞介素-1α、激活牙囊细胞（Philbrick，1998）。PTHrP和白细胞介素-1α刺激牙囊细胞产生集落刺激因子与单核细胞趋化蛋白。从血管迁移到牙髓组织的单核细胞融合并分化为破牙本质细胞，再吸收牙本质，导致深层形成牙本质吸收陷窝（图1.2.9）。然后，B淋巴细胞和T淋巴细胞迁移到牙髓组织中，牙髓组织被颗粒状组织替代并被巨噬细胞再吸收（Soskolne和Bimstein，1977）（图1.2.10）。成牙本质细胞也随之退化（图1.2.11）。

牙齿创伤可能导致牙髓病理性变性和牙齿硬组织吸收（Gassmann和Arnold，2015）。这最终导致内部肉芽肿，破坏整个牙冠。牙髓组织被纤维结缔组织替代，并被白细胞浸润（图1.2.12）。牙髓室壁上形成大量的破牙本质细胞，吸收牙本质（图1.2.12）。

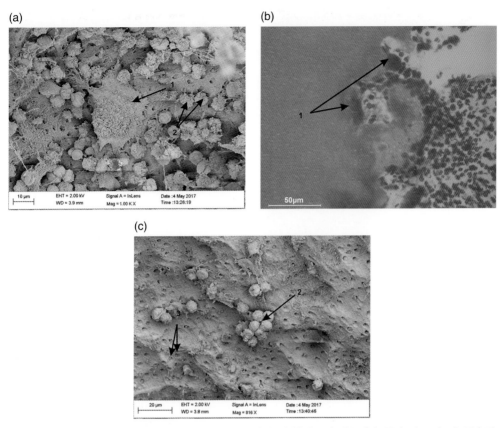

图1.2.9 （a）破牙本质细胞的扫描电子显微镜照片（1）被成牙本质细胞包围（2）。（b）牙本质吸收陷窝与破牙本质细胞的组织切片（HE染色）（1）。（c）牙本质吸收陷窝的扫描电子显微镜照片，含有少量成牙本质细胞（2）以及牙本质小管内成牙本质细胞突起的残余物（3）。

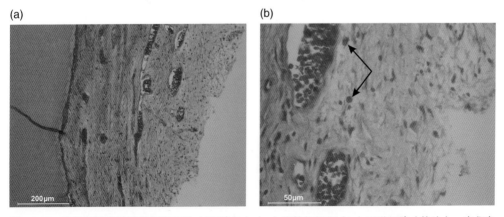

图1.2.10 乳牙牙髓吸收区的组织切片（HE染色）（a）颗粒组织和（b）巨噬细胞（箭头），它们负责组织降解。

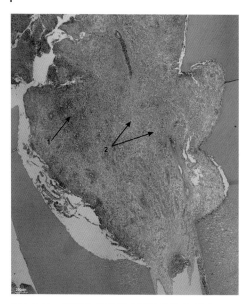

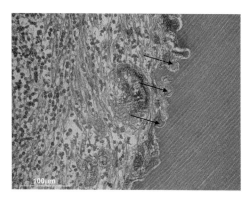

图1.2.12 内部肉芽肿中吸收牙本质的破牙本质细胞（箭头）的高倍影像。

图1.2.11 牙外伤后内部肉芽肿的组织学（Azan染色）整体观，白细胞（1）渗入牙髓组织，牙髓组织纤维变性（2）。

1.3

牙源性感染的治疗：抗生素使用的适应证
Management of Odontogenic Infections: Indications for Antibiotics

Rafael Lazarin, Vivianne Chappuis

Department of Oral Surgery and Stomatology, School of Dental Medicine, University of Bern, Bern, Switzerland

引言

25%的儿童因急症情况第一次在牙医处就诊（Agostini等，2001）。根据孩子的年龄和预约环境（如医院或牙科诊所），急症情况可能与疼痛（82%）、龋齿（40%~79%）、软组织疾病（4%~20%）、牙髓和根尖周组织疾病（40%）、牙齿创伤（6%~51%）或蜂窝组织炎和口腔脓肿（3%）有关（Rowley等，2006；Shqair等，2012；Allaredy等，2014）。其中许多疾病是由牙源性感染引起的，可能需要抗生素治疗以控制感染和防止细菌传播。然而，由于儿童期是一个不断成长和发育的时期，故应仔细评估儿童抗生素的使用情况。长期用药可能会导致特殊的神经和生理异常，如神经发育功能障碍、牙釉质发育不良、牙齿变色和骨生长功能障碍（Reed和Besunder，1989；Alcorn和McNamara，2003；Sánchez等，2004）。此外，儿科患者的剂量必须根据其较低的体重和体型进行调整（Agarwal等，2014）。由于耐药微生物菌株的发展、

对预防方案疗效的怀疑、可能的不良反应以及患者的依从性差，牙医们对预防性或治疗性使用抗生素的风险和收益提出了质疑（Agarwal等，2014）。

科学文献包含一些关于是否使用抗生素的指南（Palmer，2006；Agarwal等，2014；Caviglia等，2014；AAPD，2016a，b，c）。其中最受欢迎的是美国儿童牙科学会（American Academy of Pediatric Dentistry，AAPD）（AAPD，2016a，b，c）的建议。然而，研究表明，这些指南的遵守率较低，为6%~33%（Coutinho等，2009；Cherry等，2012；Yesudian等，2015）。最近的一项研究表明，牙医给儿童开的抗生素处方过多，建议给儿童使用的剂量中至少有21%是不合适的（Michael和Hibbert，2014）。好在牙医们已意识到抗生素耐药性是一个日益严重的问题（Sivaraman等，2013）。研究表明，采取教育措施后，正确的使用药物措施比例上升（Palmer等，2001；Palmer和Dailey，2002；Yesudian等，2015）。因此，本章的目的是总结当前的文献，以

帮助临床医生做出决策。

抗生素耐药性、滥用和药物不良反应

牙科专业人员开出全球10%的抗生素处方（近2500万）（Hicks，2015；CDC，2017）。因此，他们必须对自己的处置负责，以便将不良事件的风险降至最低，并减少耐药细菌的传播（Fluent等，2016）。根据文献，使用抗生素时可能发生以下6种事件（Pallasch，2000）：

（1）可帮助免疫系统控制感染。

（2）可能发生毒性或过敏反应。

（3）可能会选择性作用已经耐药的微生物，可能导致重复感染。

（4）可能促进微生物染色体突变。

（5）可能会促进耐药性微生物的基因转移至非耐药性微生物。

（6）可能表达潜在的耐药基因。

抗生素耐药性

抗生素耐药性是全球健康的重要威胁。仅在美国，每年就有至少200万人感染了耐药性细菌，大约2.3万人直接死于这些感染（CDC，2017）。一项针对成人口腔面部感染分离微生物的研究发现，耐药细菌的比例很高：32.5%对青霉素耐药，29.3%对克林霉素耐药，30%对红霉素耐药（Kim等，2017）。临床医生和患者在抗生素耐药性的发展中起着至关重要的作用。临床医生应避免过度用

药，同时患者应意识到，抗生素不应用于所有类型的疼痛或问题。根据Pallasch（2000），抗生素使用不当的主要原因是：

- 传染病培训不足，抗生素治疗不当。
- 经验性使用。
- 缺乏细菌培养和敏感性测试。
- 诊断不充分。
- 药物、剂量和持续时间选择不当。
- 自我保证的需要。
- 患者需求。
- 害怕诉讼。

可以通过一些旨在尽量减少耐药细菌出现的策略来预防抗生素耐药性（AAPD，2016b；CDC，2017），包括改善临床医生培训和向患者提供抗生素治疗信息（Palmer等，2001；Palmer和Dailey，2002；Jain等，2015；Yesudian等，2015；CDC，2017）。患者依从性是减少耐药细菌出现的关键因素。患者应该知道抗生素什么时候会有帮助，什么时候不会有帮助。他们只应严格按照规定服用抗生素，不应将其留到以后使用或与他人分享（CDC，2017）。

总之，减少抗生素耐药性出现的最重要方面是通过对临床医生和患者的教育来改进抗生素处方。关键是根据公认的指南，在适当的时间段和适当的时间点，以适当的剂量和药物间隔开出适当的抗生素。抗生素耐药性的发展因此可以得到遏制。

牙科抗生素的滥用

避免牙科滥用抗生素的关键是正确诊断患者诉求。详细的病史和牙科病史、口外/口内临床检查与放射学分析是充分诊断及随后提供治疗计划（无论是否使用抗生素）所必需的。牙科中抗生素药物的滥用包括在不适当的临床情况下使用抗生素、使用时间太短或太长，以及如下的情况（Pallasch，2000；Palmer，2006；Michael和Hibbert，2014）：

- 为"预防"感染，在其他方面健康的患者完成牙科手术后给予抗生素，但感染很可能不会发生。
- 使用抗生素作为"止痛剂"。
- 对无转移性菌血症风险的患者使用抗生素进行预防。
- 使用抗生素治疗成人慢性牙周炎。
- 在牙周炎治疗中使用抗生素治疗代替机械清洁治疗。
- 使用抗生素代替手术切开和引流感染。
- 使用抗生素"防止"追究责任。

药物不良反应

药物不良反应（ADE）是医疗保健中医源性损害的最常见原因，最近在国家患者安全倡议中受到了关注（Shehab等，2016）。在儿童中，与抗生素相关的ADE是急诊就诊的最常见原因（CDC，2017）：27.5%的ADE影响0~18岁的儿童（Bourgeo等，2009）。

在一项基于42500多例ADE病例的研究中，发现46.4%与5岁及以下的儿童使用抗生素有关，31.8%与6~19岁少年、儿童使用抗生素有关（Shehab等，2016）。最常见的ADE包括皮肤病、胃肠道、神经、心理、内分泌、呼吸和心血管症状、全身不适/发热、水肿/肿胀和感觉或运动障碍（晕厥/眩晕/肌无力）（Bourgeois等，2009；Shehab等，2016）。

患者应意识到抗生素治疗期间可能发生以下ADE：皮疹、腹泻（包括伪膜性结肠炎或艰难梭菌感染）、腹痛、胃肠道紊乱、恶心/呕吐、药物热、关节痛、虚弱、味觉改变、8岁以下儿童的牙齿变色、黄疸、头晕、嗜睡、头痛、失眠、金属口感和过敏反应（表1.3.1）。在牙科治疗首选抗生素青霉素类药物中，过敏是最常见的ADE之一。反应范围从1%~7%的单纯皮疹或荨麻疹（Palmer，2006）到0.004%~0.2%的危及生命的严重过敏反应（Caviglia等，2014）。

抗生素治疗适应证
使用抗生素治疗的适应证

抗生素仅应作为对因性牙科治疗的辅助手段，而非首选治疗方法。抗生素不能替代外科或牙髓治疗，原因如下（Pallasch，1993，1996，2000）：抗生素不能很好地扩散到感染区域；脓肿的血液供应通常受到损害；由于牙槽骨

表1.3.1　牙科患者抗生素治疗使用情况（Palmer，2006；Agarwal等，2014；Caviglia等，2014和Donaldson等，2015）

药名	口服剂量-服药间隔			副作用（常见）	补充信息
	Agarwal等，2014	Caviglia等，2014	Donaldson等，2015		
阿莫西林	50～90mg/(kg·d) 8～12小时	20～50mg/(kg·d) 8小时	20～90mg/(kg·d) 8～12小时	恶心/呕吐、腹痛、腹泻、药物性发热、过敏反应	牙科首选——阿莫西林
阿莫西林克拉维酸钾	45～50mg/(kg·d) 8小时	40～80mg/(kg·d) 8小时	25～90mg/(kg·d) 12小时	恶心/呕吐、腹痛、腹泻、药物性发热、过敏反应	适用于晚期末经治疗的感染或首选治疗后病情恶化的病例
氨苄西林	50～100mg/kg 6小时	—	—	恶心/呕吐、腹痛、腹泻、药物性发热、过敏反应、发热、头痛、乏力	最好为非肠道用药
阿奇霉素	—	—	5～10mg/d 1次/天、4天	恶心/呕吐、腹痛、腹泻、头晕、味觉改变	阿莫西林的替代品，类似于红霉素
克拉霉素	—	7.5～15mg/(kg·d) 12小时	7.5mg/kg 12小时	恶心/呕吐、腹痛、头痛、失眠、味觉改变	适用于对青霉素过敏患者，良好的软组织扩散
克林霉素	—	10～30mg/(kg·d) 6小时	10mg/kg 8小时	恶心/呕吐、腹泻、腹痛（假膜性肠炎）、关节痛、黄疸	适用于对青霉素过敏患者，良好的骨组织扩散
多西环素#	—	—	2～4mg/(kg·d) 12小时	恶心/呕吐、腹痛、腹泻、恒牙变色	—
红霉素	30～50mg/kg 6小时	—	7.5～12.5mg/kg 6小时	恶心/呕吐、腹痛、腹泻、失眠	适用于青霉素过敏患者
甲硝唑	30～50mg/kg 6小时	—	30mg/(kg·d) 6小时	恶心/呕吐、味觉改变、嗜睡、失眠、胃肠道紊乱、头痛	通常用于牙周病，与青霉素有关
青霉素	25～50mg/kg 6小时	—	25～50mg/(kg·d) 6～8小时	恶心/呕吐、腹痛、腹泻、药物性发热、过敏反应	阿莫西林的替代品
四环素#	—	—	25～50mg/(kg·d) 6小时	恶心/呕吐、腹泻、恒牙变色、舌肿胀	恒牙撕脱伤的首选药，AP治疗的替代方案

a 不推荐小于8岁的儿童使用，因为此年龄段为牙釉质形成阶段（Shetty，2002）。
AP：侵袭性牙周炎。

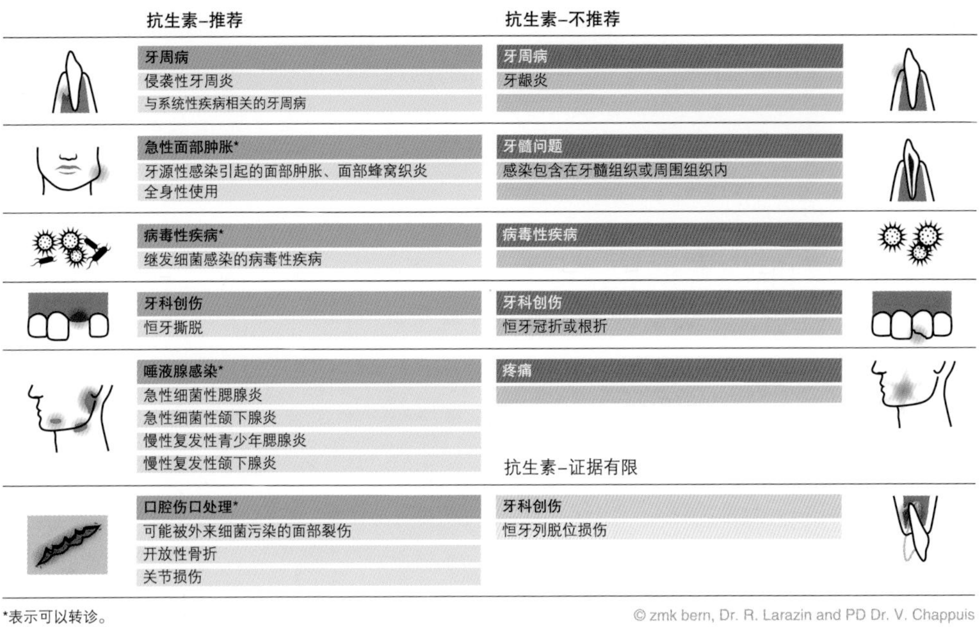

抗生素–推荐	抗生素–不推荐
牙周病 侵袭性牙周炎 与系统性疾病相关的牙周病	**牙周病** 牙龈炎
急性面部肿胀* 牙源性感染引起的面部肿胀、面部蜂窝织炎 全身性使用	**牙髓问题** 感染包含在牙髓组织或周围组织内
病毒性疾病* 继发细菌感染的病毒性疾病	**病毒性疾病**
牙科创伤 恒牙撕脱	**牙科创伤** 恒牙冠折或根折
唾液腺感染* 急性细菌性腮腺炎 急性细菌性颌下腺炎 慢性复发性青少年腮腺炎 慢性复发性颌下腺炎	**疼痛** 抗生素–证据有限
口腔伤口处理* 可能被外来细菌污染的面部裂伤 开放性骨折 关节损伤	**牙科创伤** 恒牙列脱位损伤

*表示可以转诊。

© zmk bern, Dr. R. Larazin and PD Dr. V. Chappuis

图1.3.1 儿童牙科患者是否需要抗生素治疗的临床情况。

感染的酸性环境和低pH，一些抗生素无效；感染中可能存在高水平的抗生素抑制剂（β-内酰胺酶）；在微生物分裂缓慢或根本不分裂的感染中，青霉素和头孢菌素的疗效会降低。

牙科中使用抗生素有两个主要原因：控制口腔感染和防止牙科操作引发的菌血症导致严重的全身性后遗症（Agarwal等，2014）。一般来说，应考虑患者的全身状况、症状、口腔内位置、炎症的范围、伤口类型和疾病的进展。2016年，AAPD根据以下建议修订了其关于儿童牙科患者抗生素治疗适应证的指南内容（AAPD，2016b）（图1.3.1）：

1）口腔伤口处理

- 面部裂伤可能需要局部使用抗生素。
- 可能被外来细菌污染的口腔内裂伤、开放性骨折和关节损伤应使用抗生素覆盖。

2）牙髓炎/根尖周炎/引流窦道/局部口腔内肿胀

- 如果牙齿感染局限在牙髓组织或周围组织内，通常不需要抗生素治疗。
- 抗生素可能是晚期非牙源性细菌感染的一种治疗选择，如葡萄球菌性黏膜炎、结核病、淋菌性口炎和口腔梅毒。

3）牙源性急性面部肿胀

- 患有面部肿胀、继发于牙源性感染的

面部蜂窝组织炎以及任何全身受累迹象的儿童应立即接受牙科治疗。

4）牙科创伤

• 对于具有开放或闭合根尖孔的撕脱恒切牙，建议使用抗生素。

• 抗生素通常不适用于涉及乳牙列的脱位病例。

5）儿童牙周病

• 与系统性疾病相关的牙周病（如严重的先天性中性粒细胞减少症、Papillon-Lefèvre综合征、白细胞黏附缺陷）可能需要辅助抗生素治疗。

6）病毒性疾病

• 除非有确凿证据表明存在继发性细菌感染，否则不应使用抗生素治疗病毒性疾病。

7）唾液腺感染

• 如果确认有细菌病因，某些唾液腺感染、急性细菌性腮腺炎和慢性复发性青少年腮腺炎，建议进行抗生素治疗。

• 在急性细菌性颌下腺炎和慢性复发性颌下腺炎中，抗生素的使用已经作为治疗的一部分。

作为对牙外伤主题的补充，国际牙外伤协会（IADT）为乳牙和恒牙牙外伤（TDIs）的管理提供了一系列指南（Andersson等，2012，2016；DiAngelis等，2012，2016；Malmgren等，2012，2016）。结合一篇文献综述（Andreasen等，2006），其关于抗生素使用的结论如下（图1.3.1）：

（1）恒牙折裂和脱位：在脱位损伤的治疗中使用全身抗生素的证据有限，牙根折裂的情况下则没有证据证明需要使用抗生素。

（2）恒牙撕脱：大多数情况下，建议在牙齿再植后使用抗生素（闭合或开放根尖）。无论是全身还是局部使用抗生素，都可以观察到积极的效果（牙周和牙髓愈合）。

（3）乳牙列损伤：没有证据表明应使用全身抗生素治疗乳牙列脱位损伤。

在牙周病领域，幼儿和青少年可能会受到坏死性溃疡性牙龈炎（NUG）的影响。如果这种情况伴有发热、不适或淋巴结病，则需要抗生素治疗（Agarwal等，2014；AAPD，2016c）。侵袭性牙周炎（AP）、慢性牙周炎（CP）和作为全身疾病表现的牙周炎也会影响儿童与青少年。在作为全身疾病表现的AP和牙周炎治疗期间，抗生素的使用通常是有益的（AAPD，2016c）（图1.3.1）。

临床医生应始终考虑患者是否可以在牙科诊所接受治疗，还是应该转诊到医院。在出现败血症（体温明显升高、嗜睡、心动过速）、蜂窝组织炎蔓延、呼吸道肿胀（导致眼睛闭合或吞咽困难）、脱水或治疗无效以及患者不合作的情况下，应始终考虑转诊（Palmer，2006）。

不使用抗生素治疗的说明

根据文献，在以下情况下，牙科治

疗不应使用抗生素：牙痛、局部肿胀或局限于牙髓组织或其周围组织内的牙源性感染、牙龈炎和无继发细菌感染的病毒感染管理（Palmer，2006；Agarwal等，2014；AAPD，2016b）。对文献的系统回顾（Matthews等，2003）得出结论，不建议将抗生素用于局部牙科感染的治疗，以替代去除病因的牙科治疗。此外，由于坏死牙髓或脓肿中缺乏有效循环，口服抗生素作为牙源性感染唯一治疗方法的有效性非常值得怀疑（Swift和Guiden，2002）（图1.3.1）。

抗生素治疗的时间点、时间段、剂量和药物间隔

时间点和时间段

人们一致认为，应尽快使用抗生素以获得最佳效果。在症状显著改善后，应继续使用至少5天（Agarwal等，2014；AAPD，2016b）。

这可能意味着总共需要5~7天的治疗，具体取决于所选的特定药物。然而，临床医生必须始终监测治疗的临床效果。如果在疗程完成前无效，应考虑更改或中止（AAPD，2016b）。此外，应将患者缺乏依从性视为疗效有限的潜在原因。

剂量和药物间隔

应考虑抗生素剂量的两种错误：剂量不足和剂量过量。剂量不足可能导致感染部位药物浓度不足，促进复发性感染和耐药菌株的发展。另外，剂量过量可能会损害宿主的反应，产生毒性作用并增加ADE的风险（Swift和Guiden，2002）。表1.3.1列出了主要抗生素的口服剂量、服药间隔和最常见的副作用。

抗生素预防

抗生素预防（AP）用于预防因牙科操作引起的菌血症，从而导致侵入性牙科手术前的严重全身后遗症。建议感染性心内膜炎（IE）和受多种免疫功能低下状况影响的患者使用（Donaldson等，2015）（表1.3.2）。

感染性心内膜炎

IE是一种心内结构的微生物感染。通常发生在先前受损或先天畸形的心脏瓣膜或心内膜上。这是一种罕见但严重且危及生命的疾病（Wilson等，2007；Murdoch等，2009；Glenny等，2013）。由于缺乏支持循证决策的前瞻性、随机、安慰剂对照临床试验，AP在预防牙科IE方面的真正有效性和安全性存在争议（Glenny等，2013；Lockhart等，2013；Baltimore等，2015；Donaldson等，2015；Cahill等，2017）。

此外，患者在日常口腔卫生和营养方面的菌血症发生率似乎高于拔牙、牙周手术等牙科手术引起的菌血症。因此，通过保持良好的口腔卫生和获得定期口腔护理，可以预防部分IE发作（Wilson等，2007；Baltimore等，2015；

表1.3.2 美国心脏协会（AHA）关于牙科手术抗生素预防（AP）方案（Wilson等，2007；转载许可。2007年，AHA）

情况	药物	手术前30～60分钟 单次给药
		儿童
可以口服药物	阿莫西林	50mg/kg
无法口服药物	氨苄西林或头孢唑林或头孢曲松	50mg/kg，IM或IV
对青霉素或氨苄西林过敏，可以口服药物	头孢氨苄[a,b]	50mg/kg
	克林霉素	20mg/kg
	阿奇霉素或克拉霉素	15mg/kg
对青霉素或氨苄西林过敏，不能口服药物	头孢唑林或头孢曲松[b]	50mg/kg，IM或IV
	克林霉素	20mg/kg，IM或IV

[a] 或其他第一代或第二代口服头孢菌素，相同儿科剂量。
[b] 头孢菌素不应用于有青霉素或氨苄西林过敏、血管性水肿或荨麻疹病史的患者。
IM，肌内注射；IV，静脉注射。

Habib等，2015；NICE，2015；AAPD，2016a）。表1.3.2列出了美国心脏协会（AHA）推荐的AP方案。

根据AHA和欧洲心脏病学会（ESC）发布的信息，在接受高风险牙科手术之前，建议将AP用于高危人群：

• 高危患者表现出以下心脏疾病，如使用人工心脏瓣膜或人工材料修复心脏瓣膜；原发性IE；心脏瓣膜病、心脏移植受体；和先天性心脏病（CHD）——未修复的发绀型CHD（包括姑息性分流和传导），使用修复材料或修复装置（在手术后的前6个月内通过手术或导管干预放置）完全修复CHD，并修复了CHD患者的修复补片或装置修复残余缺陷或缺陷附近的部位（Wilson等，2007年；Habib等，2015年）。

• 高风险牙科手术包括牙龈处理（包括拔牙和刮治）或牙齿的根尖周（包括根管）区域或口腔黏膜穿孔。小操作，如在未感染组织进行常规麻醉注射，治疗不需要牙龈操作的浅龋治疗，拆除缝线，拍摄牙科X线片，放置可拆卸的修复体或正畸矫治器，调整正畸矫治器，放置正畸托槽，乳牙脱落和嘴唇或口腔黏膜创伤出血不需要AP（Wilson等，2007；Habib等，2015；Thornhill等，2016）。

关于牙科患者中AP的争议，文献中包含了3个关于预防IE的主要指南。AHA（Wilson等，2007）和ESC（Habib

等，2015）指南几乎相同，建议在执行高风险程序时将AP用于高危患者，但英国国家卫生与临床优化研究所，（NICE）不建议AP用于任何类型的患者或操作（NICE，2015）。两份最新出版物，一份来自AAPD（2016a），另一份来自AHA（Baltimore等，2015），以及一份系统评价和Meta分析（Cahill等，2017），建议被视为高风险的患者在接受高风险治疗程序时应接受AP。

临床医生对这些指南的依从性很低。研究表明，这可能是因为临床医生不同意指南中的观点，也可能是因为指南过于模糊或太难记忆（Jain等，2015）。Coutinho等（2009）在一项初步研究中表明，只有33%的受访对象表示他们遵守了AHA的指导原则。Lockhart等（2013）发现，70%的牙医仍然推荐AP治疗未被视为患IE高风险的患者。

免疫功能低下患者

免疫功能低下的患者患有一种或多种免疫系统缺陷，表现出感染的风险增加。患者可能出现原发性或继发性/获得性免疫缺陷，如癌症、需要器官移植、糖尿病控制不佳、艾滋病毒感染和中性粒细胞疾病（Fleming和Palmer，2006；Donaldson等，2015）。对于免疫功能低下的患者，应避免口腔感染。因此，定期进行口腔护理，包括持续的预防性牙科护理，是这些患者避免口腔感

染的关键（Fleming和Palmer，2006）。在大多数需要进行牙科治疗的情况下，临床医生应考虑与医生或医疗团队密切合作，以确定针对个别病例的最佳策略（Donaldson等，2015）。

由于AP的免疫抑制特性，建议这些患者在进行侵入性牙科手术之前使用AP。根据Donaldson等（2015）的建议，免疫功能低下患者的AP应遵循与IE推荐的相同抗生素方案（表1.3.2）。

结论

抗生素治疗方案的关键是根据公认的指南，在正确的时间段和正确的时间点，以正确的剂量和药物间隔开出正确的抗生素。在面对临床情况时，临床医生应根据患者的病史和牙科病史、口外/口内检查和放射分析，找出患者主诉的病因，以便做出适当的诊断。诊断后，临床医生应选择适当的治疗方案。可以包括几种方式，如牙髓治疗、手术/机械清洁破坏感染环境和撕脱牙再植。与治疗计划相关，根据文献中提供的指南，可能需要支持性抗生素治疗或AP。临床医生应密切关注患者情况，以确保治疗效果。如果症状持续存在，应在必要时修订和修改治疗计划。对于患有任何类型系统性疾病的儿童牙科患者，由临床医生和内科医生参与的团队治疗方法对于指导与处理病例非常重要。

1.4

疼痛和恐惧的管理：行为管理、麻醉和镇静
Management of Pain and Fear: Behavioural Management, Anaesthesia and Sedation

Klaus W. Neuhaus[1-2], Nathalie Scheidegger Stojan[3]

[1] *Department of Periodontology, Endodontology and Cariology, University Center for Dental Medicine Basel, University of Basel, Basel, Switzerland*
[2] *Private dental office, Herzogenbuchsee, Switzerland*
[3] *Private dental office, Biel, Switzerland*

引言

　　牙科急症通常会给牙科诊所带来特殊的挑战。首先，牙科急症并不常见，尤其是在有创伤的情况下，牙医几乎没有机会对此进行培训。其次，牙科急症是无法预见的。它们的突发性打乱了牙科诊所的日常规律，所以治疗总是发生在时间紧迫、压力大的环境中。通常，牙科急诊是儿童牙科患者和牙医之间的首次接触。这意味着不只儿童或青少年，父母或监护人通常也会参与其中，这些因素可能会妨碍治疗的正常进行。此外，许多儿童牙科患者害怕牙科治疗，害怕注射，或者害怕疼痛。最后，一些牙医在对儿童牙科患者进行治疗时感到缺乏自信，这会进一步加剧他们的压力。本章阐明了在紧急情况下治疗儿童牙科患者时需要注意的一些关键问题。

行为管理

　　并非所有的急诊治疗都是和疼痛相关的。在美国休斯敦一项以大学为基础的持续3年多的调查中，816名年龄在10天至15岁的儿童（平均5.1岁）因急症就诊（Agostini等，2001）。其中25%的患者是首次牙科就诊。30%的患者有疼痛或早期儿童龋齿（ECC）相关的疼痛性肿胀，而23%的儿童属于牙外伤。不到20%的患者疼痛与软组织或萌出问题有关。据推测，在私人诊所里遭受龋齿相关疼痛的儿童比例将远高于创伤比例。

　　如果疼痛与牙齿萌出有关，重点是安抚监护人，以及使用处方局部麻醉剂（如利多卡因凝胶或普鲁卡因凝胶）以缓解疼痛（图1.4.1）。与监护人交谈，让他们放心，让他们了解孩子的情况并没有危险，这些举措有很大帮助。有时，预防性措施足以应对疼痛状态（图1.4.2a，b）。严重的创伤情况通常也很容易处理，因为患者经常处于休克后状态，肾上腺素的过度分泌具有镇痛作用。通常可以在患者依从性较好的时候、橡皮障隔离下进行局部麻醉，然后进行必要的治疗。

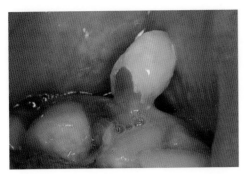

图1.4.1 有时，患者会因为一些琐碎事情寻求急诊处理。在这个病例中，使用利多卡因凝胶处理这个松动附着的牙齿，最终牙齿是由孩子自己使用牙线打结的方式拔掉的。

治疗时应该让助手注意陪同的监护人，他们可能比患者更难过。一个安静的、平静的、精神集中的牙科诊疗过程，有助于应对这种情况。

龋齿引起的疼痛更严重。儿童的牙痛通常会持续数天或数周；他们可能会吃止痛药，除此之外没有其他减轻疼痛的措施；他们常在晚上因不适醒来，他们的监护人也一样；这使得他们有足够的时间对不可避免的牙科治疗产生恐惧。当患者在这些情况下就诊时，可能是在下班后的时间，此时指责监护人忽视他们的口腔健康是无益的。治疗的目标是减轻患者的痛苦——最好是以一种尽可能无创的方式，这样患者才会倾向于继续接受进一步治疗。

诊断

正确诊断疼痛来源是很有必要的。主要的诊断仪器是牙医的耳朵。如果父母告诉你，他们的孩子"整晚都睡不着""对温度非常敏感""不能用力吸气""上周进行了一个深龋充填"，说明他们有牙髓炎的问题，但如果他们说这孩子"不能用某一侧咬合""上周有剧烈疼痛，现在疼痛停止了，但是不能咀嚼"或"曾经疼痛剧烈，现在有肿胀"，说明有坏死牙髓导致的根尖周病变。要知道对于儿童来说，牙髓敏感性测试不太可靠，由于恐惧、邻近软组织

(a)

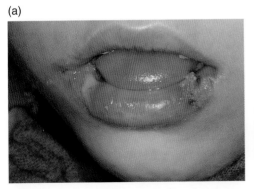

(b)

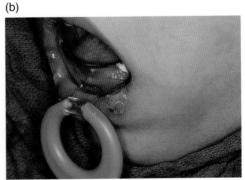

图1.4.2 （a）一名5岁残疾患者因痛苦的自残咬唇习惯被神经科医生转诊要求拔除尖牙。（b）取而代之的是一个前庭保护装置，防止了进一步的咬唇行为。此后不久，这个习惯就被摒弃了。

的反应或者在多根牙中出现一个根管牙髓坏死而相邻根管仍有活力等情况下可能出现假阳性（Gopikrishna等，2009年）。让孩子指出疼痛的牙齿有助于医生进行诊断。用压缩空气轻吹能帮助定位患有不可复性牙髓炎的牙齿。引起最大限度的疼痛反应来明确诊断是没有必要的。

根据分析，如果有根尖周炎的迹象，没有必要使用口镜手柄叩诊可疑患牙，因为引起的急性疼痛会阻碍后续治疗。可以使用手指按压或者晃动牙齿来确认叩诊阳性结果。在同样的诊断步骤中，手指可用于根尖周触诊。牙医应该

(a)　　　　　　　　　　　　(b)

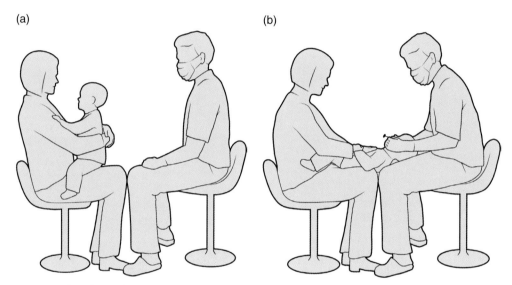

图1.4.3　当婴幼儿坐在监护人的膝盖上（a），然后后仰至背靠在牙医的膝盖上（b）时，可以安全地对婴幼儿进行检查。

(a)　　　　　　　　　　　　(b)

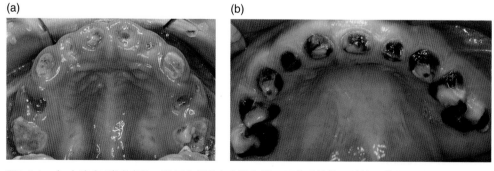

图1.4.4　（a）这名4岁患者的口腔卫生状况完全被忽视。牙本质松软，并被牙菌斑覆盖，表明存在活跃性龋齿病变。（b）变黑的牙本质表明牙本质龋齿已经停止发展。这种情况通常见于监护人没有认真对孩子刷牙和饮食进行控制的患者。

永远记住他（她）的工作是消除痛苦，而不是加重痛苦。在婴幼儿中可能经常发生无法在牙科手术椅上进行可视检查的情况，可以将患者抱在监护人的膝盖上（图1.4.3a），然后后仰至背靠在牙医的膝盖上（图1.4.3b）。患者在尖叫时可以进行视诊。记住，在制订治疗计划之前，必须进行视诊。相比变黑的皮革样牙齿病损（图1.4.4b），脱矿软化的牙齿病损更加需要关注（图1.4.4a），因为这更有可能是疼痛的来源。

恐惧管理/焦虑缓解

儿科急诊的关键是信任和分散注意力。大约40%因"不配合"或"不可治疗"而被转诊到瑞士伯尔尼大学牙科医院的儿童可以被天花板上的电视屏幕分散注意力，从而顺利进行治疗（经验性数据）。这样的设置成本低廉，而且可能足以在急症情况下处理患者。无线耳机有助于减少牙科手术的声音，可以进一步分散孩子的注意力。天花板上的屏幕可以让牙医从患者的瞳孔中判断分散注意力的程度。如果视线专注于屏幕，几乎不动眼睛，可能会降低反应能力，则表明牙医可以较为自如地进行牙科治疗。电视屏幕尤其适用于5岁以下的儿童。其他行为管理方法，如"告知-演示-操作"，适用于5岁以上的儿童，因为他们需要一些逻辑行为思考。一些催眠知识也是非常有用的，有助于安抚和分散患者的注意力，也可以帮助牙医保持冷静、集中精力。

其他成功应用的非语言抗焦虑方法包括：

- 甜味。让患者喝点糖浆。通过舌神经的感觉纤维到达丘脑和杏仁核而起作用，并降低脉搏速度。患者自我感觉良好并且更自信（可能是因为分泌β-内啡肽）。

- 冷的感觉。用冷毛巾擦拭患者的前额。这会通过丘脑的交感体温调节而减慢脉搏，导致大脑中枢充血。

- 谨慎治疗。

- 简单的图像。

- 让患者说话。

- 暂停一下。

这些有时非常有用的技巧背后的原理，主要是迅速发挥作用的杏仁核的功能。杏仁核是大脑的中央情绪控制单元。管理"恐惧"情绪的中枢就在其中。杏仁核与大脑皮质和皮质下结构是相互联系的。情感传感器（视觉、听觉和触觉，以及对气味、情绪、图像和声音的记忆）与杏仁核相连，可以从情感上判断他们是快乐还是恐惧。身体会对这种冲动做出快速而无意识的反应。

记住"焦虑的3个A"（Botto，2006年）会有所帮助：

（1）询问（ASK）患者的焦虑程度。

（2）承认（Acknowledge）你所听到的。

（3）通过提供方法缓解（Address）

患者的焦虑。

最后，要诚实。如果你做不到，就不要做出承诺。小心别打破和孩子建立起的信任关系。如果必须进行有创的手术，相比于承诺不会有任何痛苦，告知可能会有疼痛会更好。

局部麻醉

如前所述，创伤患者的局部麻醉很少会造成问题。患者可能害怕注射，原因有很多：害怕针头，害怕注射器，害怕疼痛。根据他们的年龄，应该考虑用积极的话语重新定义使用局部麻醉剂的必要性（"我们让牙龈/牙齿睡觉觉""我们轻轻涂一些安眠药"）。通过在黏膜上涂抹利多卡因凝胶，可以将插入针头的疼痛降至最低。干燥的黏膜可以让局部麻醉剂更好地扩散，麻醉效果可能需要2分钟起效。末端注射应使用拇指"温和"地缓慢推药，而不是匆忙进行。在注射压力增加之前，应允许麻醉溶液在黏膜中充分扩散并起效。有

时，询问患者也许是明智的，尤其是当他们为了防止幻想中的进一步疼痛而绝望地仅张开一点嘴巴时，放松肌肉，轻轻地闭小一点嘴巴。这样可以使麻醉溶液更温和地扩散。通常，当可以进行无痛注射时，这场战役就胜利了一半多。市场上有一些计算机辅助的注射设备，看起来不像注射针，而且以慢速注射麻醉剂。使用这些设备，可以进行牙周膜（PDL）麻醉、上牙槽前中神经阻滞麻醉（AMSA）或上牙槽腭前神经阻滞麻醉（PASA），这可能在疼痛管理方面更有优势（Versloot等，2005）。这种优势在末端注射会进入发炎的组织的情况下更明显。应该提醒患者及其家属，一些面部浅表区域的麻木可能会持续，但不是永久的，而且咬和刺激这些部位可能会导致伤口恶化（图1.4.5a，b）。

在某些情况下，患者的先天依从性不足以进行治疗。此时建议使用镇静疗法。在瑞士，两种最常见的清醒镇静方法是应用一氧化二氮/氧气吸入镇静和

(a)

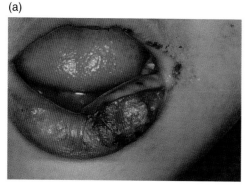

(b)

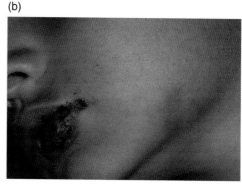

图1.4.5　（a）下颌牙科治疗后1天严重唇损伤。（b）受伤引起的血肿。在牙科治疗后，正确地指导监护人是很重要的。

口服咪达唑仑。两者都需要在肺功能健全、没有任何呼吸障碍的情况下进行。在使用任何一种方法之前，应咨询患者的儿科医生，并应获得监护人的书面知情同意。当在私人牙科诊所使用任何一种方法时，应该严格遵守其国家牙科协会的规定。

一氧化二氮/氧气

一氧化二氮/氧气的应用是研究影响疼痛感知和焦虑水平的最早和最好的方法之一，尤其是对儿科患者。吸入镇静具有良好的安全性记录，并在广泛的儿科和成人患者中被证明有效（IACSD，2015年）。吸入镇静不得用于3岁以下的患者、精神障碍患者或中耳炎患者（SDCEP，2017）。孕妇在同一房间时也禁止使用。在牙科急症情况下，只有轻微的镇痛和抗焦虑药值得使用。

为了达到镇静效果，患者通过鼻吸入一氧化二氮/氧气混合物，其中一氧化二氮浓度达50%。在大多数情况下，65%~70%的较低浓度一氧化二氮就足够了。患者在吸入镇静期间保持清醒，对其物理效果的主观感知（四肢感觉异常、额头冰冷、腹部温暖、皮肤麻木）提出质疑和思考可能有助于加深这种感觉。为了能够分别改变一氧化二氮与氧气的比例，建议使用带有单独瓶子的输送装置（图1.4.6）。然而，在某些国家，这可能是不允许的，因为只有预制等摩尔50/50混合物（如Calinox）可用。

在整个治疗过程中，使用脉搏血氧饱和度仪对患者进行监测。最后，患者吸入纯氧以防止缺氧，因为他们会呼出一氧化二氮。与其他镇静方法不同，吸入一氧化二氮/氧气进行镇静的患者通常可完全康复，没有身体损伤（SDCEP，2017年）。

咪达唑仑

急诊情况下清醒镇静的另一种选择是使用咪达唑仑。最好的咪达唑仑给药方式是静脉注射，但在许多临床环境中，更流行的方式是以0.4~0.5mg/kg体重口服、鼻内或栓剂镇静。理想情况下，咪达唑仑应该以滴定的静脉方式给药，但如果不能做到这一点，一旦镇静效果开始，静脉注射套管应置于患者手臂上或者手背上。咪达唑仑的作用是抗焦虑的：患者变得昏昏欲睡，有时会经历部分逆行性健忘症。然而，咪达唑仑的个体间药代动力学和药效学差异较大；也就是说，起效和失效时间会有很大的变化（通常在给药后20~30分钟和终止后30~45分钟），效果本身可能是足够了或者在临界值上。尽管如此，对极其年幼的患者，如果必须进行手术而无法进行全身麻醉时，可以选择这种类型的镇静方式。

使用咪达唑仑进行镇静期间和之后，必须同时进行脉搏血氧饱和度测定（Langhan等，2012）。镇静作用结束时，患者必须有足够的呼吸功能。

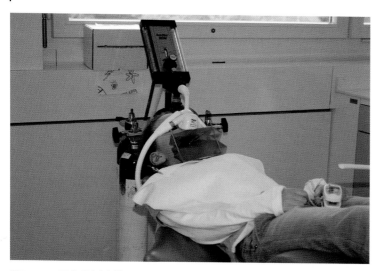

图1.4.6　正在监测脉搏和血氧饱和度（左手食指）。使用一氧化二氮/氧气进行清醒镇静可以提供完美的治疗条件。

在镇静当天应避免进行高强度的体育活动，因为身体反应能力将逐渐减弱，有进一步发生事故的风险。如果牙医想要在私人诊所使用咪达唑仑，必须遵守地方法规。在一些国家，咪达唑仑只能由麻醉师或经过专门培训和认证的牙医使用。

必须强调的是，一氧化二氮/氧气和咪达唑仑可与局部麻醉剂结合使用，但不能相互结合。咪达唑仑和一氧化二氮的联合使用远远超过了单独使用两种药物的效果，曾导致一名4岁男童悲惨死亡（Lee等，2017）。

转诊患者

在某些情况下，患者的健康状况不允许在私人诊所进行治疗。图1.4.7显示了一名男孩在简单的54牙拔除后2天的情况：局部肿胀，一些牙齿松动度增加，一些牙齿有12mm及以上的牙周探诊深度，且体温升高。患者住院接受静脉注射抗生素是正确的治疗方法。为了避免感染扩散，在这种情况下，建议开具抗生素处方并随后转诊到提供全身麻醉治疗的诊所或医学中心。治疗的目的始终是在不伤害患者的情况下帮助患者。

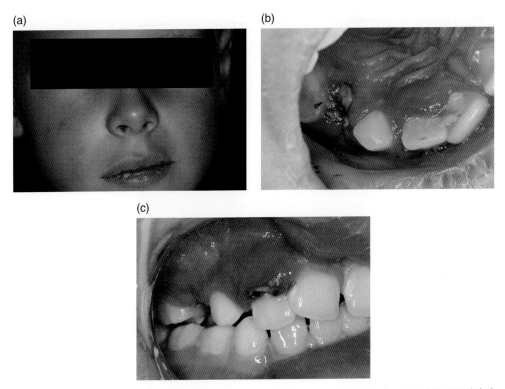

图1.4.7 （a）面部肿胀和全身状况加重表明存在严重问题。在（b）腭侧和（c）颊侧可以看到脓肿扩散。患者必须住院并接受静脉抗生素治疗。

1.5

放射影像需求管理
Management of Radiographic Needs

Karl Dula[1-2]

[1] Department of Oral Surgery and Stomatology, School for Dental Medicine, Bern, Switzerland
[2] Private dental office, Chiasso, Switzerland

牙颌面部放射影像技术

牙医正在使用牙颌面部放射影像程序作为影像诊断使用，其中一些是专门为牙科开发的。包括所有口内X线片（各种类型的根尖片、咬合翼片和咬合片）和所有口外X线片（全景片、头颅和部分头颅片，尤其是头影测量X线片、手部X线片、传统断层扫描（现在很少使用）和锥形束计算机断层扫描（CBCT）。医学中使用的其他成像技术也用于牙科，如计算机断层扫描（CT）（Dantascan；Schwarz等，1987a，b）、磁共振成像和超声。从这些众多的影像程序中选择那些适合患者个体适应证的程序需要大量的培训。

儿童和青少年的影像程序

在牙医学中，儿童、青少年和成人通常会遇到类似的急症情况。这些急症几乎总是由疼痛或某种与疼痛相关的情况引起的。在儿童和青少年的年龄组中，疼痛的原因通常是龋齿、事故或第三磨牙引起的不适。

5.2节讨论了脱位牙的处理。因此，本章将重点介绍其他急症情况，包括龋齿和第三磨牙引起的不适，以及由牙齿萌出和炎症引起的各种疼痛。

通常，治疗方法在针对不同牙列时有所不同：乳牙的治疗方法须与恒牙区分。在乳牙治疗中，患者的依从性通常很差或缺乏依从性，这使得治疗很困难，有时甚至不可能进行。治疗的持续时间也起着重要的作用：尤其是对儿童来说，往往不能忍受较长的治疗时间——他们会感到疲倦，变得焦躁不安，并且会以不受控制的运动做出反应。最重要的是患者的恐惧，这有时是无法克服的。好在对于乳牙，由于其成分、结构和形状存在差异，不太准确的X线检查通常是可以接受的。获取可以正确治疗所需的信息远比满足良好影像质量的要求更重要。

在某些情况下，可能需要开术前药物，或让家庭医生给年幼患者镇静。

任何涉及镇静甚至全身麻醉的治疗

都应该提前与麻醉师讨论（1.4节）。

儿童和青少年的生物风险

由于儿童和青少年可能会受到口面部和颌骨病变的影响，诊断通常需要X线检查。然而，这些检查必须是合理的，因为这个年龄组遭受X线引发的生理伤害的可能性是成人的3倍（UNSCEAR，2013）。

决定辐射暴露风险的一个重要因素是年龄。生物体受到X线照射的时间越早，发生生理伤害的可能性就越大。BEIR Ⅶ近年来的文献（NAS/NCR，2006）对现有的生物学、生物物理学和流行病学进行了综述，证明了这一点。该报告证实，所谓的"迟发"效应（如癌症）通常发生在辐射初次接触多年后（图1.5.1）。我们现在知道了儿童和青少年的身体比成年人对辐射更敏感——但为什么呢？原因有很多：生长组织的细胞分裂率很高，处于分裂阶段的细胞更容易受到有害事件的影响；如果孔径不针对较小的身体体积进行调整，辐射场就会过大，本身敏感的器官和组织受到辐射就越多；尚不成熟的细胞修复机制——正在发育的身体细胞尚不能修复辐射损伤；未成熟红骨髓的放射敏感性较高；儿童体内的水分含量越高，就有越多的水分子可用于分解，从而形成被认为是细胞毒素的自由基；此外，儿童的预期寿命更长，尽管潜伏期也很长，但这也使得生物伤害的可能性更大。

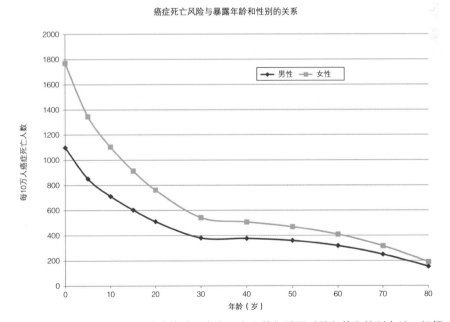

癌症死亡风险与暴露年龄和性别的关系

图1.5.1 单次辐射0.1Gy造成的过量癌症死亡人数与受照时的年龄和性别有关。根据BEIR Ⅶ报告（NAS/NCR，2006）中的表12-D2整理所得。

然而，联合国核辐射效应科学委员会（UNSCEAR）的报告（2013）指出，与成人相比，儿童的某些器官和组织受到辐射的风险似乎要高得多，另一项器官和组织的风险与成人同样高，但令人惊讶的是，某些其他器官和组织受到辐射的风险与成人相比较低。这就得出结论，在所有标准情况下，口腔内影像应继续作为标准诊断工具（AAPD，2017）。如果需要更大的视野，或出于辐射防护的原因，需要6张以上的口内X线片，则应使用全景片，因为一张全景片相当于6张口腔内放射照片的辐射剂量（Lübbers等，2014）。前面提到的牙颌面部放射学中的所有其他影像技术都是具有自己应用领域的特殊放射学技术。这里只需要特别提及CBCT，因为它有被越来越多地视为某种标准影像技术的风险。这里有几个原因：由于我们生活在三维世界中，3D影像是一种"令人喜爱的"或"吸引人的"影像技术。2D影像的一个缺点是，影像重叠使诊断变得困难，有时甚至变为"一场冒险游戏"。在口腔内放射照相技术中，2D影像只能提供有限的视野。然而，由于CBCT应用的辐射剂量比几乎任何其他牙颌面部X线技术都要高，因此它可能在特殊情况下用于有限的适应证中，始终通过使用尽可能小的视野（FOV）并在考虑其他2D影像技术后进行优化使用。在考虑使用3D影像技术时，真诚地期望获得与治疗相关的额外信息的指导原则必须高于任何其他考虑因素。

如果已确定理由，患者的年龄应提醒操作员根据具体诊断需求应用优化原则。必须根据年龄、性别和适应证相关参数选择优化患者影像方案的设置。仅遵循ALARA（As Low As Reasonably Achievable）原则是不够的；临床医生还应遵循Jaju和Jaju（2015）提出的ALADA（As Low As Diagnostically Acceptable）原则，甚至欧洲DIMITRA研究小组（Oenning等，2018）在立场声明中讨论的ALADAIP（As Low As Diagnostically Acceptable being Indication-oriented and Patient-specific）原则。

由于应采取一切预防措施尽量减少辐射暴露，因此在每项成像技术中，应尽可能使用甲状腺保护圈或铅围裙（AAPD，2012）。当使用CBCT时，影像结果必须包含在患者记录中，并附有书面的关于所有调查结果和解释的报告（Dula等，2014）。

儿童和青少年牙科急症
疑似龋齿导致疼痛

咬合翼片通常用于龋齿检测。尽管如此，已经开始研究越来越多的无需X线的替代诊断程序，因为它们变得越来越安全且可信。

已经发现，与单独的视诊相比，辅助龋齿检测方法并不能显著提高乳磨牙病变的检测效率（Mendes等，2012）。Elhennawy等（2018）发现，近红外数字成像透照（NIDIT）可作为无辐射技术替代X线检查来检测龋齿病变。

一项Meta分析（Gimenez等，2015；Schwendicke等，2015）表明，用于检测早期邻面龋的视诊和放射检查具有很高的特异性，但敏感性较低。

因此Abogazalah和Ando（2017）回顾了用于邻面龋检测的有关非传统和新方法相关文献，发现光纤透照（FOTI）、数字成像光纤透照（DIFOTI）、光学相干断层扫描（OCT）、扫描源光学相干断层扫描（SSOCT）、激光荧光（LF）、超声、发光二极管（LED）荧光、频域红外光热辐射测量和调制发光（PTR/LUM）还不能完全取代传统的方法，如检查和咬合翼片来检测龋齿。因此，特别是在怀疑龋齿会引起疼痛的紧急情况下，常规方法是可靠且无压力的诊断标准。

可能引起疼痛的第三磨牙

颌骨大小与所有牙齿近中牙冠直径总和之间的差异通常会导致最后一颗萌出的牙齿区域缺乏空间。因此，青少年通常会在第三磨牙区域感到疼痛，因为未萌出或部分萌出的第三磨牙会引起周围软组织的炎症反应，通常伴有明显的临床症状（第三磨牙部位肿胀加剧、咽喉部压力和异物感增加、牙关紧闭症加重、吞咽困难、进食能力受限，有时在晚期出现疾病感觉和体温升高）。在局部可发现，覆盖第三磨牙的黏膜肿胀、变红，触摸或触诊时疼痛。淋巴结开始肿胀并变得疼痛，这是局部防御反应现象。

在这一阶段，疼痛原因的放射诊断很重要。如果疼痛、肿胀程度和牙关紧闭程度允许拍摄影像，最好使用根尖片。如果有必要拔牙，必须根据第三磨牙的情况、根尖片是否提供了足够的信息或全景片是否可以作为首次入院的依据来决定，以避免口内记录不足。对于移位更多和发育空间受限的第三磨牙来说尤其如此，因为了解其解剖环境非常重要。只有通过全景片才能全面评估第三磨牙和下颌神经管之间的解剖关系，因为在这张影像中，可以完全跟踪和确定下颌神经管的走向。这可以发现神经损伤风险增加的迹象，因为此类迹象仅在全景影像文献中进行了研究、描述和验证。尤其重要的是，要识别以下迹象，如牙根与下颌神经管重叠导致至少一个牙根模糊，或下颌神经管皮质线转向或不连续。这表明如果需要拔除牙齿，下颌神经（IAN）损伤的风险会增加（Blaeser等，2003）。

对于必须在紧急情况下进行治疗的急性第三磨牙炎症，无需进行3D放射影像（尤其是CBCT或CT）。由于3D影像是特殊的射线照相程序，必须根据2D影像的信息进行调整，因此不得将3D影像用作首次检查。这意味着3D影像在2D影像拍摄前不应存在，因为这会妨碍正确的治疗程序！如果随后认为手术拔除有必要使用3D影像，则应由执行手术的人员开展放射检查；否则，就有拍摄不必要影像的风险（Dula等，2001，2014，2015）。外科医生经验越丰富，就越不需要3D影像，因为随着外科医生经验的增加，IAN损伤的发生率也会降低（Bataineh，2001；Jerjes等，2006）。

可能引起疼痛的其他原因

儿童和青少年时期有各种病理变化，可能导致急症。对于这些疾病的放射学检查，有必要从以下方面选择正确的成像方法，在已经提到的所有可能的成像方法中，特定任务的最佳影像程序必须与辐射防护的最佳方面相一致。

因此，儿童和青少年的放射诊断应尽可能使用口内牙片，因为这些牙片的辐射剂量通常比任何其他牙科X线片都小（Dula等，2001）。这里需要注意，儿童的下颌比成人的小是有优势的，这就是为什么同样的拍摄底板覆盖了儿童下颌更大的区域。因此，可以完全看到和解读更大的区域，无需额外的全景片即可获得更大的视野。如果仍然认为有必要拍摄全景片，则必须检查是否有必要选择儿童模式，部分暴露下颌（如左/右或前牙区）、下颌的一部分（大约4颗牙齿）或其他选项（如短扫描），以减少默认曝光值（Svanaes等，1985；Esmaeili等，2016）。

如果CBCT的使用是合理的，操作员必须在暴露前花时间决定暴露参数、体积大小、分辨率、旋转模式（1/2圈、3/4圈或1圈）和暴露时间，同时考虑患者的年龄和性别、研究目的和待解答的问题。

病例研究

以下病例研究应说明哪些X线影像可用于儿童和青少年的急诊诊断。为了给读者在自己的实践中提供指导，本文试图描述拍摄影像的理由。通过选择这些病例研究，笔者希望明确儿童和青少年必须有大范围的病理变化时，才能合理应用其他影像技术，如全景片和CBCT。

病例1：一名7岁女孩的龋源性疼痛

一名7岁女孩右上颌疼痛，而且疼痛程度越来越严重。临床上，口腔内检查已经发现53牙近中面有深龋。为了评估龋齿的程度并检查其他临床可疑病变的牙齿，需要拍摄咬合翼片（图1.5.2）。其他病变也可以得到确诊和治疗。

病例2：一名17岁女孩的龋源性疼痛

一名17岁女孩右上颌突然出现搏动性疼痛。临床上，口腔内检查显示14牙近中面有严重龋齿。在左、右两侧发现其他可疑病变（图1.5.3）。在这里必须拍摄咬合翼片，拍摄其他方式的放射照片是错误的。

病例3：左下颌疼痛

一名17岁男孩主诉左下颌疼痛，并

(a)

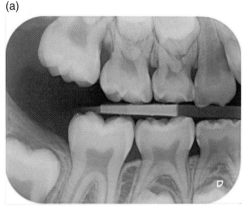

(b)

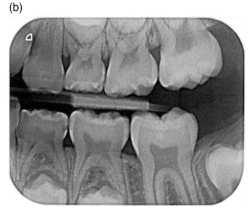

图1.5.2 （a，b）儿童龋齿的咬合翼片检查。

且张口受限和进食困难。在检查过程中，牙医发现了复杂第三磨牙萌出的典型情况：第三磨牙部分咬合，牙龈肿胀、发红、压痛，淋巴结肿大、疼痛（图1.5.4a）。牙医设法拍摄了根尖片（图1.5.4b）显示，勉强能看到牙齿，可以拔除（图1.5.4c显示了另一名患者第三磨牙的X线片，该照片未完全显示牙齿。该影像不足以进行完整诊断，因此肯定不足以作为拔牙的依据）。

病例4：右上颌疼痛

一名18岁女性初诊时，主诉右侧上颌钝痛。她的牙医发现所有牙齿都有活力，并拍摄了两张咬合翼片（图1.5.5a）。在右侧的X线片中，他看到了右上方发育不良的第三磨牙。他解释了疼痛不适来源于萌出的压力，决定观察这颗牙齿。1年后，这位年轻女子因她的右上颌有压力感再次就诊。牙医又拍

(a)

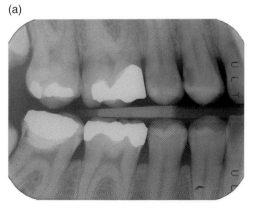

(b)

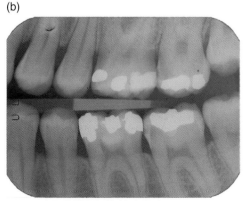

图1.5.3 （a，b）青少年龋齿的咬合翼片检查。

摄了两张咬合翼片（图1.5.5.b），并看到牙齿有轻微的萌出，决定拔除它。拔牙3个月后，当患者继续以同样的主诉症状就诊时，他拍摄了一张根尖片（图1.5.5c），出乎意料地发现了真正的第三磨牙。他决定通过手术将其拔除。由于看不到完整的牙根，所以他拍摄了全景片（图1.5.5d）。这一决定是正确的，全景片是合理的，因为展示范围必须包含有问题结构的边界之外至少2~3mm，以便对其进行全面评估。通过本病例研究，这一假设的重要性和真实性变得显而易见——只有通过更大的视野，才能

发现和治疗第三磨牙与上颌窦内的滤泡囊肿（箭头标记的边界）（图1.5.5d）。

病例5：牙齿萌出期间合并的滤泡/根尖囊肿

一名8岁男孩的父母因他右侧脸颊的轻微肿胀感到忧虑，该肿胀已经持续了2天（图1.5.6a，b）。男孩右下颌疼痛，无法进食。84和85牙轻微移动，触诊疼痛。首先，85牙的髓室开放，导致大量脓液流出。由于辐射保护的原因，仅在右侧拍摄全景片，覆盖牙科胶片尺寸以外的区域（图1.5.6c）。发现了更大的

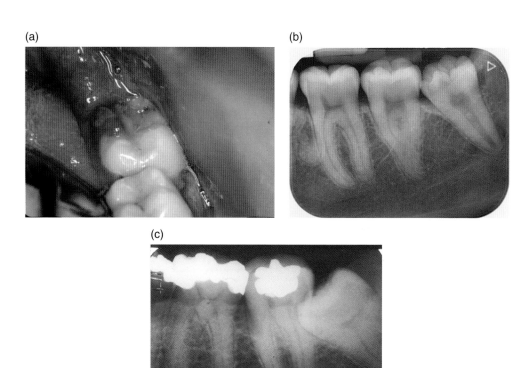

图1.5.4 复杂第三磨牙萌出伴磨牙后肿胀。（a）临床视图。（b）根尖片。（c）另一名患者的X线片显示第三磨牙显示不全。拔牙前需要另外拍摄一张X线片。

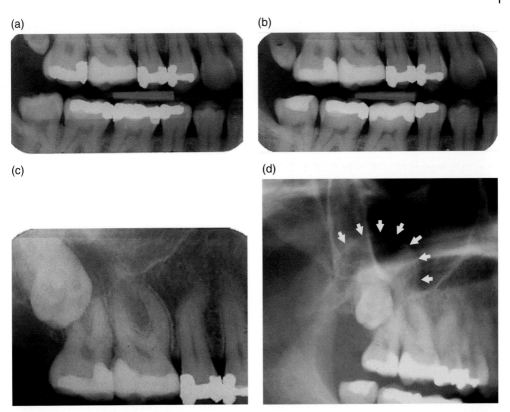

图1.5.5 （a）显示圆锥样的18牙的初始咬合翼片。（b）1年后的同一颗牙齿。牙齿拉长，可能被认为是患者症状的原因。（c）同一患者的根尖片，显示阻生第三磨牙。（d）显示滤泡囊肿的全景片中的裁剪部分（箭头）。

囊性透射影，从乳牙根部延伸到恒前磨牙。射线透射区包围着前磨牙的牙冠，牙囊被溶解。这些发现不需要进一步的X线分析来进行诊断和治疗：通过拔除乳牙，恒前磨牙可以萌出，使其"卷起"并"溶解"囊性结构。临床上可见的恒前磨牙萌出已经是囊性突起愈合的有力证据。因此，根尖片足以确认囊性病变的再次骨化（图1.5.6d）。

病例6：畸形引起的牙齿萌出障碍

一名8岁男孩显示32牙畸形（图1.5.7a，b）。正畸医生无法通过根尖周片和全景片获得有关畸形程度的充分信息（图1.5.7c～e），因此将其转诊以进一步明确。主要的问题是，是否可以暂时对牙齿进行预处理，以便为以后的种植留出时间。然而，由于男孩在这一区域经常感到疼痛，治疗不能推迟。为了获得与治疗相关的额外信息，拍摄CBCT是合理的。

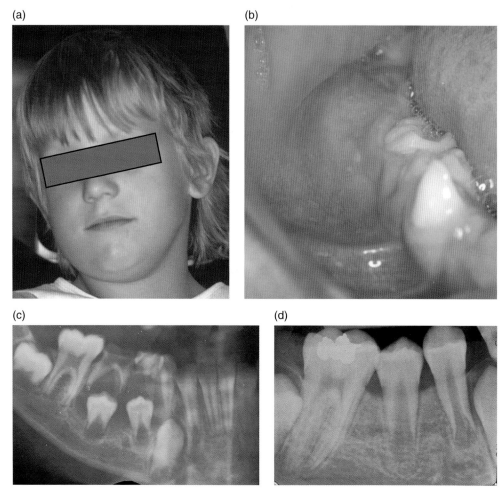

图1.5.6 （a）一名8岁男孩的口外和（b）口内肿胀。（c）仅右侧全景片，显示巨大的囊性透射区。（d）前磨牙萌出，证明拔除84和85牙后囊性突起重新骨化。

CBCT影像显示牙齿严重畸形，预后不良（图1.5.7f～h）。牙齿拔除后，这些影像通过实际离体牙得到了完全确认（图1.5.7i～k）。通过关闭正畸间隙，实现了临床和美学上非常令人满意的长期解决方案（图1.5.7l，m）。

病例7：侵袭性牙颈部外吸收

一名9岁男孩因持续的牙缝而被学校朋友嘲笑了几年（图1.5.8a）。他上前牙区开始疼痛，他的父母为此寻求帮助。正畸医生无法根据标准全景片（图1.5.8b）和咬合片（图1.5.8c）进行信息的准确解读。

该男孩被转诊给口腔外科医生，口腔外科医生决定使用CBCT，因为他怀疑牙颈部有侵袭性吸收（图1.5.8d，f，h）。这个决定是正确的，因为只有

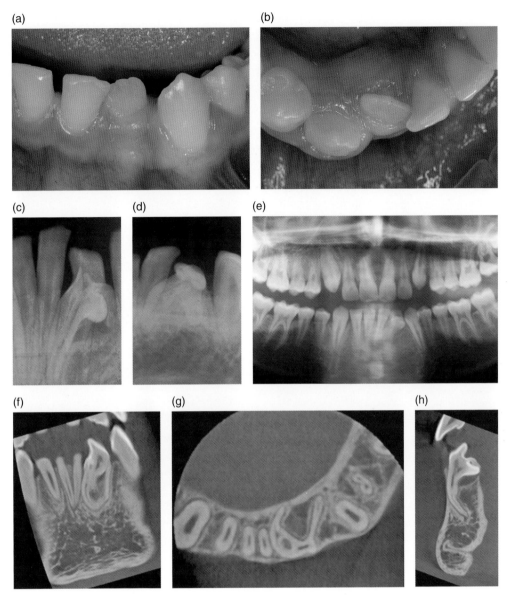

图1.5.7 （a，b）8岁男孩32牙畸形的临床视图。（c，d）同一颗牙齿的两个不同平面的根尖侧位片。（e）全景片显示畸形信息不足。（f~h）相同情况的CBCT影像。（i~k）拔牙的临床视图。（l，m）正畸治疗后的同一患者。资料来源：由Dr. U.Picco提供，Giubiasco，Switzerland。

CBCT显示了破坏的程度，这是决定牙齿是否仍然可以保守治疗或是否需要拔除的基础。

CBCT影像显示，由于侵入性颈部吸收，牙齿受到严重破坏。在这个阶段，通过保守疗法保存牙齿已不再可能。拔牙后，牙齿的组织学切片证实了牙冠和牙根区域牙齿硬组织的这种破坏、放射

(i) (j) (k)

(l) (m)

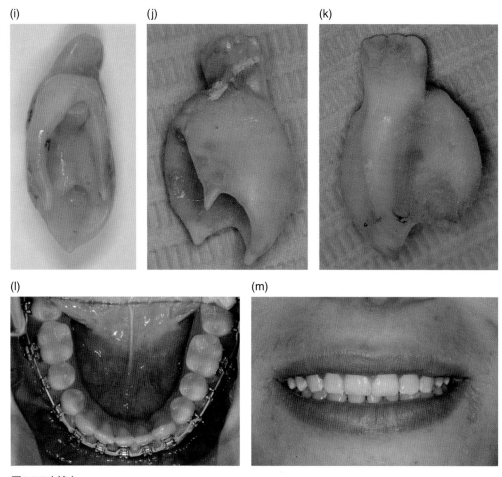

图1.5.7（续）

学检查结果的高精度以及CBCT在治疗决策中的价值（图1.5.8e，g，i）。

病例8：开放性鼻腭管

一名17岁的男孩突然出现上腭前部至前牙持续加剧的疼痛。

他的牙医在切牙乳头区域触诊时发现肿胀、发红和非常严重的触痛（图1.5.9a）。根尖片可以排除可疑的鼻腭管囊肿（图1.5.9b）。所有前牙牙髓均有活力，排除了牙源性炎症引起的腭部脓肿。切开后，排出微黄色和微黏性液体。肿胀消退后，可以看到瘘管样开口（图1.5.9c）。在3D影像拍摄期间插入牙胶尖用作"显影示踪"（图1.5.9d）。CBCT影像显示，牙胶尖位于切牙管中，到达鼻底，证明存在开放的鼻腭管（图1.5.9e）。

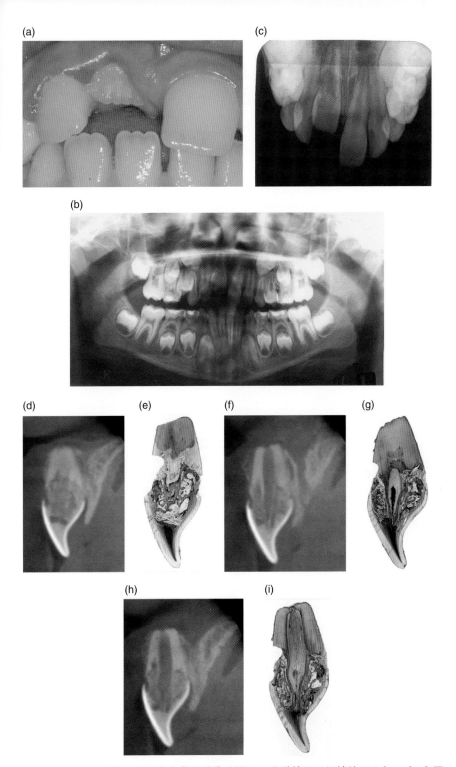

图1.5.8 （a）显示11牙不完全萌出的临床视图。这种情况已经持续了几年。（b）同一名患者的全景片。（c）来自咬合面的射线照片显示11牙根上1/3的透射影像。（d，f，h）同一颗牙齿的CBCT影像显示了透射影像的精确范围，并确认了侵袭性颈部吸收的诊断。（e，g，i）组织学证实了牙齿硬组织的破坏，并清楚地表明任何保守的方法来维护这样的牙齿都是没有希望的。资料来源：由Dr. Samuel Wahlen提供，Munsingen，Switzerland。

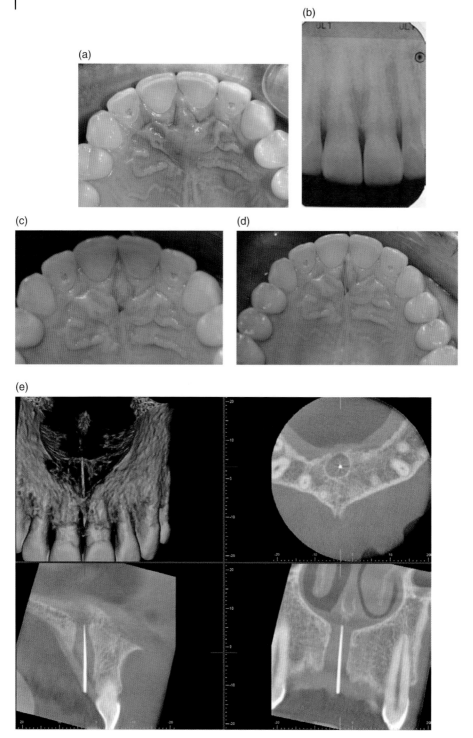

图1.5.9 （a）尖锐乳头区肿胀、疼痛和发红。（b）根尖片显示没有鼻腭管囊肿的迹象。（c）切开引流后可见瘘管状结构。（d）插入牙胶尖。（e）CBCT确认鼻腭管开放。资料来源：由Dr. Andreas Jäggin提供，Locarno，Switzerland。

病例9：唾液腺结石——一种颌下腺涎石病

一名9岁男孩主诉右下颌反复肿胀，最近一直很痛。就诊当天，在唾液腺区域发现颌下腺结节状硬结，对疼痛敏感。可以检测到六龄牙的萌出。

所有的乳牙都存在，所有的牙齿都没有龋坏而且是有活力的——这种临床情况下，有理由不拍摄根尖片，而是立即选择全景片，因为牙齿很可能不是肿胀的原因，故需要更大的视野。

全景片显示，在47牙远中根尖和基底皮质线之间的下颌后部区域有一个圆形、近似豌豆大小的阻射结构（图1.5.10a）。患者病史、临床表现和全景片均提示涎腺结石。因此，进行了造影剂填充Wharton导管的涎腺造影术。在充满造影剂的Wharton导管内的涎腺结石区域发现造影剂凹陷，同时排泄管整体增大，周围导管变稀，这是慢性涎腺炎的迹象（图1.5.10b）。CBCT影像显示涎腺结石呈洋葱碗状结构；表面阴影显示了结石在唾液腺内的位置（图1.5.10c～e）。

病例10：滤泡囊肿伴牙齿移位

一名7岁男孩左下颌反复疼痛。他的牙医在那个区域发现了健康的乳牙。然而，36牙完整，颊侧移位，远中部分出现膨胀（图1.5.11a）。由于男孩无法耐受根尖片底板插入牙远中区域，因此

拍摄了半侧全景片（图1.5.11b）。这张X线片在这种情况下是合理的，显示出轻微移位的36牙和因扩张病变而远中移位的37牙胚。由于病变与36牙的牙根区域重叠，因此影像不清楚，需要更多信息才能进行手术干预。因此，使用CBCT三维影像是合理的。CBCT影像显示最大直径16mm×22mm的广泛骨溶解（图1.5.11c, d, f）。下颌管移位，因此不在扩张病变区域内。从表面暗影明显地看出，病变已发展到36牙的前庭区，并使其向舌侧移位（图1.5.11e）。组织学诊断为滤泡囊肿。

病例11：儿童下颌骨的早期骨髓炎

一名7岁女孩放学回家时右脸颊肿胀。晚上她发烧了。睡得不安稳，还会哭泣。第二天早上，父母注意到女孩嘴里有股恶臭。牙医没有发现龋齿，所有的牙齿都有活力，所以进行了转诊。初次检查时，女孩流着泪，主诉疼痛。她张口困难，出现了感染的所有症状。口内检查显示乳磨牙（图1.5.12a）和尚未完全萌出第一恒磨牙区域前庭肿胀（图1.5.12b）。

患者的病史和私人牙医拍摄的影像照片证明可以使用全景片（图1.5.12c）。然而，这只是带来46牙远中有炎性骨溶解的怀疑，但没有明确的诊断。因此，我们迫切地期望CBCT能够提供与治疗相关的其他信息。在表面阴影遮盖的CBCT中，从前庭到46牙的远中可

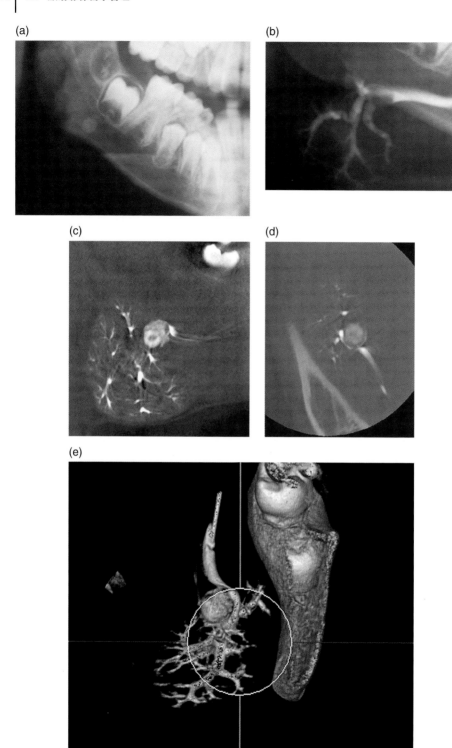

图1.5.10 （a）全景片显示，47牙远中根尖和基底皮质线之间的下颌后部区域有一个圆形阻射结构。（b）造影剂填充Wharton导管的涎腺造影，证实为慢性涎腺炎。（c～e）唾液腺结石的洋葱碗状结构及其在唾液腺中的确切位置。

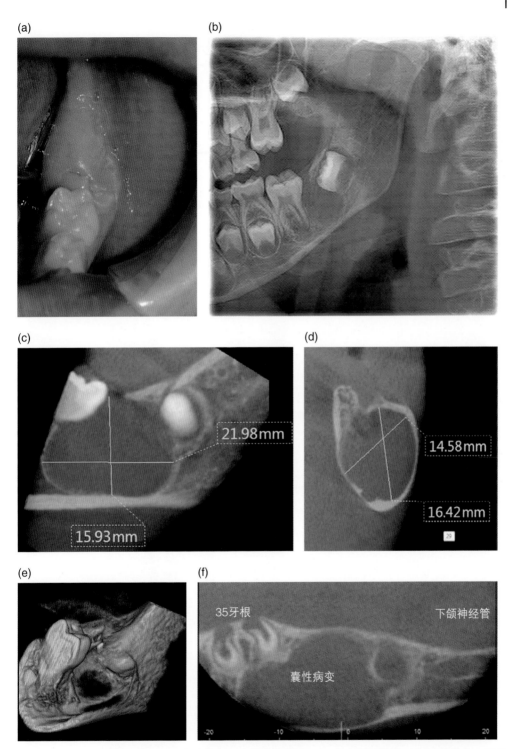

图1.5.11 （a）一名7岁男孩的不完全萌出36牙的临床视图。（b）由于不接受口腔内X线检查，患者需要进行半侧全景X线检查。获得的影片信息不足以支持进行外科干预。（c，d，f）在CBCT中测量病变的体积，并清楚地显示下颌管的位置。（e）表面阴影图像显示，病变从36牙开始向颊侧发展，因此36正在向舌侧移位。

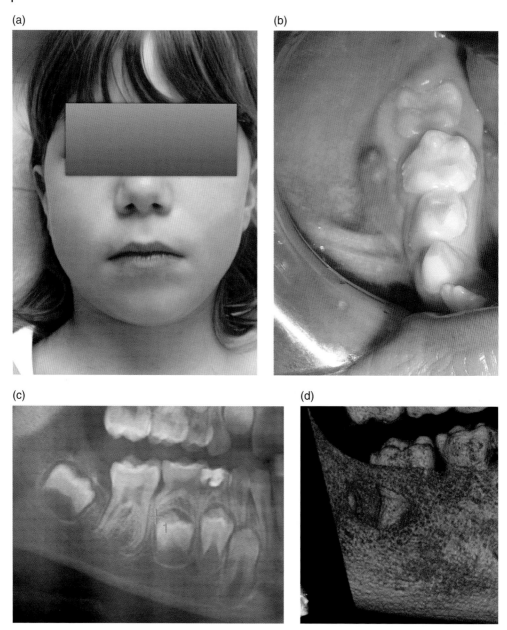

图1.5.12 （a，b）口外和临床视图显示右下颌在乳磨牙和第一恒磨牙区域肿胀。所有牙齿都对敏感性测试有反应。（c）全景片，仅怀疑46牙远中有炎性骨溶解。（d）CBCT显示46牙远中前庭皮质骨缺损。（e）同一区域的CBCT。（f）CBCT显示邻近骨质破坏区域的骨质硬化，肿胀和轻度硬化的骨膜剥离的炎症过程。骨髓炎的诊断经放射学证实。资料来源：由Dr. M.Franscini提供，Locarno，Switzerland。

(e)

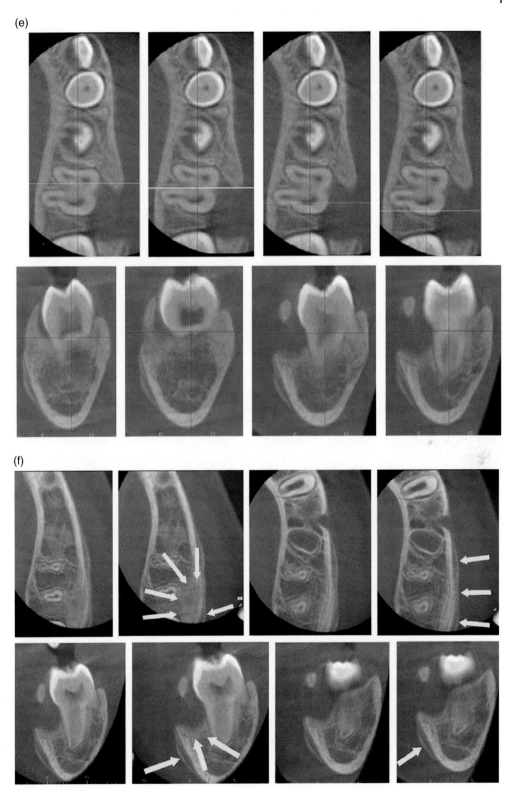

(f)

图1.5.12（续）

见下颌皮质骨缺损（图1.5.12d）。该区域下颌骨的轴向面和冠状面视图证实了这一点（图1.5.12e）。在进一步的观察中，可以看到早期骨髓炎的典型症状：邻近骨质破坏区域的骨质硬化，以及炎症过程导致肿胀和轻度硬化的骨膜脱落（图1.5.12f）。在最初的高剂量抗菌治疗后，对该区域进行手术修正。手术过程中还发现了疑似食物残渣。

结论

儿童和青少年比成人对辐射更敏感。在急诊时，通常应使用口内X线片进行检查。

在儿童和青少年中有意义地使用CBCT仅限于对患者的一般健康特别相关的特定疾病，如严重炎症、良性和恶性肿瘤以及其他非常特殊的病理变化。

当CBCT用于儿童和青少年时，必须考虑以下问题：

- 必须优化辐射防护。必须始终考虑患者的年龄、体型和性别等特征，以及具体的检查指征，并且必须将其收益与可能的辐射风险相平衡。

- 尽管一些CBCT设备仅提供标准化的、不可更改的暴露值，但大多数设备允许根据患者大小和年龄定制参数。

- ALADIAP（As Low As Diagnostically Acceptable being Indication-oriented and Patient-specific低至诊断上可接受、症状导向性和患者特异性）似乎是当前儿童和青少年使用CBCT的最合适的方案。

- 辐射防护优化是一项非常具有挑战性的任务，必须以极大的责任感来完成。

第2章

牙齿缺损的处理
Management of Tooth Substance Loss

2.1

深龋与牙髓
Deep Carious Lesions and the Dental Pulp

Falk Schwendicke[1], Nicola P. Innes[2]

[1] Department of Operative and Preventive Dentistry, Charité Centre for Dental Medicine, Berlin, Germany
[2] Department of Paediatric Dentistry, School of Dentistry, University of Dundee, Dundee, United Kingdom

引言

未经治疗的龋齿影响着全球24亿人口。它对儿童的生活影响很大，会引起患儿的疼痛和感染；有关疼痛对儿童影响的报告（Shepherd等，1999；Gilchrist等，2015；Pitts等，2015；AAPD，2016）表明，疼痛可以导致儿童生长和认知发育障碍（Alkarimi等，2014），影响其睡眠、饮食和说话，导致儿童在学校学习效率不高（Jackson等，2011），因此影响其学业（Blumenshline等，2008）。

大多数牙医在牙釉质龋时就进行了干预，尽管有证据表明这可能弊大于利。即使是存在无痛的深龋或可复性牙髓炎的情况下，仍然可以通过使龋病变区活跃性降低或者静止并尽可能保持牙齿完整性来保存牙髓并试着维持其健康。只要诊断正确，即使存在疼痛和深龋，无论是乳牙还是恒牙都可以对牙齿采用最小干预的治疗方法。而这都基于对深龋所导致的疼痛的正确理解。

牙髓炎、疼痛和坏死的起源

任何已有明确龋洞的牙本质龋显然都会直接影响脱矿层和细菌侵入层进展。但是，也需要考虑更长期的影响。这些影响是通过对牙髓–牙本质复合体的刺激产生的，并通过牙髓的反应表现出来。

尽管牙髓和牙本质在解剖学和组织学上是分开的结构，但它们在组织上密切相关，并且在功能上，牙髓–牙本质复合体可以被认为是一个整体的结构。对牙本质的任何刺激都能传导至牙髓中，并通过成牙本质细胞引起反应。研究表明，即使去除健康牙齿中的牙釉质，也会引起相应的牙髓反应。其临床意义在于上述对牙髓反应可能引起包括修复性牙本质的沉积，以及产生疼痛。

在深龋中，不仅有来自牙釉质的信号刺激，还有生物膜（形成于牙本质）中的蛋白水解酶和细菌/细菌副产物产生的刺激，这些刺激沿着牙本质小管向下传导至牙髓，使牙髓产生较大的反应

(a)

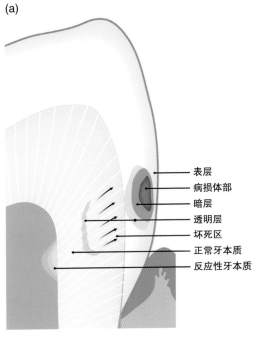

表层
病损体部
暗层
透明层
坏死区
正常牙本质
反应性牙本质

图2.1.1 （a）牙釉质龋和（b）牙本质龋的致病机制的示意图。显示了受脱矿和细菌影响的牙体组织的不同成分。（a）注：即使龋洞尚未形成，牙髓中也已有反应性牙本质沉积。（b）反应性牙本质正在形成，但由于龋洞已经形成，病变可能更具侵袭性，因为这为病变发展提供了一个有利环境。病变的进展速度可能会"超过"具有保护作用的反应性牙本质的形成速度。

(b)

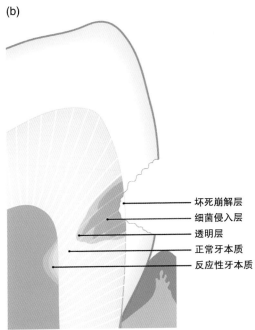

坏死崩解层
细菌侵入层
透明层
正常牙本质
反应性牙本质

（图2.1.1）。

　　这种刺激会引起牙髓–牙本质复合体反应，导致反应性牙本质沉积。这有助于延缓或终止病变和细菌到达牙髓并引起不可逆的炎症。实际上，牙髓试图通过形成新的牙本质与不断侵蚀的龋损进行竞争来保护自己。通过逐步清除龋坏的组织，病损被封闭并失去营养来源和适宜环境。它的进程被减慢或停止，这使得牙髓有机会能够保护自己。然后，当暴露龋坏组织，进一步去除剩余的软龋组织时，就不太容易发生牙髓暴露。

乳、恒牙的牙髓炎和根周、根尖周炎

过去人们常认为乳牙和恒牙之间的牙痛有所不同，与恒牙相比，乳牙的神经支配较少，引起的疼痛也较少。然而，在过去的几十年里，研究表明两者之间在神经支配上没有区别（Rodd和Boissonade，2001）。但是，除了牙齿本身以外，还有些差异使得乳牙和恒牙的治疗策略有不同。一个因素是恒牙的寿命要长得多；其他因素包括儿童的年龄以及他们的沟通能力和应对治疗的能力。相比于年龄较大的儿童和年轻人，幼儿不太容易发现和描述疼痛。在认知上，理解疼痛并将慢性疼痛与无痛区分开来是一个复杂的能力。从小伴随着疼痛长大的儿童可能不会意识到这是不正常的。当他们确实意识到自己有疼痛时，他们可能也很难准确地描述出来以帮助医生做出准确的诊断。

疼痛的范围

龋病引起的牙痛可以被认为是一个范围，而不是3种独立的不同状态（distinct states）。当病变未得到治疗并达到引起疼痛的阶段，就会从可复性牙髓炎，到不可复性牙髓炎，最后发展到根尖周炎。然而，这个疼痛范围并不是从一个阶段直接进展到下一个阶段的，也不是一定会持续下去的。牙髓炎被美国牙髓病学协会（AAE）定义为"表示牙髓炎症的临床和组织学术语；临床上描述为可复性或不可复性，组织学上描述为急性、慢性或增生性"（AAE，2015）。

可复性牙髓炎

可复性牙髓炎的定义为"一个基于炎症可以消退和牙髓可以恢复正常的主客观结果的临床诊断"（AAE，2015）。当龋损在牙本质中形成时，病理生理学上，牙髓受到刺激发生炎症反应，并且刺激成牙本质细胞产生反应性牙本质。在组织病理学上，反应部位附近的牙髓会出现炎症细胞，但如果刺激（龋损）被移除或失效，炎症就会消失。

患者的症状是间歇性的。通常情况下，患者将疼痛描述为时有时无，由诸如甜或冷的刺激引起。这种疼痛在刺激去除后不会持续太久，也不会让患者在夜间被痛醒。

不可复性牙髓炎

不可复性牙髓炎可以是无症状的，也可以是有症状的，其症状为持续性的疼痛、自发痛和牵涉性疼痛（AAE，

2015）。它是一种基于牙髓炎症严重、无法痊愈的主客观结果的临床诊断（AAE，2015）。当病变持续进展，其严重程度超过牙髓的自我保护机制时，就会引起不可复性牙髓炎。炎症反应增加是为了形成足够的反应性牙本质。但随着疾病的进展，牙髓不能迅速形成足够的反应性牙本质来保护自己。当炎症变得太过严重时，它无法再刺激牙髓形成反应性牙本质提供保护，而是成了牙齿的问题来源。在一个无法释放炎症的狭窄空间内，发炎的组织会使压力增加，并且所产生的疼痛是急性的且无法缓解的。相比可复性牙髓炎，此时的牙髓会表现出更多的炎症迹象。患者的症状将变得更加持续，将会出现自发痛。疼痛也可能会让他们在睡眠中醒来并难以入睡。

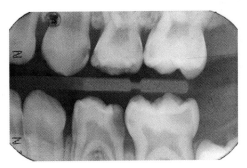

图2.1.2　74牙（左下第一乳磨牙）的X线片显示骀面远中较深的病变侵犯牙髓。该牙的根分叉区域存在低密度影，表明有牙根周围病变和牙髓坏死。

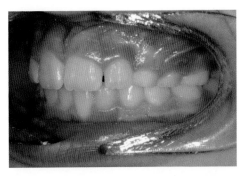

图2.1.3　64牙（左上第一乳磨牙）颊侧膜龈联合处的脓肿。患牙只在患者偶尔咬合时会疼痛。患牙会有叩诊不适。

牙髓坏死伴或不伴根尖周炎

牙髓坏死是表明牙髓死亡的一种临床诊断。牙髓通常对牙髓测试无反应（AAE，2015）。在某些阶段，牙髓将不能抵御细菌毒素和由炎症引起的持续性损伤。当矿物质被破坏后，细菌会穿过牙体硬组织，然后通过残余的牙本质小管到达牙髓。在这个阶段，牙髓内的细胞会出现液化性炎症和坏死，而细菌起初存在于牙髓腔内，最终进入根管中。这不一定会引起症状/疼痛。然而，细菌副产物或细菌本身会刺激根周或根尖周围骨质产生炎症反应。许多情况

下，其在X线片上表现为牙根之间（乳牙）（图2.1.2）或根尖周围（恒牙）的透射影像。这种慢性炎症可能长期保持无症状，但也可能表现为急性加重（继发性急性炎症）。在某些情况下，也可能没有经过慢性期就发生了急性炎症反应（原发性急性炎症）。在这种情况下，在X线片上病变通常局限于牙槽骨内。在这两种类型的急性炎症中，患者都会有非常严重的自发痛及咬合痛，因为炎症已经进入根管系统并扩散到了根尖周组织。这意味着在某些部位，牙齿

会因炎症而有伸长感。也可能会形成明显的窦道或脓肿，或从牙周袋中溢出脓液（图2.1.3）。

处理深龋：治疗龋病还是治疗牙髓？

正确诊断病变范围和牙髓炎症程度有时很难，由于治疗在很大程度上取决于正确的诊断，所以在进行评估时必须了解涉及的所有因素。

病程根据进展不同描述为不同的病名，但需要重新强调的、非常重要的一点是，明确进展不一定对应有明确的症状，许多影响因素将改变疾病的进程、速度和患者所经历症状的严重程度。例如，牙齿，特别是乳牙，有多个根管和副根管，使它们成为复杂的根管系统。不同的部位对炎症刺激可能有不同的反应，包括不受刺激影响，这主要取决于刺激作用的位置。龋坏处的生态系统可能会发生改变，从而能减少龋病的发生，使病变进程减慢，使修复性牙本质能够保护牙髓并减少炎症。同一名患者在不同的时间经历和表述出的疼痛可能不同。疼痛的一个常见定义为"无论患者说它是什么，只要患者说它存在，它就存在"（McCaffery，1968），这通常被简称为"疼痛是患者所说的那样"。

尽管有许多复杂的因素，但要想更好地治疗疾病，必须根据患者的病史、全面的临床检查、影像学检查以及可能的（对恒牙的）牙髓活力测试来进行准确的诊断。

处理龋损的策略

当牙髓处于可复性炎症时意味着我们可以选择简单地处理龋损来解决疼痛。通过去除龋坏组织、使其失活或减缓发展过程，牙髓沉积的反应性牙本质可以为牙髓提供足够的屏障，阻隔导致牙髓发炎的刺激。然而，如果牙髓已经到了不可复性的炎症阶段，最好的方法就是去除牙髓进行根管治疗或将牙齿拔除。在乳牙列，牙髓治疗可能是活髓切断术或牙髓摘除术，同样取决于牙髓的炎症程度。

诊断为可复性牙髓炎意味着可以通过去除病变或降低其效力来治疗牙齿。有很多选择：

- 非选择性去除龋坏组织。
- 分步去除龋坏组织。
- 选择性去除龋坏组织。
- 封闭而不去除龋坏组织。
- 非修复性龋洞控制方法（主要适用于乳牙）。

以前，龋病的唯一治疗方法是完全去除龋坏组织，现在称为非选择性去除龋坏组织（Innes等，2016）。然而，已有研究表明龋齿病变不需要完全去除（Ricketts等，2013；Schwendicke等，2013）。事实上，在深龋处这样做，就意味着暴露牙髓和医源性损伤的概率大大增加，导致不必要的牙髓治疗。

分步去龋法是将非选择性去除龋坏

组织分两次复诊完成，复诊间隔6～9个月（Bjørndal等，2017）。去除龋坏组织的第一阶段治疗是通过去除侧壁龋坏组织，并确保有良好的粘接和良好的密封，来形成合适的洞腔为修复体提供良好的固位。这使得残留在龋损底部的龋坏组织在被封闭时停止生长，并给牙髓留出时间生成修复性牙本质。这意味着在第二阶段，去除任何剩余的软化牙本质时穿髓的风险都将大大降低。

选择性的龋坏组织去除具有相同的第一阶段，但不重新进入窝洞。治疗的成功依赖于对病灶的封闭和终止。

针对乳牙有2种特殊的治疗方法。一种是不去除深部的病变，将它封闭在牙齿中。这可以通过2种方法实现。Hall技术使用预成金属冠或不锈钢冠将病变封闭于牙齿中，不需要去除任何龋坏组织或牙体组织，也不需要局部麻醉。咬合面的深层病变也可以使用修复材料进行封闭，但这要求材料有足够的厚度，并且侧壁能提供可靠的粘接面。

去除深龋：非选择性、分步还是选择性去除？

如上所述，治疗牙髓疼痛的另一种方法是将窝洞中被污染的牙本质部分或全部去除，同时清除引起牙髓炎症的细菌和细菌毒素。这不仅能减轻炎症，还能减轻疼痛。然而，需要再次指出的是，去除龋坏的牙本质并不是治疗不可复性牙髓炎或牙髓坏死的合适方法；这些情况需要进行根管治疗（见3.3节）。

龋坏组织的去除（也称为"去腐"）传统意义上旨在清除所有被污染（或"感染"）和脱矿（或"受影响"）的牙本质（Fusayama和Kurosaki，1972）。这一目标背后的逻辑是去除所有细菌，因为龋齿被认为是一种感染性疾病。治疗龋齿与预防感染密切相关，或者说治疗龋齿就是——从感染发生的地方——口腔中，清除所有病原体（以及受影响的牙齿）。然而，目前的证据并不支持这种对龋齿的理解。相反，在大多数个体中，菌斑生物膜中存在致龋菌极有可能是一种正常状态。这些细菌的有害影响只有在患者频繁进食可发酵碳水化合物（主要是低分子糖）时才能充分看到：致龋细菌都是产酸的，这意味着它们通过将糖代谢为酸来降低其所在环境的pH。它们也是耐酸的，这意味着它们可以耐受这种较低的pH。然而，许多其他（非致龋性）细菌不耐酸，导致生物膜的组成向致龋物种转变，从而改变生物膜活性，使其有强烈和持久的酸性。结果是牙齿硬组织中的矿物质流失（Marsh，2006）。按照这一逻辑，龋齿治疗和龋齿病变（龋齿症状）的处理不应以清除所有细菌为目标，而应控制生物膜的组成和活性。鉴于这一既定的发病机制，控制的主要策略是将细菌从碳水化合物中分离出来。

完整修复体下覆盖的细菌很大程度上与口腔分离，因此它们也与碳水化合物营养分离。大多数致龋细菌依赖这种营养；如果长时间密封（并剥夺营养），它们就会死亡（Oong等，2008）。在临床上，对这一点的理解推动了一种范式的转变，即减少对龋坏组织的去除，特别是在深部病变中。

　　传统的去除"所有"龋坏牙本质的方法有很多标准：硬度（龋洞中所有残留的牙本质都是"硬的"（即对探诊无感觉的）、湿度（所有牙本质都是干燥的）、颜色（所有牙本质都是黄色的，像正常牙本质一样），以及可染色性（所有牙本质都不能被龋齿染色剂染色）。这种龋坏组织清除策略——非选择性去龋——在治疗深龋时具有显著的缺点（Schwendicke等，2015a）。最大的问题是有较高的露髓风险：30%~40%发生于较深或非常深的龋损（靠近牙髓的龋损，X线通常定义为深达牙本质内部的1/3或1/4）（图2.1.4）。对暴露的牙髓通常采用直接盖髓术，然而成功率令人非常不满意（至少在常规操作时是这样；更多细节不在本章讨论范围内）；或者还可采用根管治疗，但暴露牙髓对牙齿有严重的影响，应该避免（Aguilar和Linsuwanont，2011；Schwendicke和Stolpe，2014；Schwendicke等，2013，2014b，2015b）。同样，非选择性去龋也会刺激牙髓，增加未露髓患牙术后产生牙髓并发症的风险。综上所述，非选择性去龋似乎不是处理（可复性炎症）牙髓疼痛或预防疼痛（和牙髓炎症）的

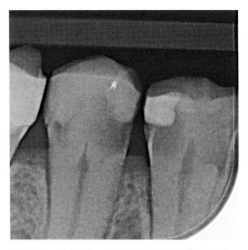

图2.1.4　右下第一前磨牙、第二前磨牙深龋。在第一前磨牙中，牙髓上方只剩下一层薄薄的牙本质；龋损达到牙本质的内1/4。在第二前磨牙，病变延伸至内1/3，健康的牙本质稍厚一些。两颗牙齿均无临床症状，有牙髓活力。

最佳策略。

　　在超过80年的时间里，一种公认的替代方法是分步去龋法。首先，龋坏牙本质被密封在临时修复材料下面，然后再非选择性去除龋坏组织。在这两个步骤之间，会形成反应性牙本质（降低了在第二步中露髓的风险），并通过切断细菌的碳水化合物来源，使病变静止，杀死细菌，脱矿牙本质（部分）再矿化和再硬化（Bjørndal等，2017）。这项技术一个常被提及的优点是可以在修复前重新检查龋损。对于疼痛的牙齿，还有一个优点是能够检查牙髓对清除大部分细菌和细菌毒素后的临床反应：如果在暂时的封闭阶段持续疼痛，这通常是不可复性牙髓炎症的指征，需要进行牙髓治疗（如前所述）。这意味着，分步

去龋法有助于对牙髓状态做出明确诊断。在第二步去除龋坏组织后，牙本质是硬的，最终修复建立在接近于健康的牙本质上。与之相关的研究发现，牙本质的质量（健康、脱矿或细菌污染）会显著影响粘接剂的粘接强度（会降低粘接强度），以及牙本质上所覆盖修复体对咀嚼压力的机械支持力。在软化牙本质上放置修复体可能会产生"蹦床"效应，修复体在咀嚼过程中会断裂并"嵌入"缺损处。这可以通过分步去龋法来避免。然而，分步去除也有缺点：牙髓暴露的风险低于非选择性清除，但深龋露髓的概率仍有10%。此外，第二步会产生费用，对患者来说是负担；此外，特别是对儿童，可能会引起不必要的焦虑，并产生长久的不良影响。因此，通常不再推荐分步去龋，至少在儿童治疗中是这样（Schwendicke等，2016）。

相反，选择性去龋越来越被推荐。在选择性去龋中，保留接近牙髓的牙本质而不是侧壁的牙本质。在侧壁，为了获得更好的密封性和支持性及持久的修复而预备牙本质（和牙釉质）。因此，只能留下健康的牙釉质和硬化牙本质。另外，在靠近牙髓处（通常是窝洞的最深处），应优先考虑避免牙髓暴露（而不是修复体的保存）。软化或硬化的牙本质被保存并密封在修复体下。Innes等（2016）认为，硬质器械压在软化牙本质上时会使其变形，只需要较小的力，就可以很容易地将其挖除（如用锋利的挖匙），虽然硬化的牙本质也可以不需要太大的力量就能被很容易地挖除，但当工具压在上面时，它不会变形。选择性去除龋坏牙本质（图2.1.5）可显著降低牙髓暴露的风险。如果适应证正确，牙髓确实只有可复性炎症，龋病本身很少扩展到牙髓；相反，条带状的健康牙本质通常将牙髓和病变分开（该条带在大多数X线片上表现为高密度影像）（图2.1.4）。当目标不再是清除靠近牙髓的坚硬牙本质，而是积极地限制龋坏组织的去除，保留部分软化或硬化的牙本质，则几乎不可能发生牙髓暴露（Ricketts等，2013；Schwendicke等，2013）。如果应用这些标准仍然导致露髓，那么牙髓诊断很可能是错误的：如果龋坏组织明显延伸到牙髓，更可能发生了不可复性牙髓炎或牙髓坏死而不是可复性牙髓炎（在这种情况下，根管治疗是合适的选择）。因此，对于有疼痛的牙齿，也建议采用选择性去龋法，如果在去龋过程中没有露髓，并且可以放置牢固、持久的修复体，牙髓通常是有可能存活的。然而，与分步去龋的观点一致，用这种方法治疗疼痛牙齿应该定期监测其病理指征。综上所述，选择性去龋是一种很有前景的策略，可用于处理可复性牙髓炎及相关的疼痛，或预防深龋导致的牙齿疼痛。然而，考虑到已经讨论过的修复体的机械支持和粘接强度的问题，当涉及放置最终修复材料时，选择性去龋可能有一些缺点。这些将在后文中讨论。

修复深龋

修复深龋通常意味着修复广泛的病变，而修复的成功率与涉及受损表面的数量密切相关（Demarco等，2012）。还有其他因素可能会影响有深龋和不可复性牙髓炎牙齿（或无疼痛牙齿）的修复体保存。选择性去龋是处理或预防疼痛的推荐策略，但残留的龋坏（软化、硬化）牙本质降低了该区域的修复体粘接强度，也因此减弱了局部的机械支持能力。然而，这似乎取决于①病变程度和②病变位置。在临床研究中，

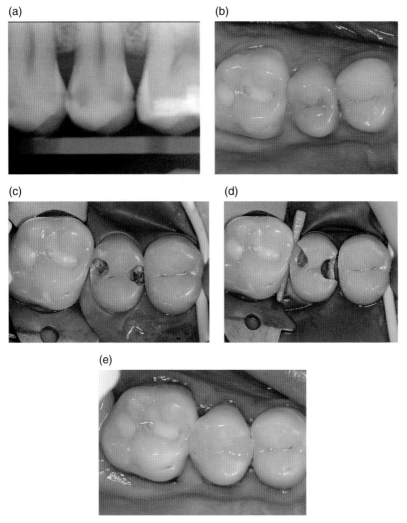

图2.1.5　选择性去除龋坏牙本质。（a）左上第二前磨牙两处深龋。患者主诉冷热刺激痛。（b）临床上发现牙本质阴影（ICDAS评分4）。（c）打开病变后。发现软而湿的牙本质。（d）预备牙釉质并初步挖除软化牙本质。保留硬化牙本质。（e）修复后。

有些患牙的修复体下只留下少量的龋坏牙本质，但并没有发现其修复成功率明显低于进行非选择性去龋的牙齿（选择性去龋的牙髓暴露和并发症通常会减少）（Schwendicke等，2013）。相比之下，留下大量的龋坏牙本质似乎会显著影响修复体寿命。这表明，如果进行选择性去龋，只应保留近髓的龋坏牙本质（Bakhshandeh等，2012；Hesse等，2014）。另外，与病变位置相关的是，咀嚼压力主要来自冠方（也有一些侧向力）。虽然没有临床研究支持这一观点，但体外研究表明𬌗方髓壁上残留的龋坏牙本质可能比轴壁上残留的龋坏牙本质更易产生不利影响。这是因为生物力学的原因：由于咀嚼压力作用在𬌗方髓壁的病变上，修复体受到载荷但没有得到充分的支撑，如果留下大量的龋坏牙本质，修复体可能无法承受这些"弯曲"应力（挠曲），从而断裂并嵌入（软化）病变。在龋坏的轴壁上，咀嚼压力不是直接作用于病变，而是沿着病变扩展；修复体本身由窝洞底方的硬化牙本质支持。在这种情况下，即使留下较多的龋坏牙本质，也不会对修复产生明显的不利影响（Hevinga等，2010；Schwendicke等，2014a）。

儿童任何深度（和范围）病变的修复都是具有挑战性的。首先，儿童（尤其是乳牙）的修复成功率明显低于成人。材料和策略的选择尤为关键。其次，对于病变较深的疼痛牙齿（或那些没有疼痛但预防疼痛尤为重要的牙齿），应该进行选择性去龋。在这里要强调的是，强有力的密封修复是临床成功的必要条件。最后，如前所述，深龋近髓时，在修复过程中或修复不彻底时，牙髓受到刺激的风险很高。

我们首先来讨论一下粘接系统以及复合树脂修复材料。目前的粘接系统通常是酸蚀-冲洗系统或自酸蚀系统。酸蚀-冲洗系统在使用磷酸对牙釉质进行预处理后，具有优异的牙釉质粘接强度。然而，在牙本质中，它们会导致冲洗后的过酸蚀和过干燥。建议仔细遵循酸蚀的时间（通常为15~20秒），并在干燥后（涂抹粘接剂之前）重新润湿窝洞。重新润湿（不仅在深龋中），可以使用水。另外，也推荐使用氯己定，原因有二。第一是它能抑制基质金属蛋白酶（MMPs）：一种在酸性条件下（如活跃的龋病，或使用酸蚀剂）被激活的牙本质酶，有学者认为该酶会裂解混合层中的胶原蛋白，从而降解它并影响修复体的寿命（Mazzoni等，2015）。然而，就目前看来，这主要是一种理论建构；支持使用抗MMPs冲洗剂或抑制MMPs的粘接剂的临床数据并不能令人信服（Göstemeyer和Schwendicke，2016）。但是，考虑到无论如何都需要重新润湿，推荐氯己定。第二个原因可能支持这一建议：氯己定有抗菌性。然而，对窝洞进行抗菌预处理的实用性也值得怀疑：研究表明，放置一种将细菌与碳水化合物营养隔离的密封修复体是最好的抗菌治疗方法。

考虑到使用酸蚀-冲洗粘接系统所涉及的额外步骤以及挑战，自酸蚀或通用粘接系统已被越来越多地推荐用于深龋。它们避免了过度酸蚀且不需要重新润湿，不必去除玷污层，降低了甲基丙烯酸酯通过牙本质小管渗透到牙髓的风险。为了改善自酸蚀或通用粘接剂对牙釉质粘接强度较低的问题，建议对牙釉质采用选择性酸蚀，这在技术上很容易实现。将磷酸凝胶冲洗掉，使用（主要是）通用粘接剂处理整个窝洞（图2.1.6）。

当处理较深的病变时，传统的方法是在近髓的窝洞底部放置衬洞材料（这也被称为"间接盖髓"，尽管这个术语的确切定义是非常不明确的）。这种洞衬剂通常是氢氧化钙，它被认为可以将牙髓与热刺激和化学刺激隔离，杀灭任何残留于牙本质的细菌，并诱导反应性牙本质产生。作为氢氧化钙的替代品，目前推荐使用诸如三氧化矿物凝聚体（MTA）或生物活性牙本质替代材料等硅酸钙类材料。然而，部分临床研究不支持使用洞衬剂：在乳牙中，这种治疗的好处值得怀疑，而在恒牙中，这些洞衬剂甚至可能是不利的（因为它们削弱了修复强度）（Schwendicke等，2015c）。当使用MTA或生物活性牙本质替代材料时，这些问题可能会被克服，因为它们的机械强度比氢氧化钙更高。然而，这需要额外的治疗步骤。此外，对于可复性牙髓炎引起疼痛的牙齿，或有深龋需要预防疼痛的牙齿，没有必要在修复之前使用洞衬材料。

关于材料的选择，更多的细节超出了本章的范围，但需要强调的是，如前所述，所有的直接修复材料（如复合树脂、复合体、玻璃离子水门汀）在乳牙中的表现不如在恒牙中的表现（Hickel等，2005）。造成这种情况的原因有很多，包括两类牙齿解剖结构的不同，以及在儿童口腔中操作较为困难。特别是

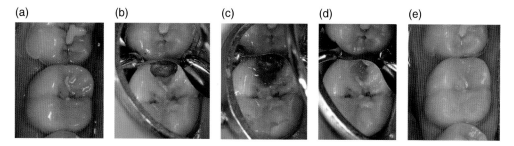

图2.1.6 牙釉质的选择性酸蚀。（a）最初的情况。可见牙本质阴影。（b）去除龋坏组织后。（c）用磷酸选择性酸蚀牙釉质。随后在牙釉质和牙本质上使用通用的自酸蚀粘接剂。（d）使用复合树脂修复窝洞。（e）最终修复。

对隔湿的要求非常高，这是许多直接修复材料的先决条件。在这种情况下，通常建议使用玻璃离子水门汀（GIC）。然而，应该强调的是，当涉及邻面时，它的保存能力与其他材料相比是有限的（Chadwick和Evans，2007；Klinke等，2016），因为与复合树脂或复合体相比，玻璃离子水门汀的挠曲强度较低。

由于大多数直接修复的塑性材料的性能不佳，几十年来人们一直在寻找替代品。一种是不锈钢冠，从20世纪50年代开始使用（见4.2）。在乳牙中，不锈钢冠的保存率比其他所有材料都要高（它们几乎从来不会被应用于恒牙中，部分原因是这种合金无法耐受几十年的磨损）。在选择性去龋后，它们可以用于修复有深龋的牙齿（有或没有可复性牙髓炎的疼痛）。它们也可以用于没有去除任何龋坏牙本质的深龋，这将在后文进行讨论。

封闭而不去除深龋

封闭可以控制龋损和细菌。考虑到去除龋坏组织的相关风险和所需的努力，由此可以提出一个重要的问题：为什么要彻底清除？理论上，阻止病变和灭活细菌并不需要清除任何龋坏组织，只需封闭病灶就足够了。然而，这种方法存在两个问题。首先，如前所述，在深龋龋坏的牙本质内存在大量细菌和细菌毒素。有人担心，如果不尝试清理细菌和毒素而直接将其封闭在密封剂下，

牙髓可能会受到伤害。然而，到目前为止，还没有临床研究支持这一理论上的担忧。其次，密封深龋具有与前面讨论过的相同的固有力学问题；密封修复体位于软的、无支持性的牙本质上，或位于粘接强度很低，甚至根本没有粘接强度的牙本质和牙釉质上，这都不利于封闭修复体的保存。因此，目前还不可能使用塑性材料来密封受咀嚼压力影响的病变处的窝洞。

解决这个问题的修复方法是Hall技术。简单地说，Hall技术是将不锈钢冠（也称为预成金属冠）戴到乳牙上，而不需要去除任何龋损组织，也不需要进行拔牙。选择合适大小的牙冠，用玻璃离子作为粘接剂将牙冠压在牙齿上（或让孩子咬下去）。关于如何使用该技术的更多信息和手册可以在https://en.wikipedia.org/wiki/Hall_Technique上找到。这些已被临床证明有较高封闭成功率。已完成（Innes等，2011；Santamaria等，2017年）或正在进行（Narbutaite等，2014；Tonmukayakul等，2015；Hesse等，2016年）的试验发现儿童、家长和牙医更容易接受该技术，临床治疗后1年成功率（无疼痛或感染）为99%（英国试验）（Innes等，2007年）和100%（德国）（Santamaria等，2014年）；超过2年的成功率为98%（英国）和93%（德国）（Innes等，2007年；Santamaria等，2017年）；超过5年的成功率97%（英国）（Innes等，2011

年）。在一项研究中，大约2/3的病灶在放射检查中超过了牙本质厚度的1/2（Innes等，2011），因此该技术可以被推荐用于有龋洞或龋洞较深的患牙。以放射检查中病损和牙髓之间出现的牙本质桥作为诊断标志，出现该标志的修复病例3年的成功率平均为97%。然而，还没有关于牙齿疼痛（可复性牙髓炎）的研究，虽然Hall技术被一些人用于有可复性牙髓炎的治疗，但没有证据支持其有效性。

结论

即使有疼痛，深龋也可以通过最小干预的方法进行处理。这有赖于建立正确的诊断（可复性牙髓炎，不可复性牙髓炎，牙髓坏死伴或不伴根尖周炎），只有这样才能正确地治疗。对于没有疼痛和深龋的患牙，或那些可能有可复性炎症和疼痛的患牙，牙医不应该以去除所有龋坏牙本质为目标，而应该从生物学的角度处理龋齿。这包括分步去除、选择性去除或不去除（在后一种情况下，有必要密封病变，例如使用Hall技术放置预成冠）。应该对患牙进行定期随访，因为仍有牙髓状况被误诊的风险，这就需要后期进行根管治疗。

2.2

冠折和冠根折的处理
Management of Crown Fractures and Crown-Root Fractures

Gabriel Krastl[1], Julia Amato[2]

[1] *Department of Conservative Dentistry and Periodontology and Center of Dental Traumatology, University Hospital of Würzburg, Würzburg, Germany*
[2] *Department of Periodontology, Endodontology and Cariology, University Center for Dental Medicine Basel, University of Basel, Basel, Switzerland*

流行病学数据

冠折是恒牙最常见的损伤之一，占恒牙外伤的50%。这些损伤主要影响牙釉质和牙本质。在所有冠折中，约25%的病例牙髓暴露。冠根折在TDIs中所占比例低于5%。

牙外伤最常见于上中切牙，其次是侧切牙。超过40%的恒牙损伤发生在14岁之前，其中近1/4发生在9岁之前（Borum和Andreasen，2001）。在幼儿中，患牙的牙根尚未完全发育。因此，这一年龄阶段每次修复治疗的首要目标，就是保持患者的牙髓活力，以避免常规性的根管治疗。

牙釉质裂纹

裂纹是指形态完整的牙齿的不完全折断（图2.2.1）。在大多数情况下，只涉及牙釉质，但裂纹也可能延伸到牙本质。可以看到各种类型的裂纹线。裂纹线很难被发现，经常被忽视。用不同的光源从不同的方向照射牙齿，可以看到牙釉质细微的不连续，这有助于判断断裂的程度。但是，这种方式不能精确评估裂纹的深度和预测裂纹的扩展。虽然，体外研究已经确定了牙釉质裂纹是微生物进入牙髓的潜在入口，但如果牙髓是健康的，就不太可能发生牙髓系统感染。在只有裂纹的情况下，牙髓坏死的风险为3.5%（Ravn，1981）。

一般情况下，裂纹不需要治疗。在严重的情况下，建议使用树脂粘接剂密封。但是，没有任何证据表明密封可以增强冠的抗折裂性，以及防止牙髓坏死或裂纹线变色。

冠折

冠折可能局限于牙釉质，也可能涉及牙本质和牙髓。冠折常位于切缘区域，留下一个粗糙的、边缘锐利的表面（图2.2.2和图2.2.3）。如果没有伴随牙脱位，则不太可能出现临床症状。影响牙本质甚至牙髓的冠折通常伴有牙齿敏感。并不是每个单纯牙釉质的冠折病例都需要修复治疗。打磨和抛光锐利的边缘可能就足够了。出于美学原因，可以使用复合树脂进行小范围的直接修复（Olsburgh等，2002）。

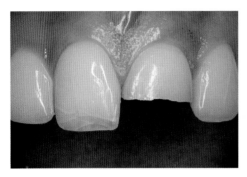

图2.2.1 右上中切牙牙釉质裂纹及左上中切牙冠折。

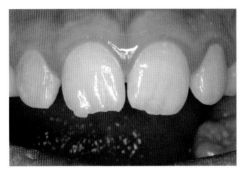

图2.2.2 双侧上颌中切牙小的牙釉质断裂。

大多数冠折会暴露牙本质。在儿童中，牙本质小管的管腔占总横截面积80%。因此，牙髓组织可能会发生感染。如果同时伴有牙脱位，则牙髓坏死的风险进一步增加（Robertson等，2000）。

意外发生后，应尽快进行封闭修复以隔绝细菌。如果在急诊治疗时无法做到这一点，在伤口妥善关闭并避免牙髓感染的情况下，可以推迟修复。使用新一代的牙本质粘接剂和流动树脂可以实施牙本质的即刻封闭。使用氢氧化钙或玻璃离子水门汀保护牙本质的效果较差，只有在未来几天内要进行后续治疗时才使用。

当一颗过去完好的牙齿牙髓暴露时，一般可以认为它是健康的，并有再生能力。此时牙髓的良好血液供应对保持牙齿的活力是有利的。这种情况通常出现在没有龋齿或早期TDIs引起牙髓损伤的儿童牙科患者中。牙髓暴露在口腔

(a)

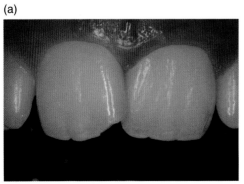

(b)

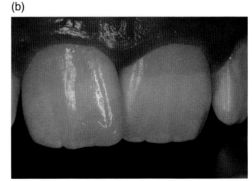

图2.2.3 （a）右上中切牙牙釉质断裂，牙本质未暴露。（b）为美观目的，用通用复合树脂修复牙齿。

的时间越长，牙髓组织受感染的可能性就越大。此外，创伤中伴随的牙脱位导致牙髓供血不足，大大降低了牙髓的再生能力。牙髓暴露的冠折通常需要及时治疗。在适应证选择正确的情况下，TDIs后选择合适的活髓治疗方法成功率高，尤其是部分活髓切断术，预后成功率可达90%以上（Krastl和Weiger，2014）（见3.1节）。

断冠粘接修复

断冠的粘接是一种重建功能和美观性的简单而保守的方法。如果事故发生后断冠储存在潮湿的环境中，那么在理想情况下，在急诊治疗过程中应立即进行断冠的复位粘接（图2.2.4a～c）。然而，如果长时间储存在干燥环境（>1小时）将导致断冠脱水，其美观效果和粘接强度可能会受到影响。在这种情况下，建议将断冠放在盐水或清水中保存1天，使其再水化（图2.2.5a～d）（Farik等，1999）；同时，牙本质应该被一种容易去除的暂封材料覆盖（如氢氧化钙水门汀）。在压力容器中以湿法储存断冠，可以缩短其再水化时间。根据我们的临床经验，在30～60分钟使用这项技

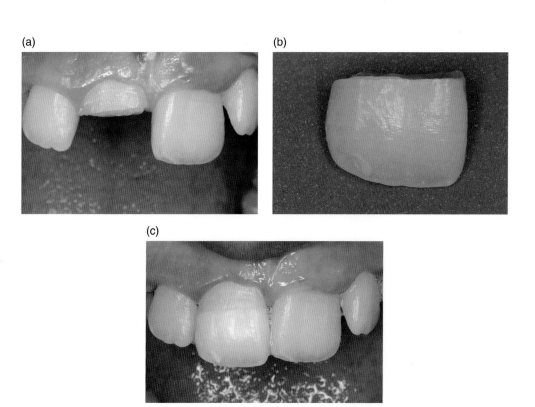

图2.2.4 （a）牙冠断裂。（b）意外发生后，牙齿断片保存在潮湿的环境下。（c）即刻用粘接剂把断冠接回同一颗牙齿。

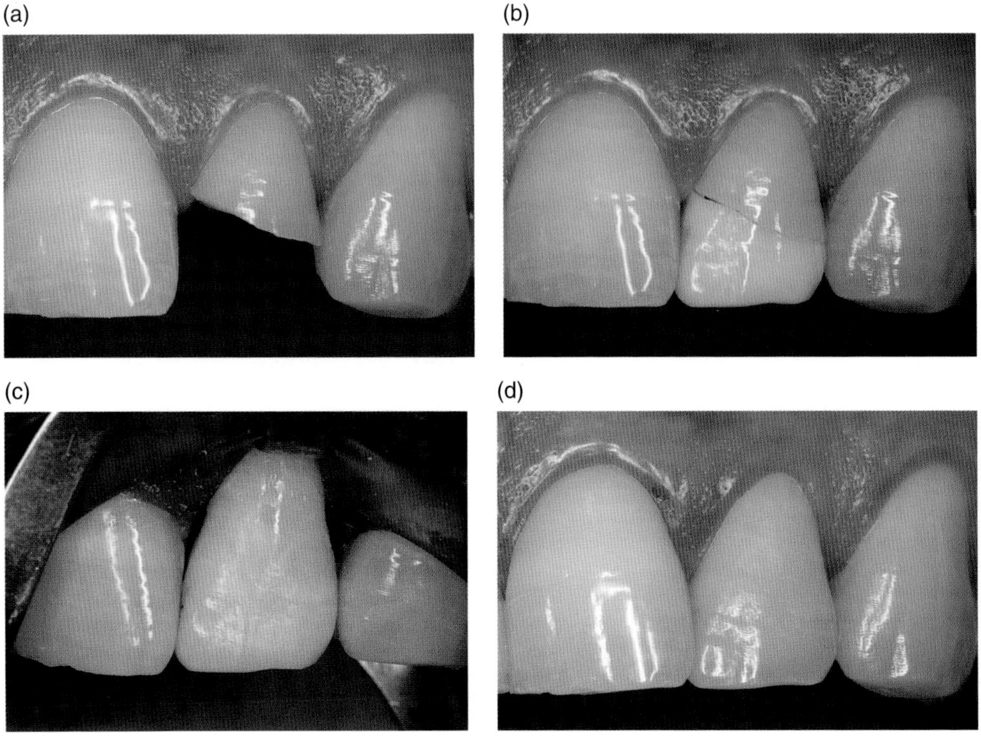

(a)

(b)

(c)

(d)

图2.2.5 （a）左上侧切牙冠折。（b）牙齿断片脱水，不能立即重新粘接。（c）1天后断片粘接复位。断片一直被保存在水中，以使其再水化。（d）断端再粘接术9个月后的临床情况。

术，再水化可以有效地解决断片和牙齿之间颜色不协调的问题。此外，正如最近Poubel等（2017）所证明的那样，多种粘接剂的使用可以弥补较短的再水化时间。不需要在特殊的细胞培养液（牙齿抢救箱）中对断冠进行再水化，因为没有重要的细胞需要保持存活（如果在事故现场选择这种介质进行存储，并不会对粘接强度产生负面影响）。已经有人提出了可进一步作为替代的再水化介质，如牛奶、蛋清或高渗溶液，但能证明它们优于盐水或清水的证据很少，而且在一定程度上存在矛盾（Yilmaz等，2010；Sharmin和Thomas，2013；Shirani

等，2013）。

粘接断冠前，断冠和牙齿都应彻底清洁。喷砂可能是一个很好的选择，以消除复诊处理时用于暂时封闭牙本质的材料。然而，在牙本质厚度减少的区域需要慎重使用。

其他的准备，如在牙釉质边缘制备斜面或浅凹，可以提高粘接强度，但可能会影响断片的准确对位。牙齿表面和牙齿断面应该用粘接系统进行预处理，强烈推荐用磷酸对牙釉质进行预酸蚀。粘接剂的预固化会影响牙齿和断冠的贴合，因此应避免。在牙面和断冠的断端表面均匀涂布流动树脂，并使其彻底地覆盖在表面上。重新复位断片后，去除多余的材料，从唇侧和腭侧修补折裂线。推荐使用高功率固化灯并尽量延长照射时间，以确保足够的能量通过牙齿组织传递到整个粘接面。用压缩空气冷却牙齿有助于降低光固化过程中的温度上升，并可防止热量引起的牙髓损伤。

复合树脂直接修复

目前，如果断冠重新复位困难，甚至不可能，例如有多个断片或缺失断片的情况下，复合树脂是一种可以用于修复断裂牙齿的常规材料。尤其是较小的缺损，可以很容易地用常用的复合树脂"堆塑"修复（图2.2.3）。如果需要修复牙冠的延伸部分，更复杂地使用美学复合树脂的多色、多层技术可以产生很好的效果（Vanini和Mangani，2001；Dietschi等，2006）。只要条件允许，就应尝试使用橡皮障进行隔离。但是，对于牙齿部分萌出的混合牙列或部分缺损位于龈下的牙齿，橡皮障则难以应用（图2.2.6）。在这些情况下，可以采用棉卷隔离结合吸引器的方法来替代橡皮障。为了促成可预测的结果，可以直接在患者口中制作诊断模型，并制取一个硅橡胶导板。在比色之后，切缘被预备出一个斜面。在唇侧区域，建立一个更宽的1~2mm的斜面，以掩盖复合树脂和牙齿之间的过渡痕迹。在硅橡胶导板辅助下，可以用牙釉质色复合树脂轻松地构建腭侧牙面。由此产生的人工牙釉质框架应该精确地再现腭侧和切端的重建轮廓，但不应该与邻牙接触。多种导板技术可用于建立邻面壁。牙本质的核心是由不透明的牙本质色团块构成的。牙本质核心构成修复的最大部分，只在颊侧牙釉质层留下约0.5mm的小空间。在年轻的牙齿中，复制切端区域的光学特性可能是一个挑战。因此，在这一区域应该提供足够的空间来用半透明和乳白色的树脂材料恢复切缘结节的形态。

在最后一层人工牙釉质层被堆塑和光固化后，可使用弯头手术刀去除修复边缘多余的粘接剂或复合树脂材料。通过适当的修形和抛光，表面光泽和微形态可以几乎完美地契合牙列的其余牙齿（图2.2.7）。

间接修复技术

全瓷修复体（贴面或全冠）是替代直接复合树脂修复技术的选择。然而，牙体预备量较大，可能会对牙髓造成额外的伤害，特别是对髓腔宽大的年轻恒牙。因此，间接修复的适应证应尽量限于成人患者的大范围缺损。

冠根联合折

在上前牙中，冠根折有一个典型的骨折线：在唇侧，骨折线齐龈或位于龈上，而腭侧缺损通常延伸到根部（图2.2.8）。牙冠的断片从唇侧看可能松动明显，但其腭侧通常还有完好的牙周纤维附着。通常，在根尖片上只能诊断一

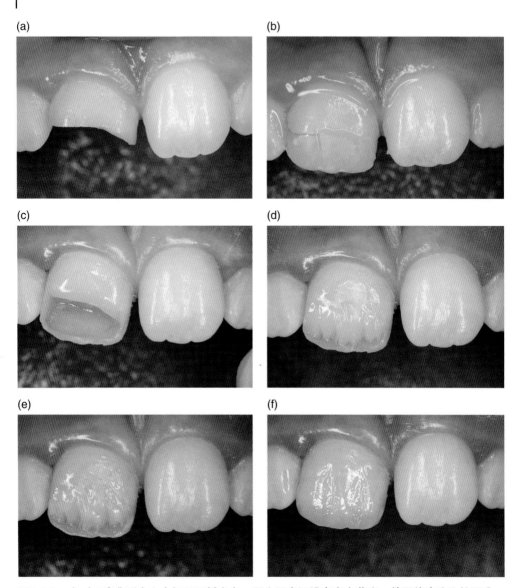

图2.2.6 （a）7岁典型右上中切牙冠折患者。因为牙齿还没有完全萌出，放置橡皮障比较困难。（b）直接用复合树脂模拟修复后形态。（c）人工牙釉质框架使用硅橡胶导板制作。棉卷与高效吸引器相结合进行隔湿。（d）重建牙本质核心，只给颊侧牙釉质留下有限的空间。（e）白色色调用于表现牙本质形态。（f）最终完成前的完整修复体。（g）修形和抛光后的修复体。（h）患者的微笑。（i）1.5年后的临床状况。

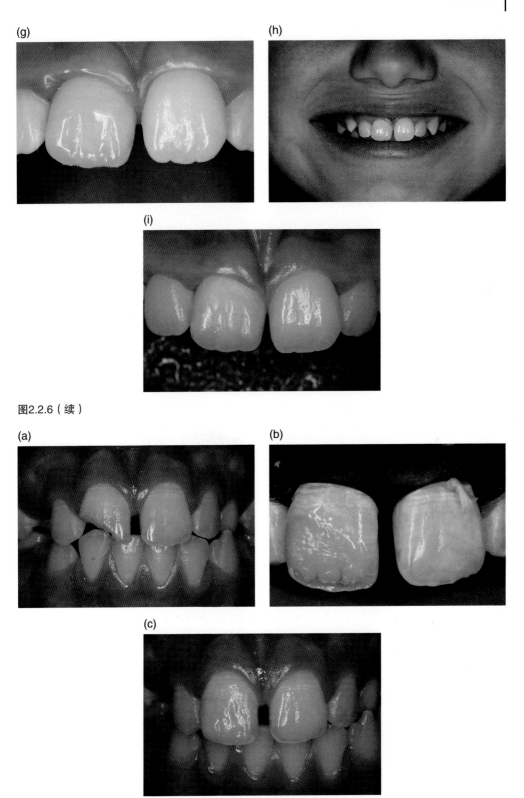

(g)

(h)

(i)

图2.2.6（续）

(a)

(b)

(c)

图2.2.7　（a）牙冠折断。（b）最优条件下的复合树脂直接修复。（c）美学效果。

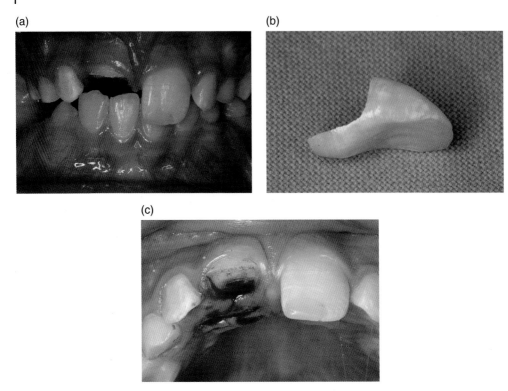

图2.2.8 （a）9岁男孩，移除松动断片后可见典型的右上中切牙冠根折。（b）牙冠断片。（c）腭侧龈下缺损的切向观。牙髓暴露在外。

条折裂线，这条折裂线对应于颊部折裂线。腭侧折裂线通常是不可见的，因为它与牙槽骨重叠，并且该区域的牙齿断片常常没有分离。牙髓会经常但不总是被累及。

冠根折的紧急处理

为了评估冠根折的范围和探查牙根腭侧折裂线的位置，有必要拔除松动的断片。必须拔除所有的活动断片，以便评估情况并正确地开始治疗。拔除断片将导致出血，此时封闭牙本质或牙髓-牙本质断面比龈上冠折时更费时、费力。

单独使用止血剂或配合排龈线均可有效地控制龈沟出血和减少龈沟液渗出。然而，临床医生应该意识到，被止血剂污染的牙本质的粘接强度显著降低，特别是使用自酸蚀粘接剂时（Bernades Kde 等，2014）。

对于冠根折的修复，粘接修复是一种非常保守但有技术挑战性的方法。粘接修复的理想条件通常需要翻开黏骨膜瓣。因此，在急诊处理时因为缺乏理想的粘接条件，不建议立即进行牙齿断片再接。

对于有松动但冠方断片未完全脱落

表2.2.1　冠根折的治疗方案（Weiger等，2014年修改）

临床情况	修复性治疗的选择
只有轻微的龈下缺损，在放置排龈线、牙龈切除术或翻瓣手术后可获得合适入路	**方案1:** 牙齿冠方断片再复位修复、直接复合树脂修复或间接修复
深达龈下/骨下无法探及的缺损	**方案2:** 可进入区域的修复治疗（主要是龈上） **方案3:** 牙冠延长术+修复 **方案4:** 正畸牵引残根（强制牵引）+修复 **方案5:** 手术牵引（牙槽内移植）+修复
由于深达骨下或断裂延伸至根面而不能修复的牙齿	**方案6:** 拔除

的冠根折，一种非常简单的紧急治疗方法是使用复合树脂覆盖在可触及的折裂（通常为唇侧）及临近未折断部位，进行粘接密封。这种方法不能防止牙髓感染，但可以消除患者的疼痛和不适。进一步治疗可能需要推迟几天。

冠根折的治疗

冠根折的确切治疗无疑是困难的，需要考虑牙周、牙髓因素，尤其是在修复方面。表2.2.1列出了针对不同临床情况的治疗方案。

如果在放置排龈线、牙龈切除术或通过手术翻瓣暴露折断部位后能够触及龈下缺损边缘，则修复可与龈上冠折的修复相似，包括牙齿断片复位、复合树脂直接修复和间接修复。

据报道，在翻黏骨膜瓣后，精心进行断片复位，其术后2年内预后良好（Eichelsbacher等，2009）。然而，长期的预后结果仍有待明确。

如果选择复合树脂修复为治疗方法，采用两步程序，首先是提升边缘。既可以获得良好的边缘适应性，也可以获得最佳的牙冠解剖形态重建（Frese等，2014）。

如果缺损边缘很难探及，且断面倾斜的角度较大，相对于探查断缘的方法，仅修复可探近区域的龈上部分可能是一种合理的折中方法。然而，这种方法无法封闭一些断裂后暴露的龈下牙本质区域。

在大多数情况下，适当的治疗取决于缺损部位的可探及程度。这可以通过冠延长术来实现，前提是美学效果不受影响。选择性去除腭侧牙槽骨有利于缺损部位的修复治疗，并能重建生物学宽度。然而，术前要权衡利弊。特别是，如果治疗失败，冠延长术中的骨损失可能会不利于未来的种植修复。

牵出剩余牙根是另一种选择。一种方法是进行正畸牵引（正畸助萌）

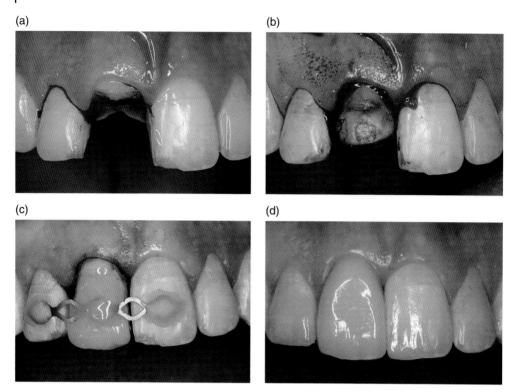

图2.2.9 （a）冠根折。手术取出。（b）旋转180°后牙根再植。（c）夹板和临时修复。（d）拔牙术后经过2个月的牙周愈合，然后进行复合直接树脂修复。

（Faria等，2015），另一种方法是手术牵出（牙槽内移植）（Das和Muthu，2013）。通过手术，将牙根拔除，旋转180°后重新移植，并在冠方使用夹板进一步将其固定（图2.2.9）。（Krastl等，2011）这种方法的一个显著优点是可以很容易地对整个牙根表面进行检查，这样就不会忽略额外的折裂。如果采用非创伤性拔除技术，对根面牙骨质几乎没有机械损伤。因此，有机会实现牙周愈合（无骨粘连）（Kelly等，2016）。临床研究证实该方法预后良好，预后不佳病例最少（Elkhadem等，2014）。美学修复的选择包括复合树脂修复和全冠修复等方法，主要取决于剩余牙体组织的稳固程度。

尽管冠根折的治疗是牙外伤修复中技术要求最高的手术之一，且在许多情况下被认为是一种长期的临时修复，但只要天然牙能够保存到可以放置种植体的年龄就可以认定手术是成功的。

乳牙冠折和冠根折的处理

在乳牙中，与牙脱位相比，牙折较

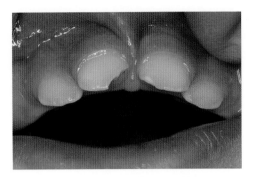

图2.2.10　1.5岁男孩上颌乳切牙冠折。

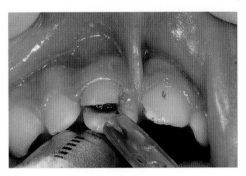

图2.2.11　乳切牙的冠根折。

少发生。如果是轻微的冠折，打磨抛光尖锐的边缘即可。如果累及牙本质，可以使用复合树脂进行修复（图2.2.10）。在冠根折的情况下，如果只累及一小部分牙根，可考虑进行修复治疗。然而，

在大多数临床情况下，冠根折的乳牙被认为是不可保留的，应该拔除（图2.2.11）（Malmgren等，2012）。除了医疗因素的考虑外，对幼儿的治疗主要取决于他们是否能接受牙科治疗。

2.3

根折的处理
Management of Root Fractures

Dan-Krister Rechenberg

Clinic of Preventive Dentistry, Periodontology and Cariology, Center of Dental Medicine, University of Zurich, Zurich, Switzerland

引言

牙外伤（TDIs）是牙齿和口腔其他组织（如牙龈、牙周组织和牙槽骨）及其周围软组织（嘴唇、舌和面颊）的损伤。TDIs主要发生在运动、比赛或交通事故中，这些事故都是意外发生的情况（Skaare和Jacobsen，2003）。它们在所有年龄组中普遍存在，约占所有（非口腔）损伤的5%（Petersson等，1997年），但最常发生在儿童和青少年时期（Bücher等，2013a）。根据不同的冲击力（力量、方向）和牙齿/牙根发育阶段，TDIs可造成不同形式的损伤，包括冠折、牙脱位、软组织撕裂伤和根折。然而，根折比较罕见，只有8%的TDIs病例出现根折（Andreasen等，2004a，2007）。上颌恒切牙位置前突容易暴露所以最常受累（Andreasen，1970）。相比之下，乳牙和牙根未发育完全的牙齿很少受到影响（Majorana等，2002）。众所周知，乳牙周围的松质骨易折裂，所提供的牙周支持较弱，乳牙的稳定程度类似于牙根发育不完全的恒牙（见1.1）。因此，在TDIs期间，这些牙齿容易发生脱位或软组织撕裂伤（Andreasen和Hjorting-Hansen，1967；McTigue，2009）。乳牙牙根断裂的生物学原理与恒牙根折的生物学原理没有太大的不同。因此，将在本节对其原理一并讲述，而相关的差异将分别介绍。

生物学因素

如果一颗受伤的牙齿发生了根折，涉及的组织包括：牙根本身、牙周支持组织［牙周韧带、牙骨质和牙槽骨］、牙髓和牙龈软组织（图2.3.1）。TDIs可能导致不完全根折、完全根折或多发性完全根折。根折本身可以在不同角度延伸，也可能位于根的任何位置。然而，根折最常发生在根中1/3，在颈1/3和根尖1/3则不常见（Hovland，1992；Caliskan和Pehlivan，1996；Andreasen等，2012b）。牙槽嵴上根折的生物学条件和治疗方法与冠根折相似（Heithersay和Moule，1982）（见2.2）。完全的根

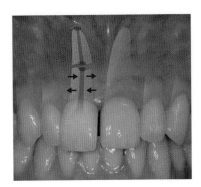

图2.3.1 受根折影响的组织：牙髓（紫色）、牙周组织（绿色）。牙周撕裂部位用蓝色箭头表示，牙周受压部位用红色箭头表示。

折将牙根分成两部分：根尖部分和牙冠部分。虽然根尖部分通常未受损伤且保持在其原有位置，但冠方断片经常从牙槽窝移位，因此要与（侧方）移位相鉴别。这种影响会导致冠方牙根表面某些部分的牙周膜被拉伸/撕裂，而对侧的牙周膜则被挤压（图2.3.1）。组织损伤必然导致局部炎症。然而，如果及时将冠方断根复位并保持在原位，炎症最终会使牙周组织修复。在重组过程中，牙周组织可能会发生不同形式的吸收。组织学和影像学描述了外表面和内表面吸收，又称为牙内吸收和一过性牙外吸收（Andreasen和Andreasen，1988）。外表面和内表面的吸收是指根折处外部（边缘）或内部（中央）的吸收钝化。牙内吸收被描述为沿根管壁在前期牙本质处开始吸收，影响冠方断根；而牙外吸收是根尖断片周围的牙周组织的临时吸收（Andreasen，2003）。总的来说，这些过程旨在去除受损的牙周组织，并用矿化组织来替代。它们主要发生在根折后

的前2年，并且最终可以通过X线片检测出来（Andreasen和Andreasen，1988）。在临床上，它们不受重视（Andreasen和Andreasen，1988；Andreasen，2003）。然而，它们不应与病理性吸收相混淆，如替代性牙外吸收、炎症性牙根吸收或根管感染引起的牙周炎（Andreasen等，2007）。

牙髓是根折影响的另一个重要组织（图2.3.1）。必须记住，TDIs在儿童和青少年中最普遍，上颌切牙是最容易受累的牙齿（Andreasen，1970；Bücher等，2013a）。这些牙齿大多是没有龋齿和修复治疗过的（Steiner等，2010）。因此，在大多数根折的病例中，当损伤发生时，牙髓处于完全健康、免疫功能良好的状态。牙髓损伤范围可从神经血管束的拉伸和撕裂到神经血管束的完全破裂。即使牙髓因冠方断根严重脱位而破裂，根方断根的牙髓通常保有活力，因为它不受移位的影响，并有畅通的神经血管供应（Andreasen等，2004a，b）。另外，冠方断根的神经血管供应可能受损或完全中断。在后一种情况下，冠方的牙髓从最初的局部缺血，最终发展为凝固性坏死（Andreasen，1988）。如果移位的冠方牙根得到适当的治疗，包括复位和活动夹板固位，牙髓血管有机会获得重建，从而维持冠髓活力（Andreasen等，1989）。牙齿的发育需要保持牙髓的活力，因为牙髓为牙齿提供免疫能力并促进牙根的持续发育/硬组

织的形成。

根据牙周和牙髓损伤，以及患者和治疗相关因素，根折的愈合方式可以分为理想愈合或不理想愈合（Heithersay和Kahler，2013）。影响结果的一个重要因素是微生物是否累及损伤部位。来自口腔环境的微生物可以通过组织中的缺损直接进入牙髓（图2.3.2）。如果根折的位置更靠近牙颈部水平，则微生物感染的风险显著增加（Welbury等，2002；Andreasen等，2012b）。如果同时出现冠方断根内牙髓的凝固性坏死，牙髓可能受到感染并引起（根尖）牙周组织炎症（Nair，1997）。如果创伤过程中未引入微生物（即无菌性创伤），即使冠方断根的牙髓已经坏死，愈合也可能不受感染的影响（Bender和Freedland，1983）。然而，随着时间的推移，微生物通过牙釉质和牙本质的裂缝或可能使通过引菌作用进入牙髓坏死区域的概率增加（图2.3.2）（Grossman，1967；

Love，1996）（这里提到后一种途径是为了完整包括各种可能性，并没有充分证据支持）。

不管是否有微生物存在，根折部位的牙髓和牙周愈合可能是协同性或竞争性的。不同组织主导的愈合形式，在组织学上表现为不同的结果（Kronfeld，1935；Hammer，1939；Schindler，1941；Andreasen和Hjorting-Hansen，1967；Andreasen和Andreasen，1988）：

（1）硬组织愈合。当根尖和冠方断根之间的骨折间隙被硬组织沉积牢固地连接时，就属于这种愈合方式。牙髓的成牙本质细胞和牙周细胞是混合牙髓组织（牙本质、骨性牙本质和牙骨质）的来源。保持牙髓活力是出现这种最佳愈合方式的先决条件。

（2）结缔组织愈合。牙周来源的结缔组织占据断根之间的断裂间隙。一般来说牙髓须遭受中等程度的损伤才可能形成这种愈合模式，所以牙周细胞（而不是牙髓细胞）主导着愈合过程。最终，形成一个有组织的、牙骨质覆盖的PDL，将两个断根分开。

（3）肉芽组织愈合。如果微生物进入根折处，可能会发生牙冠方和根方牙髓的感染。这种情况可视为（普通）坏死性根管感染。蛋白质水解酶和细菌的副产物导致软组织破裂与断片之间的骨吸收。最后，炎性肉芽组织侵入根折间隙。因此，第三个结果不是痊愈，但仍然可以表现出一种没有临床体征或症状

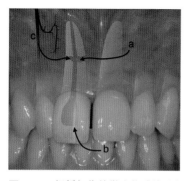

图2.3.2 根折部位的微生物感染途径：（a）通过创伤引起的组织裂口，将损伤部位与口腔环境相通；（b）通过牙釉质/牙本质裂缝；（c）通过麻醉感染，即血源性感染。

的稳定状态。

了解了相关的组织生物学基础后，根折的诊断和治疗就显而易见了。治疗的目标应该是创造一个环境：①使牙周愈合不受干扰，②保存牙髓活力。

根折的诊断

主要目标是识别和区分根折与其他TDIs（如冠根折、嵌入、脱位损伤）。所有诊断测试结果应与未受累的邻牙或对侧牙进行比较。为了避免遗漏任何潜在的相关诊断信息，建议采用系统化的方法；这已被证明有利于TDIs的治疗（Bücher等，2013b）。

视诊

与冠折和冠根折相比，根折不能通过直接视诊确认。根折的冠方断根的位置可能未改变、挫入、脱出或侧向移位。患者可能会抱怨咬合痛。冠方断根轻微脱出并向舌侧或腭侧移位是最常见的（Feiglin，1995）。然而，仅根据临床检查，区分根折和（侧方）移位损伤是不可能的。根折损伤后牙冠变色是罕见的（Malmgren和Hubel，2012）。然而，少数情况下会在短期内（2~3天）出现红色的变色，即所谓的暂时性牙冠变色，这是由血液渗入牙本质小管引起的（Kronfeld，1935）。顾名思义，这是一种暂时现象，在大多数情况下会在几周或几个月内消失（Malmgren和Hubel，2012）。

松动度

由于牙周组织受压，冠方断根可能表现出松动度增加。这可以通过轻触牙冠来检测。多颗牙齿同时松动度增加可能提示牙槽突骨折。有时，触诊时冠方断根完全不活动。这表明有嵌入性移位，可以通过叩诊来确认（见后文）。

探诊深度

不建议对受损牙齿进行重力度牙周探诊（如确认潜在的折裂线），因为这可能会对牙周组织造成额外的损伤。

叩诊

轻轻叩击牙冠可能会引起某种形式的疼痛或牙周不适。这表明牙周也有损伤。叩诊一个不移动的、嵌入的牙齿断片可能会产生一种特有的高调金属声，类似于叩诊骨固连愈合的牙齿时产生的声音。

牙髓活力试验

牙髓活力试验是高度主观的（即取决于患者的反应），通常不是一个完美的检测方法（Dummer等，1980）。最常见的牙髓活力试验包括对牙齿施加热刺激（冷诊）或电流［牙髓电活力测试（EPT）］。这些试验旨在通过对牙髓神经纤维进行直接（EPT）或间接（热）刺激来引起神经源性反应。因此，检测呈阳性反应间接表明神经源性活动，并高度表明牙髓仍有活性（Seltzer

等，1965；Villa-Chavez等，2013）。相反，阴性检测结果的意义是有限的（Seltzer等，1965；Gazelius等，1988；Andreasen等，1989）。然而，牙髓无反应是创伤性根折后的常见现象，可能是由于某种形式的损伤造成的暂时性神经元变性（Andreasen，1989；Ozcelik等，2000）。众所周知，神经血管供应需要时间来恢复，牙髓可能需要几个月的时间恢复感觉兴奋性（Gazelius等，1988）。此外，应该注意的是，对根尖孔粗大的、正在发育的恒牙进行EPT，可能会出现假阴性结果（Fulling和Andreasen，1976）。这一现象归因于牙根发育完成前的神经支配不完全（Bernick，1964）。由于这些原因，必须谨慎解读患牙牙髓活力测试的阴性结果与其根折之间的联系。关于乳牙的牙髓活力测试，必须提到的是，这些测试很难进行，甚至更难解读（Gopikrishna等，2009）。

影像学检查

根折的存在只能通过X线片证实（或排除）（Wilson，1995）。根尖片上的X线表现为将冠方与根方断片分隔开，甚至是将多个断片分隔开的低密度线，以及牙周膜间隙的不连续（图2.3.3a）（Whaites和Drage，2013）。如果透光线继续沿着同一方向穿过几个牙根，这提示牙槽突骨折。根折的平面（即成角）和X线中心线的方向都对X线结果有影响。如果X线中心线不能平行穿过骨折面，根折可能由于影像重叠而在X线片上被覆盖。为了弥补这一缺点，建议在不同的垂直和水平角度拍摄多个X线片

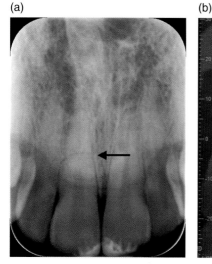
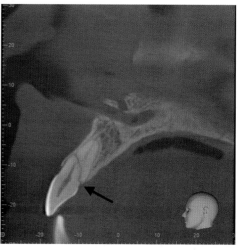

图2.3.3 （a）根尖片（正交曝光）显示右侧中切牙根中水平完全性根折（黑色箭头）。（b）CBCT对同一右侧中切牙根折平面的描述更加准确，根折累及牙颈部（黑色箭头）。注：根尖片（a）和CBCT（b）均未显示炎症影像。因此不需要治疗。

（Kullman和Al Sane，2012）。目前，对于确认或排除根折需要多少张X线片，还没有统一意见。然而，专家小组推荐拍4张（分别为正交曝光、尖窝咬合曝光、近中曝光和远中偏中心曝光），并已证明比1张、2张或3张更可靠（Wenzel和Kirkevang，2005；Flores等，2007；Diangelis等，2012）。

CBCT在检测根折方面优于传统的X线片（Cohenca等，2007），牙科学会推荐CBCT用于这一疾病的辅助诊断（图2.3.3b）（Committee，2015）。特别是对于乳牙，CBCT可能是首选的成像方式，因为它们的根经常被恒牙掩盖（Flores，2002）。然而，CBCT影像需要的辐射剂量比传统的放射影像高得多（Pauwels等，2012）。因此，特别是在儿童和青少年中，拍摄前必须进行个人辐射剂量风险评估（更多信息，参见1.5节）。

根折的治疗和预后

根折的急诊治疗可能需要优先处理，即应在损伤后数小时内进行治疗（Andreasen等，2002）。延迟治疗可能导致牙周愈合受损，从而产生不好的预后。对于受损的牙髓和牙周组织，从治疗的角度来看，根折的冠方和根方断片可以被视为单独的实体。在大多数病例中，只需要对冠方断片进行治疗。最常见的治疗包括复位和暂时固定移位的冠方断片。重要的是要明白，根折后的所有手段在某种意义上都是对相关组织的额外创伤。因此，尽可能轻柔地完成这些操作至关重要（Andreasen等，2006）。

一般治疗注意事项

建议用水冲洗软组织伤口以清除碎片（Valente等，2003）。此外，可能需要从软组织中移除移位的断片，以防止局部炎症和便于缝合伤口。如果伴随疼痛，应使用合理的药物治疗（参见1.4节）。如果患者的一般情况不需要抗生素预防，另外没有证据支持根折损伤后需要常规的炎症预防，因此不推荐使用抗生素（Andreasen等，1989，2004b）。如需要进一步阅读，参见1.3节。

牙周组织的治疗

冠方断片无移位的根折

没有冠方断片移位的根折（即牙震荡或亚脱位），根折线通常位于根尖水平，或接近根中部。因此，牙周组织为冠方断片提供了足够的支持，显示出几乎正常的牙齿松动度。在轻度到中度损伤的情况下，这种根折甚至可能不被患者和临床医生注意到（Molina等，2008）。后期在常规的放射检查中，它们可能意外地被发现。没有移位和松动的根折很少需要任何形式的治疗（Oztan和Sonat，2001；Cvek等，2002）。在有轻微咬合干扰的情况下，建议对对颌牙进行轻微调𬌗，并进行长达2周的软性饮食（Andreasen等，2007）。

表2.3.1 根折损伤后有利于牙髓（PU）和牙周（PE）愈合的相关因素

患者相关因素	显示了有利的效果精选研究
牙根发育不全伴根尖孔开放（PU/PE）	Zachrisson和Jacobsen（1975），Cvek等（2001），Andreasen等（2004b）
未与口腔环境相通（PU/PE）	Welbury等（2002）
根折后即刻牙髓活力检测阳性（PU）	Andreasen等（1989），Cvek等（2002）
根折线更靠近根尖而不是牙颈部（PU/PE）	Cvek等（2008），Welbury等（2002），Andreasen等（2012b）
断片间距小（PU）	Andreasen等（2004b），Cvek等（2001）
冠方断片有生理活动性（PE）	Andreasen等（1989，2004b）
冠方断片无移位或轻微移位（PE）	Zachrisson和Jacobsen（1975），Andreasen等（1989），Cvek等（2001）
治疗相关因素	
轻柔地应用半固定夹板（短）一段时间，约4周（PE）[a]	Andreasen等（1989，2004a）
冠方断片重新定位接近自然位置（PU/PE）	Andreasen等（2004a），Cvek等（2002）
局限于牙髓内的根管治疗——仅坏死冠方断片（PU）	Jacobsen和Kerekes（1980），Cvek等（2004）
MTA代替氢氧化钙（PU）用于根尖诱导成术	Damle等（2012）

[a]牙槽突骨折或位置更靠牙颈部且冠方断片活动性增加的根折，可能需要长时间夹板固定（见正文）。
MTA，三氧化矿物凝聚体。

如表2.3.1所示，根折的总体预后取决于某些与患者和治疗相关的因素。未发生冠方断片移位的患者预后最好：大多数病例发生硬组织愈合并保持牙髓活力（Andreasen等，1989，2004a；Welbury等，2002）。

根折伴冠方断片移位

根折和移位的冠方断片可能会嵌入、伸长或侧向脱位。此外，断片可能因位置异常或触诊时，可能出现松动度增加而被发现。根折线通常位于根中水平，或向牙根的颈部方向延伸（Hovland，1992；Caliṣkan和Pehlivan，1996；Welbury等，2002）。无论移位情况如何，对移位的冠方断片的治疗总是以复位为目的，以缓解牙周和牙髓受到的压缩/拉伸（图2.3.1）。除非伴有牙槽突骨折，否则根折的复位很少需要注射局部麻醉剂。随后，冠方断片应使用半固定夹板进行固定。半固定正畸钢丝和纤维增强复合树脂是合适的材料，可以粘接到冠方断片和邻近的牙齿。已经证明夹板固定4周可以为牙周组织提供足够的愈合时间（Cvek等，2001）。然而，如果根折线靠近牙根的颈部，且断牙表现出很大的活动度，则可能需要长达4个月的夹板固定时间以保持稳定（Cvek等，2002）。也应考虑其他治疗方法，包括拔除冠方断片（参见2.2

节）（Heithersay，1973；Hethersay和Moule，1982）。在夹板治疗中的任何情况下，患者都应该接受适当的口腔卫生指导。如果没有微生物感染，大多数牙冠移位的根折会在根折部位发生结缔组织愈合（Cvek等，2001；Andreasen等，2004a）。这种愈合模式不太理想，但被认为是可以接受的。

牙髓的治疗

冠方断片的血运重建

在绝大多数（60%～80%）的病例中，冠方断牙的牙髓在根折后仍然存活（Zachrisson和Jacobsen，1975；Andreasen，1989；Calişkan和Pehlivan，1996）。必须重申的是，根折后立即进行牙髓活力试验，阴性反应是常见的，如果没有进一步证明牙髓坏死的证据，就不属于根管治疗的指征。不治疗（即观察等待）也是一种治疗形式。如有疑问，密切监测病情比开始治疗更为明智（Jacobsen和Kerekes，1980）。经常观察到的牙髓受外伤后仍有活力表明受损部位的根管有闭锁（Lundberg和Cvek，1980）。牙髓沿着根管管壁不断沉积硬组织（牙本质），导致整个髓腔变窄（Andreasen，1989）。在根折的情况下，髓腔闭锁通常局限于根方断片，但在极少数情况下冠方断片也可能受到影响（Saroglu和Sonmez，2008）。髓腔闭锁应被认为是活髓对创伤做出的重要反应（Andreasen，1989）。受累牙很少发生牙髓坏死（Robertson等，1996）。表2.3.1给出了牙髓存活的良好预后的相关预测因子。

冠方断片的牙髓坏死

根折后牙髓坏死的体征和症状包括持久的牙髓活力测试阴性反应、存在（牙髓）疼痛、叩诊疼痛、肿胀、窦道、牙冠逐渐变暗、X线片证据显示骨吸收和牙根发育受阻。大多数情况下，只有冠方断片会发生牙髓坏死（Andreasen和Hjorting-Hansen，1967）。在这些情况下，根管治疗应仅限于该断片。需要注意的是，根折的冠方断片的牙根尖端是完全开放的。因此，在根充前应进行根尖诱导成形术，以避免过度充填。传统的操作是通过氢氧化钙的长期药封治疗来实现的（Cvek，1974；Cvek等，2004），但是，这已经是过时的方法了（Duggal等，2017）。由于MTA良好的特性和使用方便（如减少就诊次数）的优点，现在主张使用水硬性硅酸钙水门汀如MTA等材料完成根尖诱导成形术（Damle等，2012；Duggal等，2017）。然而，必须记住的是，已知有些（但不是所有的）MTA配方会导致牙齿被不可逆地染色（Jacobovitz和De Pontes Lima，2009）。在对坏死的冠方断牙进行过完善的根管治疗后，根折牙可能是有希望被保留的（Cvek等，2008）。

根方断片的牙髓坏死

在极其罕见的根折病例中，根方断片可能发展为牙髓坏死（Cvek等，2002）。初步诊断只能通过放射检查来确认，因为根方断片无法进行牙髓活力测试。已有研究表明，传统的根管治疗不能充分封闭根方断片的根管（Cvek等，2004）。因此，在这些罕见的病例中，建议采用冠方断片的根管治疗与受感染的根方断牙的手术切除相结合的治疗方法（Cvek等，2004）。

乳牙根折的治疗

乳牙的根折是罕见的（Majorana等，2002）。乳牙的治疗目的与恒牙的相似：促进牙周和牙髓的愈合。然而，干预应该降低到最低限度。此外，由于儿童不配合的行为，治疗选择可能有限（Veire等，2012）。如果冠方断牙只是轻微移位，可以不加处理，最终患牙会自行重新排列。根方断片会被生理性吸收。由于前牙开𬌗，咬合紊乱是罕见的。移位更严重的冠方断片可以人工复位；但是，必须格外小心，不要损伤恒牙的牙胚（Andreasen等，1971；Lenzi等，2015）。通常不需要使用粘接夹板固定。特殊情况是伴有牙槽突骨折，此时需要夹板固定2~3周（Malmgren等，2012）。如果冠方断片显示牙髓坏死的迹象和症状，应立即将其拔除，以避免对恒牙牙胚造成潜在损害。同样，乳牙的根方断片不需要治疗，会被生理性吸收。乳牙根折的预后与恒牙相当，除非有额外的复杂因素（如复发性创伤）（Wilson，1995）。

随访

应该每隔1个月、1.5个月、4个月、6个月和12个月让患者复诊，对其进行临床和影像学检查，5年后再复诊一次（Diangelis等，2012）。如果可能，夹板应在4周后拆除。检查应包括先前描述的诊断程序，旨在排除牙周炎症和牙髓坏死。通常情况下，牙髓坏死的迹象出现在受伤后的前3个月内（Jacobsen和Kerekes，1980；Andreasen，1989）。此外，还可以对新出现的结果进行评估。硬组织愈合方式可通过影像上消失的骨折间隙和牙髓活力测试的阳性反应以及牙齿的生理性活动度来评估。在结缔组织愈合的情况下，根折间隙在X线片上持续存在，可以观察到周围的根折边缘钝化（Andreasen和Andreasen，1988）。通常情况下，这些牙齿的松动度可能会持续增加（Zachrisson和Jacobsen，1975；Cvek等，2002）。然而，随着时间的推移，这种影响已经被证明降低（Andreasen等，2012a）。与此相反，肉芽组织介入的影像学特点包括硬骨板丧失、根折线的进一步稀疏和加宽，并伴有牙髓坏死的临床体征和症状。

第3章

恒牙牙髓暴露后的处理
Management of Open Pulp in Permanent Teeth

3.1

外伤后的活髓切断术
Pulpotomy after Trauma

Hrvoje Jurić

Department of Paediatric and Preventive Dentistry, School of Dental Medicine, University of Zagreb, Zagreb, Croatia

引言

牙外伤是指牙齿或牙周组织［牙龈、牙周膜（PDL）、牙槽骨］以及邻近软组织（如嘴唇和舌）的创伤或损伤。对牙外伤的研究被称为牙外伤学（Andreasen和Andreasen，2007）。牙外伤的定义通常是指牙齿或周围组织直接或间接受到急性损伤的结果。可导致冠根折、牙槽骨损伤和口腔软组织损伤。儿童容易发生牙外伤，尤其是在年轻恒牙期，主要是因为他们更加活泼、好动。许多牙外伤学的流行病学研究也证实了这一点（Škaričić等，2014）。

根据流行病学研究，我们可知大约2/3的牙体硬组织损伤病例主要累及上颌中切牙和侧切牙（Škaričić等，2016）。这些研究的数据表明，大约20%的儿童在恒牙期遭受过某种牙外伤。而且，大多数牙外伤发生时间为7～15岁。在这个阶段，尤其是7～10岁，恒切牙的根尖发育尚未完成，这极大地影响了外伤患牙的治疗方案和预后。因此，我们的治疗方案应专注于如何保存牙髓的活力，以促进牙根的生长发育（根尖发育）。因此，在这些病例中，最佳的临床治疗方案是活髓切断术。

活髓切断术包括处理髓腔冠部的暴露牙髓。我们治疗年轻恒牙的理想结果是保持牙髓活力。正常的牙髓血液循环是成功的关键，因为血液循环能确保未来的牙根发育。因此，活髓切断术非常适合年轻恒牙——其中根尖发育通常是一个持续的过程，只有血液循环自身未受损的活髓才能确保牙根质量和数量的正常发育。活髓切断术也特别适用于牙根发育不全的创伤性年轻恒牙，应创造有利条件以帮助完成牙根尖发育，因为任何其他彻底清除髓腔内牙髓组织的牙髓治疗都会影响治疗和预后效果。

牙外伤

本节主要研究牙体硬组织损伤，特别是冠折。牙外伤有许多不同的分类系统（Garcia-Godoy，1984；Spinas和Altana，2002；Flores等，2007；Pagadala

和Tadikonda，2015）。在临床上，我们认为，最重要的是根据外伤的严重程度进行分类。冠折分类如图3.1.1所示。

不同的诊断会极大地影响治疗计划，其目的应是确保患者获得最佳的治疗结果和患牙最佳的长期预后。对于年轻恒牙来说，冠折露髓一直难以诊断，因为多种因素都会影响治疗方案的制订；其中最重要的是露髓孔的大小，还包括从受伤到治疗的时间、任何可能伴有的脱位损伤以及牙根的发育程度。每种因素对治疗结果都有不同的影响。较小的露髓孔比较大的露髓孔治疗效果更好。从受伤到治疗的时间越短，治疗效果越好；因此，冠折应尽早治疗。此外牙脱位会严重影响长期预后，降低牙髓存活率。年轻恒牙外伤累及牙髓通常是一把"双刃剑"：一方面，此类牙齿的牙髓血液循环更丰富，牙髓的修复能力远远高于牙根发育完全的牙齿；另一方面，当牙根发育不完全时，并发症更为严重，并与牙髓活力的丧失有关。这种

临床状况的结果是根尖发育停止以及一系列相关问题。在这些情况下，必须进行更加复杂和耗时的治疗〔如根尖诱导、再生性牙髓治疗（血运重建）〕，且结果不可预测。一些专家声称，由于牙髓具有很强的自我保护能力，临床判断和辅助设备应用对临床决策的重要性不如人们通常认为的那样重要。最近，国际牙外伤协会（IADT）发布了指南，建议采用公认的治疗方法，如盖髓术和部分/冠部牙髓切除术来治疗复杂的冠折，但选择治疗的理由尚未明确（Diangelis等，2012）。

在循证医学的基础上，医生通过恰当的诊断和临床经验得出正确的治疗方案，牙髓表面感染和牙髓组织降解可在48小时内通过牙髓本身得到成功控制。

此后，我们可预测感染已进入牙髓深部，故治疗会更靠近根部（图3.1.2）。在这些情况下，露髓孔的大小也起到了一定作用——越小越好（Ozçelik等，2000年）。从临床医生的

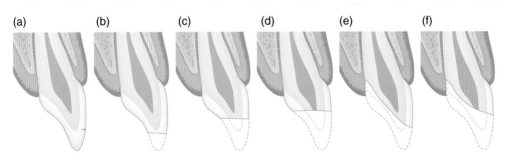

(a) (b) (c) (d) (e) (f)

图3.1.1　根据我们建议的分类，不同牙冠折的说明：（a）牙釉质缺损；（b）牙釉质折裂；（c）没有牙髓受累的牙釉质–牙本质折裂；（d）牙髓受累的牙釉质–牙本质折裂；（e）没有牙髓受累的完全牙冠折裂（牙釉质–牙本质–牙根）；（f）牙髓受累的完全牙冠折裂（牙釉质–牙本质–牙根）。

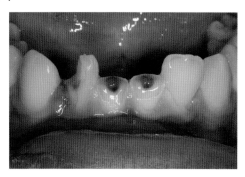

图3.1.2 外伤冠折后48小时没做任何处理的牙髓增生反应。

角度来看，最重要的一点是做出准确的诊断，从而获得具有最佳结果的治疗方案。

在本章的其余部分，我们将介绍一些不常见的临床情况，并提出冠折露髓治疗的可能方案。

牙髓组织学

牙髓是一种起源于间充质干细胞的特殊软组织。位于牙齿内部，被坚硬的牙本质壁包绕。它也是一种高度神经支配的组织，其中含有感觉性的三叉神经传入轴突（Byers，1984；Byers和Närhi，1999）。牙本质和牙髓是紧密相连的，相互影响。由于这个原因，我们称其为"牙髓-牙本质复合体"。这种复合体，以及它在创伤性损伤情况下的积极再生反应，是成功治疗的基础。

实际上牙髓是一个单一的神经血管束，内有不同的细胞类型和血管。从牙髓牙本质复合体的神经供应来看，有两种类型的纤维，A纤维和C纤维。这些纤维具有不同的直径，负责从牙髓传递不同类型的感觉（Abd-Elmeguid和Yu，2009）。A纤维是有髓鞘的，被分为两种类型，A-δ和A-β；90%的是A-δ。它们主要位于冠部牙本质-牙髓交界处，集中在髓角处。C纤维无髓鞘，位于髓核内，延伸至无细胞区和成牙本质细胞层下方（Byers和Dong，1983；Bender，2000）。在牙根发育不完整的年轻恒牙中，有髓鞘纤维与无髓鞘纤维的比例无法预测，因为髓鞘在牙齿成熟过程中发育较晚（Johnsen等，1983）。A-δ纤维直径较小，但传导能力优于C纤维，尤其是当它们将疼痛直接传递到丘脑时。从纤维的位置和传导速度来看，很明显，它们传递钻牙、探诊和液体流动等刺激产生的快速而剧烈的疼痛。液体流动效应是由牙本质液的快速流动引起的，在吹干牙本质（大范围吹干）或热/冷刺激的情况下，会产生由纤维传递的快速而剧烈的疼痛。患者很容易定位这种疼痛。C纤维主要位于牙髓内部，其传输速度低于A纤维。正因为如此，C纤维导致了一种通常难以定位的迟缓、弥散性疼痛。这是因为C纤维支配着不止一颗牙齿（Närhi等，1992；Andrew和Matthews，2000）。在治疗牙髓病患者时，另一个要牢记的要点是C纤维可以在缺氧环境中存活。这解释了即使牙髓坏死，患者在根管治疗期间也会感到疼痛的情况（Mullaney等，1970）。

必须强调的是，在冠折累及牙髓的

情况下，随着受伤时间的延长，牙髓组织中发生的神经损伤也增加。外伤17小时后，已经可以看到髓鞘退化（Ozçelik等，2000）。在这种情况下，通过神经信号激活修复过程，即所谓的神经源性炎症。在这一退化过程中，传入神经纤维通过释放神经肽对细菌抗原做出反应，免疫细胞因表面存在神经肽受体而激活免疫系统，从而激活修复过程（Haug和Heyeraas，2006）。

牙髓血管化

对于冠折的年轻外伤恒牙，成功治疗的最重要因素是牙髓血管的积极反应。问题是，临床医生认为积极的血管反应是什么？从临床上来看，我们希望在不使用任何止血剂（如血管收缩剂或H_2O_2）的情况下，在部分或颈部牙髓切断术后，能够成功控制牙髓出血。这表明局部牙髓组织炎症得到了很好的控制，预示牙髓-牙本质复合体更好的修复，形成牙本质桥，保存牙髓的活力。另外，从组织学角度来看，最重要的是受伤牙髓附近有正常血管生成。良好的血管生成可确保充分的抗炎反应，限制牙髓伤口附近的感染和降解过程，从而为受损牙齿提供更好的再生潜力。在这种情况下，很明显，未发育完全的牙根且没有牙周（脱位）损伤的牙齿，在保持活髓的情况下，愈合的机会要大得多（Josell，1995；Andreasen和Kahler，2015）。

在一项研究中，观察到损伤后1.5小时，血管生成迅速增加，这对外伤牙的长期预后很重要（Ozçelik等，2000）。损伤后4天出现广泛的新生血管，其内充满血浆和血细胞（Ozçelik等，2000）。从另一项研究中，我们知道，受损牙髓血管再生最重要的驱动力是缺氧（Aranha等，2010）。在缺氧条件下，牙髓细胞开始表达不同的分子，如血管内皮生长因子（VEGF）、血管生成素或成纤维细胞生长因子2（FGF-2），它们强化了血管生成的启动过程（Tran-Hung等，2008年；Zimna和Kurpisz，2015年）。血管再生是牙髓有效防御反应的重要步骤。具有适当循环的新血管可加强伤口清洁，维持适当的局部抗炎反应，并确保牙髓软组织得到良好的氧合。在这些情况下，牙髓愈合的最终结果更倾向积极方面。

还有一点很重要。对于复杂的冠折，创伤后的折断线表面通常是直的，牙髓组织可发现较大的牙本质断片，健康的活髓对来自口腔的污染反应强烈。这种反应在宏观上可见为牙本质伤口处的牙髓增生（图3.1.3）。当龋齿露髓时，露髓口与外伤的牙齿的露髓口看起来非常不同，龋齿露髓口包括靠近牙本质的部分坏死牙髓，牙髓组织内的残留牙本质量不同，露髓孔部位的表面更加不规则。在这些情况下，去龋后牙髓保存的情况要差得多，这在决策和治疗方案中非常重要（Mjör，2002）。

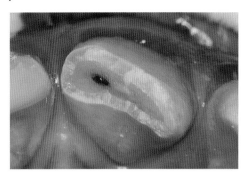

图3.1.3 外伤12小时后，牙髓软组织通过牙本质的快速增生反应。

活髓切断术

活髓切断术是一种保存活髓的有效治疗方法，通过手术切除冠部牙髓，或者部分冠髓，保留其余完好的牙髓。牙髓去除后，使用合适的材料作为替代以保护剩余的牙髓免受进一步的损伤。此外，活髓切断术往往会启动受损硬组织和软组织的愈合与修复（Eghbal等，2009）。活髓切断术主要有两种形式，即部分牙髓切断术（Cvek，1978）和完全颈髓切断术（Corbman，1947）。在某些情况下，尤其是在牙根发育不完整、根尖孔粗大的情况下，治疗的目的是维持根尖发育以完成根尖的形成。

在特殊情况下，如有较大牙髓孔暴露（≥3mm），延迟干预或在完全颈髓切断术后出现无法控制的牙髓出血，可以进行更深入的牙髓切除，即扩大牙髓切除术。

部分牙髓切断术

20世纪70年代末，Miomir Cvek博士发明并建议将部分牙髓切断术作为一种临床操作。其主要思想是将暴露的冠髓组织切除，直至牙髓健康部分的水平，以保持牙髓活力并维持正常功能（Cvek，1978）。

适应证

部分牙髓切断术的主要适应证是冠折累及牙髓，但不适合做直接盖髓术。如今，直接盖髓术适应证仅限于牙髓暴露极小范围的情况，以及牙齿在外伤后短短数小时内（Dean，2016）。这意味着部分牙髓切断术的适应证是外伤牙未得到及时治疗和露髓点≥1mm。不同研究的结果表明，伤后30小时以内的部分牙髓切断术成功率约为90%；对于1~4mm范围内的露髓点也是如此（Bimstein和Rotstein，2016；Wang等，2017）。长期预后良好的其他重要因素是牙脱位情况和牙根发育成熟程度，其中牙脱位会降低成功率，而根尖发育未完全会增加成功率（Fong和Davis，2002；Lauridsen等，2012）。最后，相较于完全颈髓切断术，部分切断术作为冠折露髓的首选治疗方法最重要的原因是富含细胞的冠髓比根髓更有可能促进愈合过程。根髓是一种纤维较多的单细胞组织，对愈合过程的反应能力较低（de Blanco，1996）。

临床操作步骤

治疗的第一步是快速进行临床检

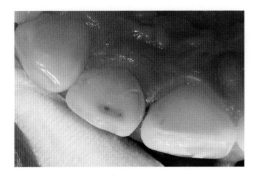

图3.1.4 复杂冠折的诊断步骤——临床图片。

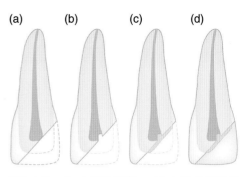

图3.1.5 （a）复杂冠折。（b）手术切除受伤的牙髓。（c）用盖髓材料进行最后修复。（d）形成牙本质桥的最终修复。

查，简短地询问牙科及全身病史，收集与治疗相关的重要信息，并拍摄一些临床照片（图3.1.4）。X线片的检查非常重要，决不能忽略。在相应的检查完成之后，可以做出最终决定并制订治疗方案。

接下来治疗中重要的是有效地控制疼痛。为达到良好的局部镇痛效果，应使用酰胺类局部麻醉剂（如2%利多卡因、4%阿替卡因或3%甲哌卡因）。在局部麻醉下进行部分活髓切断术时，麻醉剂中的血管收缩剂（肾上腺素）的浓度应该低于（1:200000/1:400000）或不添加，这一点相当重要，主要是为了避免根尖周血管收缩，如果血管收缩剂（肾上腺素）的浓度较大可能会控制牙髓出血，造成假阳性的临床症状从而导致冠髓切除过早结束最终影响治疗的成功率。此外，当血管收缩剂从根尖周区域吸收后，血凝块在覆盖材料下方开始形成，这可能引发牙髓组织的退化，常常导致牙髓坏死。

局部麻醉后应隔离术区，操作时最好使用橡皮障，在无法使用橡皮障时（如，在受伤的儿童中），可以使用棉球代替（Wang等，2017）。

一旦疼痛得到良好控制，工作区域被隔离，就可以进行活髓切断术（图3.1.5）。在进行手术时建议使用水喷雾冷却的高速机头和金刚砂球钻（直径为1.0~1.2mm）（图3.1.6a，b）。钻头应直接接触暴露的牙髓，去除深度应为1~3mm，不能扩大进入髓腔。使用生理盐水冲洗牙髓伤口，并用棉球压紧（用生理盐水湿润棉球，以避免牙髓表层组织干燥和棉纤维污染伤口）（图3.1.6c）。应避免使用NaOCl、CHX或H_2O_2等刺激性溶液清洗伤口或控制出血。冠部牙髓组织被足量切除的最重要临床表现为牙髓出血在2~3分钟成功控制，此时剩余的牙髓组织是健康的。部分牙髓切除后应使用生物诱导材料进行盖髓，并进行最终修复，以防止冠方发生微渗漏，冠方发生微渗漏是部分牙髓切断术失败的主要原因之一（Fong和

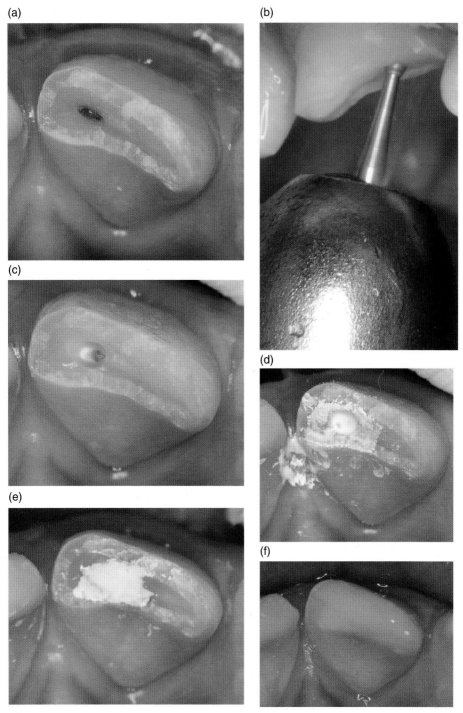

图3.1.6 （a）复杂的冠折露髓。（b）牙髓切断：高速手机、喷水和球钻。（c）牙髓切除术后出血控制良好（用生理盐水冲洗）。（d）使用单组分Ca(OH)₂，并用干棉球清洁剩余的糊状物。（e）在糊剂上涂抹双组分Ca(OH)₂糊剂。应彻底清洁剩余的牙釉质表面多余的水门汀，以实现复合树脂修复的良好边缘适应性。（f）使用复合树脂进行最终修复。

Davis，2002）。

文献中有许多关于盖髓材料的推荐和建议，最常见的盖髓材料是Ca(OH)$_2$、MTA和基于二硅酸钙、三硅酸钙的水门汀。以上材料都有各自的优缺点并根据相应的情况成功地应用于日常临床实践中。

Ca(OH)$_2$在临床上普遍使用已超过35年，这充分表明它的有效性，但它仍然存一定在缺点（Cvek，1978）。首先，当Ca(OH)$_2$与牙髓组织液接触时，由于pH降低，Ca(OH)$_2$会很快失去抗菌能力（高pH）。Ca(OH)$_2$也不能很好地对牙髓髓腔进行封闭而导致细菌渗透，因此它依赖于覆盖的修复材料来防止细菌冠部微渗漏。最后，其高pH会导致牙髓表面的坏死区成为细菌生长的温床，细菌随后可以穿透通透性很强的牙本质桥导致牙髓迟发性损伤（Bakland，2009）。

尽管存在这些缺点，Ca(OH)$_2$仍然是临床实践中首选的盖髓材料，因为它具有长期的有效性和相对较低的成本。为了提高其临床性能，建议在牙髓切除术中应用Ca(OH)$_2$时进行一些改进。单组分Ca(OH)$_2$糊剂（Cacipalpe，UltraCal XS）应直接放置在牙髓上，并用干燥的无菌棉球压紧（图3.1.6d）。使用该技术，盖髓材料和牙髓之间实现了紧密接触，使得双组分Ca(OH)$_2$糊剂（Dycal，Kerr Life）的应用更容易、更精确（图3.1.6e）。Ca(OH)$_2$应用中最具挑战性的方面是，当它接触到牙髓组织的潮湿表面时如何快速凝固。"两种黏稠度"技术避免了这个问题，并提供了更好的预后，同时还大大降低了材料的间隙。最后，还需放置复合树脂修复（图3.1.6f）。

当MTA作为牙髓切断术的盖髓材料时，许多研究和病例报告显示其可以取得良好的临床效果，成功率超过90%［2018年Rosa等研究显示其效果甚至优于Ca(OH)$_2$的效果］。MTA除了操作难度大、凝固时间长和价格高之外，最大的缺点是即使使用白色MTA，也会在牙齿中产生灰色变色（Belobrov和Parashos，2011）。因此，由于上颌切牙是最常见的外伤牙，不建议将其作为前牙牙髓切断术后盖髓的首选材料。

最近推出的基于二硅酸钙和硅酸三钙（Biodentine，Septodont）的盖髓剂在许多不同的研究中显示在牙髓部分切除术后使用具有非常好的效果，可与Ca(OH)$_2$和MTA相媲美（Nowicka等，2013；Martens等，2015）。它们的黏稠度确保了比MTA更好的操作处理，同时具有非常好的密封性能，使用后牙髓反应良好（具有连续性的牙本质样组织形成），且没有牙体变色的报道。因此，这些硅酸钙类的盖髓剂看起来很有前景，但仍需要长期临床研究的结果来决定明确推荐使用。

最后，在牙髓切断术至少4周后行牙髓活力测试，术后3个月行X线检查（图3.1.7）。在接下来的2～3年需要定期复

(a) (b)

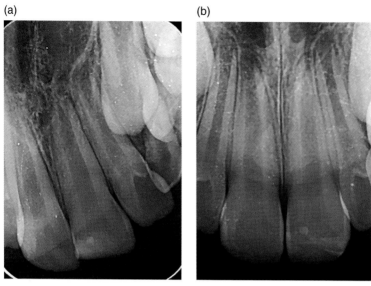

图3.1.7 （a）部分牙髓切断术后即刻X线片。（b）部分牙髓切除断后3个月，X线片显示牙本质桥形成。

图3.1.8 （a）复杂的冠折。（b）手术切除牙髓组织至根管口。（c）在修复体下方使用盖髓材料进行最终修复。（d）牙本质桥形成和牙冠断端最终复合树脂修复后的结果。

(a) (b) (c) (d)

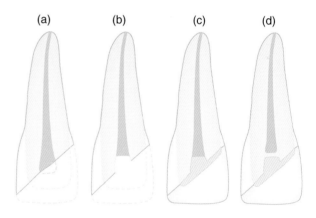

诊行X线检查，以监测治疗的成功率，并尽可能早地发现有无并发症出现。

完全颈髓切断术

在70多年前，完全颈髓切断术首次被建议作为治疗年轻恒牙创伤的一种临床治疗方法（Corbman，1947）。目前，其仅适用于牙冠严重受损、牙体组织大量缺损和牙髓大量暴露的特殊情况，或在牙根未完全形成的牙齿进行牙髓切断术后，牙髓出血不能有效控制的情况下使用。

临床操作步骤

许多临床操作步骤与部分牙髓切断术相同（图3.1.8和图3.1.9）。当达到良好的疼痛控制（麻醉）和工作区隔离时，此术式相较部分牙髓切断术应更靠

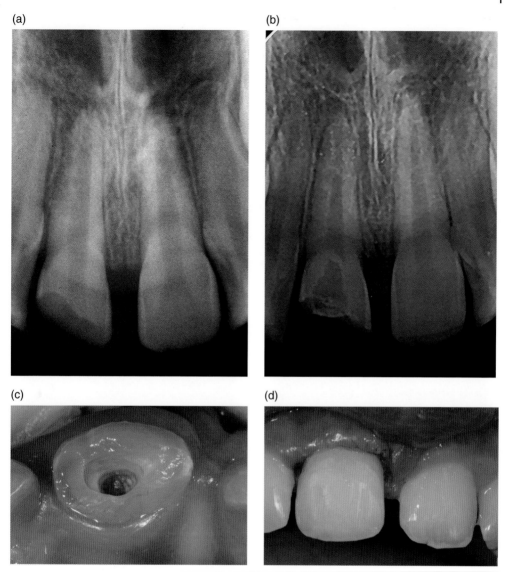

图3.1.9 （a）外伤后30小时的X线片。可见大面积的露髓口和发育未完全的牙根。采用"双黏稠度"氢氧化钙技术进行颈髓切断术。（b）首次治疗后12个月进行的对照X线检查。复合树脂修复体在反复外伤后缺失，牙本质桥形成，牙根发育正常，未见根尖周病变。（c）牙本质桥。（d）治疗后立即使用复合树脂进行新的修复。

近根管口方向移除牙髓组织。术后，应使用生理盐水冲洗牙髓伤口，并用湿润的棉球压紧。当牙髓出血停止时，使用生物诱导盖髓材料放置在剩余的根髓上。当使用Ca(OH)₂时，建议使用与部分牙髓切断术相同的"双黏稠度"技术。应使用复合树脂进行最终修复。对照组随访时间表与部分牙髓切断术的时间表相同。

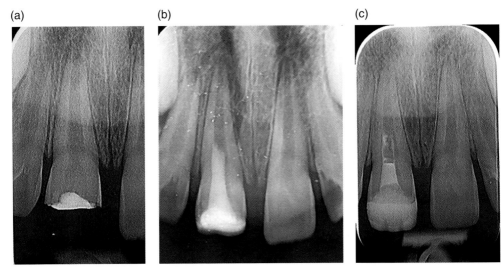

(a) (b) (c)

图3.1.10 （a）扩大切除术前拍摄的X线片。（b）在根管内使用Ca(OH)$_2$治疗5个月后拍摄的X线片。可以观察到正常的牙根发育与未受伤的邻牙相似。（c）外伤后10个月，牙本质桥形成和牙根发育。最后使用GIC和复合树脂在Ca(OH)$_2$上进行修复。

扩大牙髓切除术

如前所述，扩大牙髓切除术的目的是确保创造有利于创伤后的年轻恒牙的牙根继续发育的条件。

在骨发育生长的情况下，保持牙根正常发育是有利的。该临床操作的主要目的是避免由于依从性、技术问题或时间限制因素导致在年轻恒牙进行根管治疗后，仍需要再行根尖诱导成形术或再生性牙髓治疗（Kahler等，2017）。扩大牙髓切除术目前还不是标准的临床操作程序，但在某些临床病例中，它可以为治疗非常复杂的外伤患牙提供可能性。

以下临床病例将描述在特殊的临床情况下尝试对发生严重冠折的右上颌中切牙治疗诱导其根尖发育。一名8岁患者

在牙外伤3天后就诊。此时他没有任何疼痛症状，并在之前曾接受过急诊治疗，将次氯酸钠浸湿的棉球直接放在冠折后的牙髓组织上，并使用临时修复材料修复（Cavit）。在接受X线检查和局部麻醉后（使用普通3%甲哌卡因），使用橡皮障隔湿，计划进行完全颈髓切断术治疗。在行完全颈髓切断术后，牙髓出血无法有效控制，但因为牙根尚未发育完全，不建议进行牙髓完全摘除术。

因此，临床决策是将牙髓组织切除位置延伸到根方。在水雾冷却下，使用高速机头和长颈金刚砂球钻去除牙髓。牙髓组织切除达到根管的1/2长度，用生理盐水冲洗后，牙髓出血得到了有效的控制。使用Ca(OH)$_2$糊剂（UltraCal XS, Ultradent）盖髓并充填根管。然后将氧化

锌丁香酚（ZOE）水门汀放置在$Ca(OH)_2$糊剂上，并用玻璃离子水门汀临时充填。4周后，再进行复合树脂修复。10个月后观察牙根发育正常，可见牙本质桥形成，无根尖周病变（图3.1.10）。

结论

外伤患牙的治疗是一个复杂的过程，治疗方案取决于牙医的专业知识、工作经验和自身能力。本节的目的是强调循证医学和医生的临床经验是牙外伤治疗的最重要部分。保存下来的每个牙髓和每颗牙齿都是无价的，尤其要考虑到患者的年龄来做决定。儿童和青少年是最易受外伤影响的年龄组，尤其是年轻恒牙。通过良好的诊断和适当的治疗，可以维持整个口腔的正常生长和发育，避免未来口腔日常护理的困难，并大大节省未来牙齿可能需要的治疗费用。

3.2

根尖未闭合的牙髓摘除术
Pulpectomy with Open Apex

Isabelle Portenier[1-2], Klaus W. Neuhaus[3-4], Maria Lessani[5-6]

[1] Department of Endodontics, Dental Faculty, University of Oslo, Oslo, Norway
[2] Private dental clinic, Nyon, Switzerland and Oslo, Norway
[3] Clinic of Periodontology, Endodontology and Cariology, University Center for Dental Medicine Basel, University of Basel, Basel, Switzerland
[4] Private dental office, Herzogenbuchsee, Switzerland
[5] School of Dentistry, Birmingham, United Kingdom
[6] Private dental office, London, United Kingdom

引言

对于根尖未完全闭合的牙齿，治疗时医生必须克服两大难点。首先，必须在不使用切割器械的情况下清洁薄的根管壁，避免让根管壁变得更加脆弱。其次，必须使用牙胶或封闭糊剂严密填充和封闭根管口，不能超充。

根尖未完全闭合的死髓牙（坏死或感染）的根管治疗一直以来使用不硬化氢氧化钙诱导根尖屏障形成，一般称为根尖诱导成形术（Al-Ansary等，2009）。通常认为钙化的屏障来源于氢氧化钙中的钙，但使用其他材料进行了相关研究后发现这是错误的（Cooke和Rowbotham，1960；Ball，1964；Heithersay，1970）。牙齿必须经过反复换药以获得坚硬的屏障，而并非所有病例都能实现。当操作成功时，根尖已经形成了一个屏障，允许使用牙胶和根管糊剂对牙齿进行传统的根管填充

（Weisenseel等，1987年）。

MTA的出现代表着敞开型根尖患牙的治疗取得了一大进步，因为它可以作为生物相容性屏障放置在根尖区。它最初用作根尖屏障，上方允许用牙胶和封闭剂封闭根管间隙。后来对这项技术进行了改进，使其能够用MTA完全封闭根管。

最近关于牙髓再生和牙根发育成熟（最初称为血运重建）的病例报告建议使用抗生素和氢氧化钙进行治疗（Duggal等，2017）。这将在下一章中介绍。在这里，我们重点讨论在不适合牙髓再生的情况下，使用MTA治疗根尖未发育完全恒牙的临床病例。这种治疗方式可用于前牙和后牙。

治疗方法的选择

死髓牙的诊断依据患者的病史、临床症状和进一步的临床检查（称为特殊检查）。

通常包括牙髓活力测试、温度（冷、热）和电活力测试、X线检查和不常使用的CBCT。

临床步骤

一旦确定患牙为死髓牙且影像上可看到开放的根尖孔，就可以按照以下方式对牙齿进行治疗。

局部麻醉和橡皮障

理想情况下，使用局部注射麻醉剂。然后使用橡皮障隔离术区。在使用橡皮障时，应尽可能注意无创。一些系统（如wedjets）允许在不使用橡皮障夹的情况下进行隔离，这对前牙特别有用。当无法将橡皮障夹直接放置在牙齿上时（如牙齿仍在萌出，仅露出临床牙冠的突出部分），在患牙上临时使用复合树脂进行堆筑可辅助固位（图3.2.1）。

髓腔入路制备

在预备开髓洞形时，应尽可能多地保留牙齿结构。未成熟的牙齿通常有较大的髓室，冲洗和清理髓腔内容物时应包括髓角。如果在这些区域留下任何坏死组织、加热过的牙胶或水门汀等，可能会导致术后牙齿变色，可被视为医源性差错。

有些人通过去除整个髓室（包括髓角）来解决这个问题。其他人则使用放大设备（如放大镜或手术显微镜）通过超声和大量冲洗进入这些区域并进行清理，以用最微创的方法进入根管系统（图3.2.1）。

工作长度的确定

由于根尖开放，工作长度（WL）的确定可能具有挑战性，但最新一代的根尖定位仪是目前解决这一问题的最好方法。

必须遵循以下主要步骤：
- 确保髓室中没有多余的液体。
- 使用带有润滑剂的小号预备器械［如乙二胺四乙酸（EDTA）凝胶］。无需为了获得长度测量读数而使用大号预备器械（锉），因为这可能接触到很脆弱的根管壁。
- 可测量的读数为实际长度，即当锉刚好超出根管间隙并与牙周组织接触时的读数。
- 在大多数情况下，WL可被视为比实际长度短0.5mm，但对于开放的根尖孔，这可能较为困难。笔者建议，应使用比实际长度短1mm的长度，以尽量减少材料挤出的风险（包括冲洗、诊间封药和充填）。

消毒

消毒应主要通过冲洗进行，但在某些情况下，也可以使用诊间封药。冲洗液、输送系统和冲洗液的激活都很重要。

通常，使用针头和注射器输送冲洗液（主要是次氯酸钠，EDTA作为最终冲

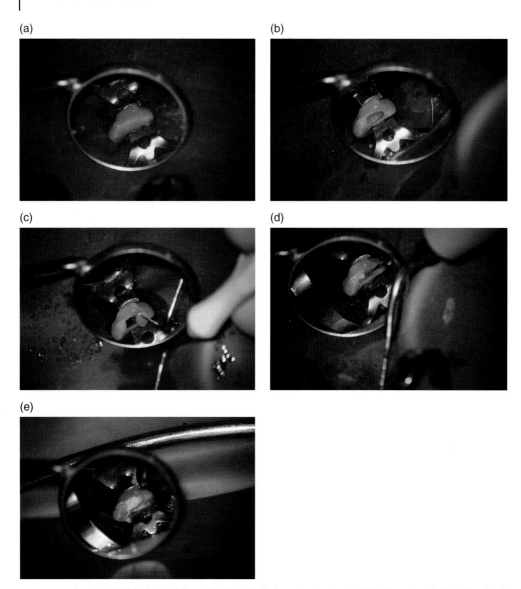

图3.2.1 （a）术前堆筑复合树脂，以便使用橡皮障。（b）由于夹钳的位置和牙齿萌出的早期阶段，通过切牙边缘制备洞形进入髓腔。（c）用20号根管锉清除坏死牙髓。（d）用3%次氯酸钠结合超声冲洗根管。（e）氢氧化钙置入根管内。（f）封闭髓腔。颊侧可见巨大囊肿。（g）囊肿摘除后。复合树脂已被去除。（h）6年后随访。对侧牙髓存活时间更长，但也需要进行根管治疗。

洗剂），但目前新的输送系统正被引入市场。冲洗针应比WL短2mm，并应以小幅度垂直移动，以搅动冲洗液。

冲洗液可以使用大锥度牙胶（McGill

等，2008；Bronnec等，2010）或使用定制仪器（如XP-endo Finisher，FKG Dentaire，La Chaux-de-Fonds，Switzerland）进行激活，其设计不是为

(f)

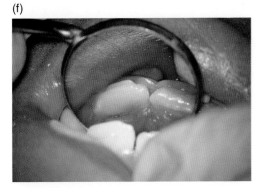

(g)

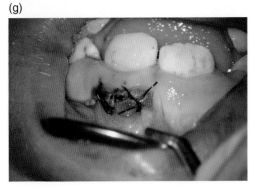

图3.2.1（续）

(h)

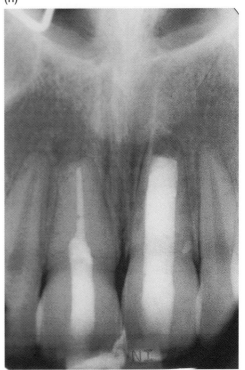

了让根管成形，而是为了帮助清洁根管壁，或者应用Eddy荡洗尖（VDW，慕尼黑，德国）或Irri-Safe工作尖（Acteon，Merignac，法国），通过声波或超声波激活搅动液体。

激光在口腔科的使用一直在进步，在牙髓病学中有潜在的作用，尽管目前临床证据有限，在临床研究结果表明激光有利于根管系统的消毒过程之前，不能完全推荐使用激光。

吸取冲洗液的吸潮纸尖使用前应测量以控制长度，避免纸尖部分留在根尖组织中，导致将来发生异物反应。

诊间根管封药

牙齿要么用氢氧化钙封药，要么进行根管充填。来自文献中关于单次和多次就诊治疗的证据均支持这两种模式，尽管开放性根尖尚未在这一领域被广泛研究。

开放的根尖通常发现与根方渗出有关，因此建议对根管进行封药。根管封药材料的金标准是不硬化的氢氧化钙。放置的持续时间经常受到争议。我们建议至少1周，最好为2周，但不超过4周（除非患者无法就诊），以避免牙本质强度减弱。

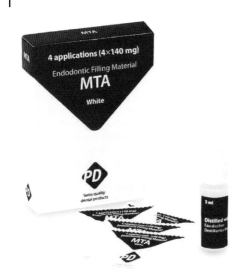

图3.2.2 MTA，根尖屏障的材料。

根管充填

在牙齿的根尖部分用MTA/生物陶瓷材料充填。

图3.2.2～图3.2.6显示了可用于充填

的各种仪器。其目的是为了方便手术，但必须指出，在开放的根尖区放置充填材料通常不是一个容易的过程。使用输送枪、超声（用于紧密充填）和充填器（用于精确测量）是在不挤压的情况下获得致密的根尖屏障的基础。

一些操作者使用胶原蛋白屏障来防止MTA挤出；其他人认为这会妨碍对愈合的评估，如这些材料通常是阻射的，与牙槽骨相当。

一旦材料在根尖3mm处就位，操作者可以通过两种主要方式进行操作。①用牙胶和封闭剂封闭剩余的根管系统。这通常需要重新对根管封药，以允许MTA的硬固，除非使用快速硬固材料；即使如此，要求的硬固时间也超过15分钟。湿棉球的使用越来越少，因为已经发现，来自牙本质小管和与开放根尖相

(a) (b)

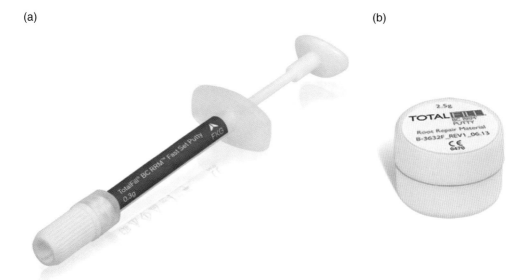

图3.2.3 （a，b）Total Fill RRM材料：是一种生物陶瓷材料，比手调式MTA更容易操作，但也更贵。

(a)

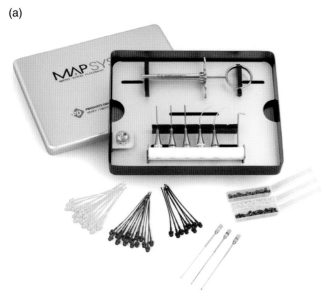

图3.2.4 （a）MTA/生物陶瓷输送系统（MAP System Produits Dentaires Vevey）。（b）Kerr汞合金输送枪，用于输送大量MTA。

(b)

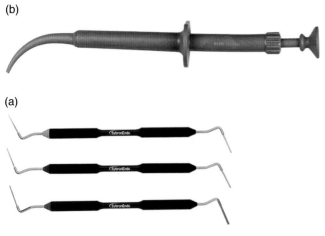

(a)

(b)

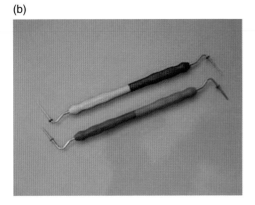

图3.2.5 （a）Buchanan手用加压器。（b）Machtou热牙胶垂直加压器。

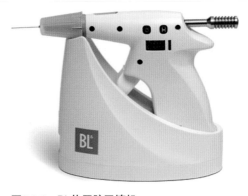

图3.2.6 BL热牙胶回填机。

关的根尖组织的湿度有助于为硬固过程提供水分。②使用MTA完全封闭根管系统。这两种方法的材料端都应该在釉牙骨质界（CEJ）下方，以防止牙冠变色，并为冠修复提供良好的密封。

表3.2.1总结了本节讨论的方案。以下病例说明了使用包括生物陶瓷材料直接行根尖诱导成形术（图3.2.7）或没有行根尖诱导成形术的两种情况（图3.2.8），以治疗开放性根尖的患牙。

表3.2.1　临床方案总结

局部麻醉	● 凝胶和注射
橡皮障	● 尽可能减少组织损伤
髓腔入路制备	● 建立直线通路
	● 去除全部牙髓组织
工作长度	● 根尖定位
	● X线检查
消毒	● NaOCl和EDTA
	● 冲洗针、大锥度牙胶尖、超声、XP-endo Finisher系统
诊间根管封药	● $Ca(OH)_2$
	● 至少2周
根管充填	● 放置于根尖3mm，热牙胶回填
	● MTA或生物陶瓷材料充填整个根管

(a)

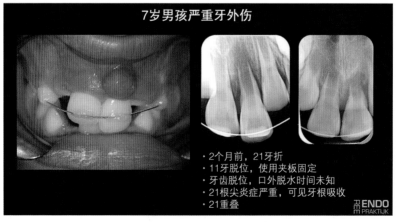

图3.2.7　（a）术前状态。（b）4周后随访。（c）术后状态。（d）11个月后随访。（e）2年后随访。

(b)

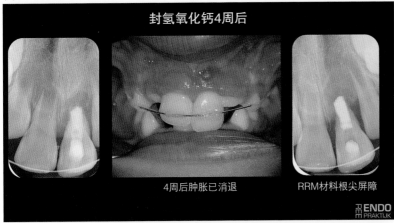

封氢氧化钙4周后

4周后肿胀已消退　　　　RRM材料根尖屏障

(c)

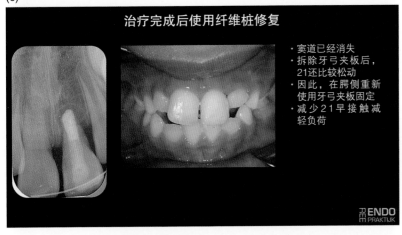

治疗完成后使用纤维桩修复

- 窦道已经消失
- 拆除牙弓夹板后，21还比较松动
- 因此，在腭侧重新使用牙弓夹板固定
- 减少21早接触减轻负荷

(d)

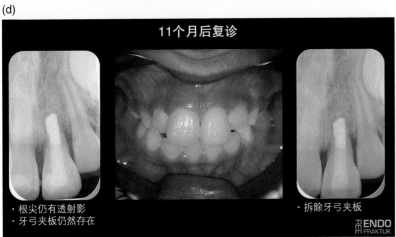

11个月后复诊

- 根尖仍有透射影
- 牙弓夹板仍然存在

- 拆除牙弓夹板

图3.2.7（续）

(e)

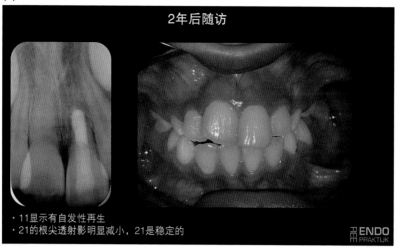

图3.2.7（续）

MTA和生物陶瓷材料

MTA于1993年由M. Torabinejad及其同事在美国加利福尼亚州洛马琳达大学（牙科学院的牙髓病科）研发，并于1995年获得专利。经过多次细胞毒性和生物相容性的实验室测试，MTA被美国食品药品监督管理局（FDA）认证用于人体，1998年，作为ProRoot MTA（Tulsa Dental Products，Tulsa/Oklahoma，USA）引入市场。

最初，它是灰色的，但在2001年，灰色版本被白色MTA取代。两者的区别在于铝、镁和铁的成分不同（Asgary等，2005），以及白色MTA不含任何铝铁酸盐（Camilleri和Pitt Ford，2006）。

波特兰水泥（PC）被定义为"水硬性水门汀"，即一种不仅通过与水反应硬化，而且还形成耐水终产品

的水门汀。MTA含有约75%的PC、约20%的氧化铋（Bi_2O_3）和约5%的石膏（$CaSO_4 \cdot 2H_2O$）（Berzins，2014）。PC含有氧化钙（65%）、二氧化硅（20%）、氧化铝（5%）、氧化铁（5%）和氧化硫（1%～4%）。石膏（$CaSO_4$）的数量决定硬固时间。添加氧化铋是由于其阻射性。

与水混合后，形成硅酸三钙、硅酸二钙、铝酸三钙和铁铝酸四钙（Camilleri和Pitt Ford，2006）。混合MTA时，应使用无菌玻璃板和调拌刀。无菌水与粉末的比例为1：3，粉末分次添加，直到达到柔滑、细腻的稠度。混合过程应持续至少1分钟，以确保粉末溶解到液体中。

在硬固过程中，形成凝胶状，在3小时内硬固（Torabinejad等，1995）。硬固时形成硅酸钙和氢氧化钙；后者解释了固化MTA的高pH（10～13）。Walker等

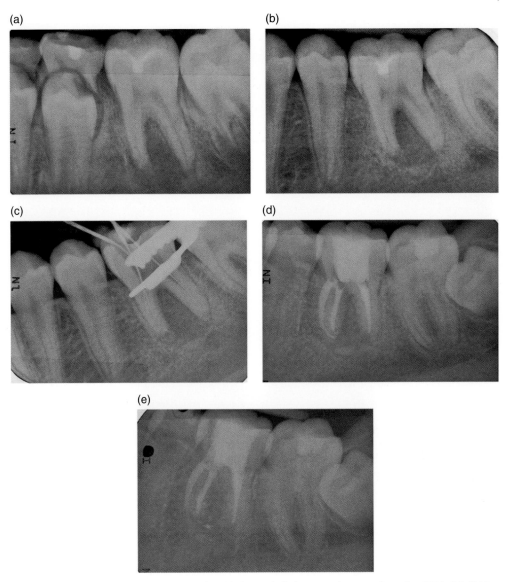

图3.2.8 （a）一名10岁男孩36牙的根尖透射影。牙齿病史显示，患牙因牙根固连已通过手术松解。近中根的根尖区折裂。没有疼痛，没有肿胀。（b）同一名患者在13岁的时候。由于疼痛，是根管治疗的适应证。因为患者受到了外伤，所以使用药物镇静来方便治疗。（c）由于根折，近中根形成一个开放的根尖。测量显示根尖直径0.35mm。不是MTA使用的指征。（d）术后即刻X线片。（e）1年回访。完全愈合，无症状。

（2006）表明，过多的液体会有增加孔隙度和冲刷掉粉剂部分的风险。如果使用量太少，材料会变脆而难以使用；然而，牙本质小管的湿度仍将足够让水门汀硬固。

Bozeman等（2006）表明，羟基磷灰石晶体形成，与牙本质相互作用，使结构之间紧密结合（Han和Okij，2011）。

许多研究已经测试了MTA的细胞毒性（Camilleri和PittFord，2006），大多发现其上有单层细胞生长。Akhavan等（2017）的一项研究表明，与氢氧化钙和复合树脂相比，MTA在63天内的硬组织形成率最高。

Katsamakis等（2013年）发表了一篇关于牙周组织对MTA的组织学反应的综述文章。总的来说，他们分析的研究表明MTA具有较低的细胞毒性和再生潜力。后者会受到细菌污染的负面影响。Demiriz和Bodrullu（2017）表明，在3年期间，从影像学预后来看，MTA超出根尖孔没有影响；在85%的病例中，超出根尖孔的材料量有所减少。

MTA的缺点包括价格高和操作困难。其硬固时间长也可能是一个缺点，因为在某些情况下（如倒充填），当清理根表面时，材料会被冲掉。还包括氧化铋的存在，这是牙齿变色的原因。Kohli等（2015）表明，含有氧化铋的产品会使牙齿变色，但含有氧化锆的产品不会变色。

生物陶瓷材料可以是惰性材料（如陶瓷氧化物）或可吸收材料。它主要包含纯硅酸三钙，而不是PC。这样一来，生物陶瓷就不包含铝酸盐相。目前，磷酸钙基陶瓷是整形外科和颌面外科首选的骨替代物（Combes和Rey，2010）。生物陶瓷中常见的磷酸钙包括羟基磷灰石［HAP，$Ca_{10}(PO_4)_6(OH)_2$］、磷酸三钙β（βTCP）、$Ca_3(PO_4)_2$以及HAP和βTCP的混合物。磷酸钙存在于许多生物中，包括骨矿物质和牙釉质。

预混合生物陶瓷根管修复材料和封闭剂由Brassler（Savannah，GA，USA）生产。在欧洲，FKG（FKG Dentaire，La Chaux-de-Fonds，Switzerland）将其作为根修复材料（Total Fill RRM）出售。它是一种基于磷酸钙硅酸盐成分的、亲水、不溶、阻射且无铝的材料。

其凝固和硬化反应需要来自组织或牙本质小管的水。与MTA一样，这种新型修复材料的优势在于其高pH（>12.5）、高耐冲刷性、硬固过程中无收缩、优异的生物相容性和优异的物理性能属性。事实上，它的抗压强度为50～70MPa，与目前使用的根管修复材料、ProRoot MTA（Dentsply）和BioAggregate（Diadent）的抗压强度相近。此外，由于氧化锆或氧化钽代替了氧化铋，牙齿不会因其变色。

3.3

牙髓再生性治疗
Regenerative Endodontic Procedures

Richard Steffen[1-2]

[1] Clinic of Orthodontics and Paediatric Dentistry, University Center for Dental Medicine Basel, University of Basel, Basel, Switzerland
[2] Private dental office, Weinfelden, Switzerland

引言

对于年轻患者来说，未成熟恒牙（通常是前牙）发生牙髓坏死是一个急需解决的情况。由于其根管壁薄且发育不全，传统的牙髓治疗方法，如 $Ca(OH)_2$ 根尖诱导成形术和根管充填术预后不佳。牙髓再生性治疗（REPs）（Diogenes等，2017）是通过利用根尖的干细胞，使有活力的组织再生，实现根管生长的成功延续。这种技术经常用于因龋齿或外伤而导致的死髓牙（Duggal等，2017）。

REPs的原理很简单：牙医所需要做的就是在不损害相邻重要组织的情况下对死髓牙根管进行消毒，并通过刺激根尖出血进入根管系统激活根尖区干细胞（Lovelace等，2011），从而促进有活力的组织再生和牙根的进一步生长。然而，由于与成功使用REPs相关的证据仍不足，目前该技术只应用于其他技术预后比较差的病例（Duggal等，2017）。

临床上，REPs实际上是一种具有挑战性且技术敏感性非常高的手术，需要严格的治疗方案才能有效实施。仔细选择合适的患者同样非常重要。

选择患者

适合REPs的患者应该年轻（6～20岁），因为老年患者间充质干细胞（MSCs）的增殖和分化能力下降（Yu等，2011）。合适的患者还应具有根尖敞开（直径至少1.5mm）的未成熟牙齿（Andreasen等，1995），并因龋齿或至少非严重创伤性损伤牙髓活力丧失（Nazzal和Duggal，2017）。牙齿的创伤性损伤越复杂，对根尖组织和牙齿结构的损伤越大（如对Hertwig上皮根鞘），REPs的预后越差（图3.3.1）（Saoud等，2014）。

治疗方案

在正确诊断牙髓坏死（图3.3.2a，b）后（通常由窦道显示），应建立进入未成熟牙齿根管系统的通路，并进行清创和消毒（Diogenes等，2014）。使

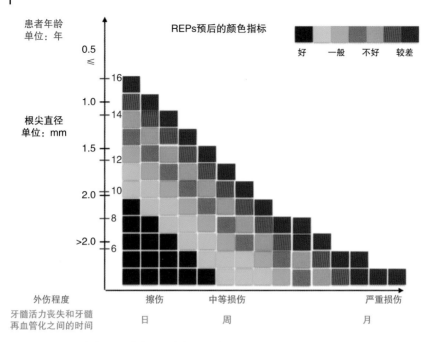

图3.3.1 显示影响REPs成功预后的相关因素。

用次氯酸钠（2.5%）进行更长时间的化学消毒，使用最小的预备器械，可能还需要额外的超声激活冲洗液，保护薄而脆弱的牙本质壁，同时破坏生物膜并溶解剩余的有机组织（Banch和Trope，2004）。

冲洗后应仔细干燥，将用于进一步消毒的药物置于根管系统。在这里，$Ca(OH)_2$显示出比三联或二联糊剂（TAP/DAP）更有利的效果。浓度超过0.1mg/mL的抗生素糊剂会导致严重的干细胞损伤（Althumairy等，2014），而$Ca(OH)_2$会促进干细胞向根管内迁移（Ruparel等，2012）。管内药物应小心地放置在根尖上方1mm处，不要过度挤压到根尖周组织。

在第二次复诊之前，通常在2~4周

后，应确定消毒是否成功：应无疼痛、无瘘管、无肿胀、无坏疽气味以及对触诊和叩诊不敏感。只有在第一次治疗消毒失败的情况下，才应将TAP（用丙二醇/聚乙二醇作为渗透介质）作为替代药物使用（Diogenes等，2017）。

在最后一次（第二次或第三次）复诊时，应尽可能完全清除剩余的根管封药。建议先用生理盐水（>20mL）冲洗，然后用根管内刷子轻轻清洁（Galler等，2015）。然后用17%乙二胺四乙酸（EDTA）进行冲洗，其可释放牙本质内含有的生长因子（如TGF-β），并促进干细胞黏附到牙本质以及干细胞向成牙本质细胞样细胞分化（Casagrande等，2010）。

根管系统干燥后，使用根管器械

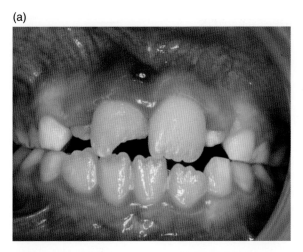

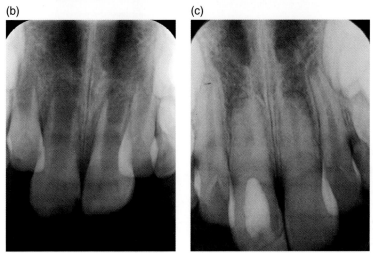

图3.3.2 （a）未发育成熟前牙（11）牙髓坏死，前庭窦道（瘘管）。（b）开始REPs时牙齿的X线片。（c）38个月后相同牙齿的X线片，根尖闭合，根长增加，根管闭锁（与21牙的愈合迹象相同）。

（即30号K锉），刺穿根尖孔下2～3mm诱发出血。如果消毒导致明显炎症抑制（使用TAP/DAP消毒最有可能发生），则有时很难刺激出血。根尖乳头诱发的出血将骨髓间充质干细胞带入根管系统。血液填充整个根管系统直至釉牙骨质界，形成血凝块，并作为再生重组的内部支架（Ulusoy和Cehreli，2017）。利用合成或天然支架定位来稳定血凝块和其他生物药剂仍处于学术研究阶段，可能会促进软组织愈合而非牙髓组织的再生（Nazzal和Duggal，2017）。

应使用这3种成分对血凝块进行即刻冠方密封，分别为亲水性波特兰水泥/三氧化物矿物聚合物（HSC/MTA）、玻璃离子水门汀（GIC）和复合树脂。

表3.3.1 REPs临床推荐方案

- 首诊
- 知情同意，隔离工作区域和疼痛控制
- 进入根管系统，工作长度确定
- 根管系统冲洗20mL 2.5%NaOCl/10分钟
- 20mL盐水5分钟，冲洗针位置距离根尖1～2mm
- 纸尖干燥根管
- 根管系统充填$Ca(OH)_2$和暂封
- 感染的迹象和症状持续时增加复诊
- 无触诊或叩诊阳性，没有瘘道或炎症的迹象
- 根管系统充填TAP或DAP（>1mg/mL）和暂封
- 第二次复诊（2～3周后）
- 成功消毒（见上）
- 隔离工作区域和疼痛控制（不使用血管收缩剂）
- 冲洗根管［根管内药物：$Ca(OH)_2$、TAP或DAP］
- 用17%EDTA（10mL/根管，5分钟）冲洗
- 纸尖干燥根管
- 使用尖锐无菌根管锉超出根尖孔2mm诱导出血
- 持续出血填充根管
- 用无菌棉球止血；清洁根管至釉牙骨质界下2mm
- 使用颜色稳定的HSC（如Biodentine）密封或将纯硅酸盐水门汀作为临时密封（前牙：勿用MTA）
- 覆盖HSC/含玻璃离子的波特兰水泥，然后用复合树脂
- 随访
- X线：3个月、6个月、1年和4年

HSC/MTA与血凝块直接接触将刺激根尖乳头干细胞中血管生成生长因子的释放和相关基因的表达（Peters等，2016）。由于MTA有变色的倾向，可以用纯医用硅酸盐水门汀或具有颜色稳定和X线阻射的HSC替代（图3.3.2c，表3.3.1）（Steffenetal等，2011）。

REPs的成功和预后

当所有病理变化都得到缓解，牙根发育得到改善，根管壁增厚，在理想情况下，形成根尖封闭，可证明REPs的成功（Nagy等，2014）。但是，即使仅有病症的缓解，REPs也可认为是成功的。含有生物学活性结缔组织的无菌根管比HSC/MTA根尖屏障及根充后的根管具有更好的生物学基础；更重要的是，在REPs失败后再次感染根管可改行HSC/MTA根尖屏障术和根管充填术。

干细胞信号传导或根管支架是否会产生更多可预测的结果仍是一个悬而未决的问题，但通过REPs获得硬组织沉积的可能性不能被忽视（Nicoloso等，2016）。

第4章

乳牙牙髓暴露的处理
Management of Open Pulp in Deciduous Teeth

4.1

乳牙活髓切断术
Pulpotomy

Eirini Stratigaki[1], Joana Monteiro[2]

[1] *Clinic of Orthodontics and Pediatric Oral Health, University Center for Dental Medicine Basel, University of Basel, Basel, Switzerland*
[2] *Department of Paediatric Dentistry, Eastman Dental Hospital, London, United Kingdom*

引言

乳牙活髓切断术是乳牙治疗中应用最广泛且最重要的活髓保存方法。这种治疗的目的是去除被感染的冠髓组织，使用药物处理牙髓创面保留健康牙髓组织或者可复性牙髓炎的健康牙髓组织（Rodd等，2006）。这种治疗的好处在于，它可以保持部分牙髓的活力，保持牙弓的完整性，直到恒牙的萌出（Fuks和Peretz，2016）。如前所述，乳牙牙髓由疏松的结缔组织组成，其中含有血管、神经和免疫细胞。研究发现乳牙与年轻恒牙具有相似的组织学结构（Sahara等，1993；Sari等，1999）。此外，乳牙似乎保留了组织修复的结构，因此具有愈合的潜力，并一直持续到牙根吸收的晚期阶段（Monteiro等，2009）。在因龋坏而吸收牙中也观察到了类似的组织学变化，这佐证了牙根吸收的乳牙具有愈合和修复潜力（Rajan等，2014）。

尽管使用的材料不同，活髓切断术的成功率一直很高（Fuks等，1997；Holan等，2005；Huth等，2005）。继国际癌症研究机构（IARC，2004）将甲醛归类为人类致癌物质后，使用甲酚甲醛（FC）通常不被推荐（Rodd等，2006）。替代材料的高成功率，以及对其致癌性的担忧，导致FC在欧洲的临床、教学使用减少（Ni Chaollai等，2009；Monteiro等，2017）。硫酸铁（FS）和MTA等材料被越来越多地提倡使用，在临床和影像学上都取得了极大的成功（Smaï-Faugeron等，2014）。准确的牙髓状态诊断是所有活髓保存治疗的先决条件，特别是对于牙根已出现吸收的乳牙。确定牙髓炎症的程度、了解牙髓愈合的机制、选择合适的治疗方法和材料是保证牙髓愈合的关键。

适应证和禁忌证

值得注意的是，对龋坏乳牙临床治疗方案的制订不能只考虑牙齿的治疗，而应该将儿童作为一个整体纳入考量。社会、医疗和牙科治疗方面在儿科患者的治疗计划中具有同等重要的作用（表

表4.1.1 乳磨牙活髓切断术的适应证和禁忌证

活髓切断术适应证	活髓切断术禁忌证
医学适应证 • 有凝血障碍的儿童在拔牙后出血的风险可能增加	医学禁忌证 • 儿童感染性心内膜炎风险增加 • 免疫功能不全
牙科适应证 • 牙发育不全。这些儿童可受益于乳牙的保留，至少留至明确的、多学科治疗方案的确定 • 正畸的原因。为了保持牙弓完整性，防止第一恒磨牙近中异位萌出 • 医源性牙髓暴露 • 有健康牙髓或可复性牙髓炎牙齿牙髓的暴露	牙科禁忌证 • 无法修复的牙齿 • 不可复性牙髓炎 • 根尖周炎或牙髓坏死（包括感染或病理性吸收的影像学征象） • 即将要替换的牙齿[a]

[a]在这种情况下应该进行风险/收益评估。虽然乳牙的牙髓保留了愈合的潜力，但对即将脱落的牙齿进行牙髓切断术和修复是没有必要的。此外，应注意防止对继发恒牙造成医源性损害。

表4.1.2 不同牙髓切断的材料及其对牙髓的作用

	失活	保留	再生
甲酚甲醛	×		
电刀手术	×		
激光	×		
次氯酸钠		×	
戊二醛		×	
硫酸铁（FS）		×	
氢氧化钙			×
三氧化矿物凝聚体（MTA）			×
波特兰水泥			×
生物牙本质			×

4.1.1）。

活髓切断术

自甲酚甲醛在20世纪30年代首次被引入作为失活乳牙的药物，几十年来，一直被认为是金标准。对其致癌性的担忧和对牙髓治疗的进一步研究促使替代材料不断增多（Kuo等，2018）。为了寻找最佳材料，需要根据活髓保存治疗对剩余根髓的影响对其进行分类（表4.1.2，图4.1.1）。一篇关于乳牙牙髓治疗的最新Cochrane综述发现，对于乳牙牙髓治疗，没有更好的药物或技术，但MTA和FS可能比其他方法更可取（Smaï-

(a)

(b)

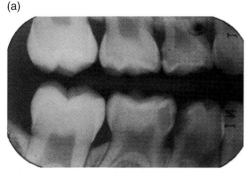
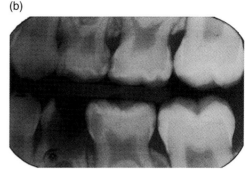

图4.1.1 （a，b）术前咬合翼片。

Faugeron等，2014）。

硫酸铁

　　FS是一种广为人知的、广泛使用的凝集剂，用于排龈和根管出血控制。它的优点主要是降低了血凝块分解的可能性，因为一旦与血液接触，它会形成铁离子蛋白复合物，机械地封闭被切断的血管。由于这种机械密封，产生不良炎症反应的风险是非常小的。在此基础上，Landau和Johnson（1988）还有Fei等（1991）率先对FS作为一种牙髓切断药物进行了研究，结果显示在组织学上牙髓对FS反应良好，临床和影像学上的成功率（96.6%）高于FC（77.8%）。在这些初步研究之后，许多学者试图将FS与金标准FC进行比较（尽管FC的使用已经受到质疑），发现二者具有相似的成功率，从而使FS成为经济上可行的替代方案。尽管影像学检查发现牙根内部有再吸收影像，但良好的成功率和易于应用使FS成为治疗的选择，特别是在不鼓励使用FC的国家（Fuks等，1997；Ibricevic

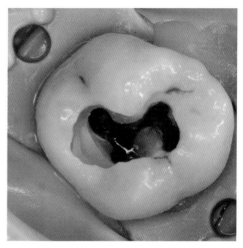

图4.1.2 冠状牙髓去除后出血。

and Al-Jame，2003）。FC活髓切断术的操作如下：

　　（1）使用高速金刚砂钻进入髓腔。

　　（2）使用低速球钻或挖匙去除冠髓（图4.1.2）。

　　（3）用生理盐水冲洗，用无菌棉球擦干（图4.1.3）。如果出血持续，表明充血，应进行牙髓摘除术或者拔除该患牙。

　　（4）用棉球将15.5%的FS溶液（Astringident，Ultradent，USA）涂在切

除的断面上15秒（图4.1.4）。

（5）在髓腔内放置ZOE、MTA或波特兰水泥。立即用复合树脂或预成冠修复牙齿（图4.1.5和图4.1.6）。

三氧化矿物质聚合物

MTA首先由Lee等（1993）引入，作为根管侧穿的修复材料，含有细小的亲水颗粒三硅酸钙、三铝酸钙、三氧化钙、硅酸氧化物、四钙铝酸铁、石膏和氧化铋。它具有生物相容性，阻射，pH为12.5（因此具有杀菌作用），在切断的牙髓上提供一个很强的密封区，而且是不可吸收的（Torabinejad等，1995；Ford等，1996）。对具有生物相容性的活髓切断术药物的高需求使得大量研究人员关注这一非常有前途的材料。大量研究已经证实，与其他所有的活髓切断术药物相比，MTA有更高的临床成功率和影像学成功率（24个月随访时为95%～100%）（Eidelman等，2001；Agamy等，2004；Moretti等，2008；Doyle等，2010；Erdem等，2011）。另外，最近的一篇循证医学综述中显示，MTA在能考虑到的大多数方面显示了绝对的优势（Smaï-Faugeron等，2014）。在AAPD（Dhar等，2017）最新的乳牙牙髓治疗指南中，推荐MTA作为首选药物。该材料的主要缺点是成本高，固化时间长（3～4小时），氧化铋会导致变色。MTA用于活髓切断术的操作如下：

（1）用高速金刚砂钻开髓。

（2）用低速球钻或挖匙去除冠髓。

（3）用盐水冲洗，用无菌棉球擦干。如果出血持续，表示充血，因此应进行牙髓摘除术或者拔除患牙。

（4）将MTA与无菌生理盐水按3∶1比例混合成糊状，放入牙髓腔。

（5）在MTA上放置玻璃离子水门汀。立即用复合树脂或预成牙冠修复牙齿。

波特兰水泥

PC是由水泥熟料研磨而成的细粉，由65%的石灰、20%的二氧化硅、10%的氧化铝和氧化铁以及5%的其他化合物组成（Steffen和van Waes，2009）。它是MTA的主要组成部分，作为一种更经济高效的材料，一直是人们关注的焦点。它也不含氧化铋，所以导致牙齿变色的情况较少。然而，氧化铋的缺乏使PC具有透光性。石灰中的砷含量已被证明与MTA中的砷含量相当，因此在临床实践中并不存在对其使用的禁忌证（Duarte等，2005）。最近，越来越多的研究对其临床适合性以及作为MTA的替代物提供了坚实的基础（24个月随访的临床成功率为94%～100%）（Holland等，2001；Min等，2007；Conti等，2009；Yildirim等，2016）。PC用于活髓切断术的操作如下：

（1）用高速金刚砂钻开髓。

（2）用低速球钻或挖匙去除冠髓。

（3）用盐水冲洗，用无菌棉球擦

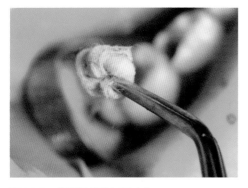

图4.1.3　使用湿棉球加压止血。

干。如果出血持续，表示充血，因此应进行牙髓摘除术或者拔除患牙。

（4）将PC和水混合成糊状，放入髓腔（图4.1.7）。

（5）放置玻璃离子水门汀。立即用复合树脂或预成冠修复牙齿（图4.1.8）。

(a)

(b)

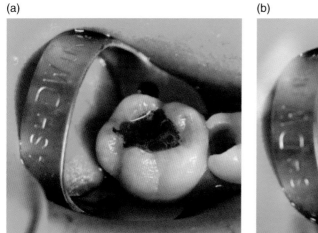

图4.1.4　（a）FS的应用。（b）FS使用后的牙髓断面。

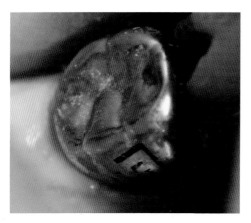

图4.1.5　使用预成金属冠进行最终修复。

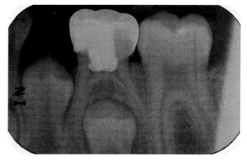

图4.1.6　活髓切断术并进行了预成金属冠修复的乳磨牙术后根尖片。

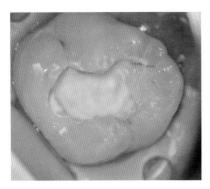

图4.1.7 在髓腔内放置波特兰水泥。

其他技术和材料
甲酚甲醛

FC能够在5分钟内使根管牙髓组织变干，这使得它多年来一直是治疗乳牙牙髓炎最常用的药物。其成功率为55%～95%（Fuks和Peretz，2016）。然而，Rolling和Lambjerg-Hansen（1978）研究发现，使用FC治疗的牙齿，尽管临床表现成功，但是在组织学上表现为邻近炎症部位的严重根尖周炎症，剩余牙髓组织有坏死的迹象，没有牙髓变干的迹象。尽管有这些发现，FC仍然是活髓切断术的选择，也是任何活髓切断术新药物进行比较的金标准。Nadin等（2003）发表了一篇关于乳牙牙髓材料的循证综述，发现没有证据表明有更好的牙髓切断的药物。1年后，国际癌症研究机构（IARC）（2004）宣布甲醛对人类具有致癌性，这导致牙髓切断新药物的研究明显增多。因此，笔者不推荐FC作为一种牙髓切断药物。

激光

铒激光器作为FC的替代品被引入。它们的去污和表面凝固作用，对底层的牙髓没有影响，使它们的使用似乎很有前景。然而，许多动物研究在牙髓愈合方面显示出相互矛盾的结果。虽然Shoji等（1985）没有发现剩余的根髓组织有可检测到的变化，但Jukic等（1997）报道了剩余的根髓组织有碳化、坏死、炎症浸润、水肿和出血。Saltzman等（2005）比较了二极管激光-MTA和FC-ZOE牙髓切断术，提出了激光-MTA组成功率低的问题可能是因为消融牙髓组织可能掩盖剩余牙髓组织炎症性充血的状态。由于其技术的精确性，激光活髓切断术先要学习激光的使用，费时且昂贵。当考虑将激光用于活髓切断术时，必须考虑到这些因素以及如何判断剩余牙髓的状况。

氢氧化钙

许多研究表明，氢氧化钙作为一种盖髓药物，可以使牙髓切断的牙髓断面

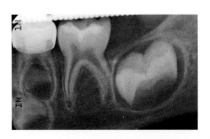

图4.1.8 预成金属冠最终修复后的术后X线片。资料来源：由Dr. med dent. Richard Steffen提供。

形成钙化桥，这种钙化桥在形态学上与牙本质非常接近。因此可以推测氢氧化钙可以促进剩余牙髓组织的保存或矿化。然而，大多数研究也发现牙根会出现内吸收现象（Huth等，2012；Oliveira等，2013）。可能是由于氢氧化钙颗粒的"栓塞"（Heilig等，1984），在牙髓组织中诱发炎症中心而导致牙根内发生吸收（Zurn和Seale，2008）。使用氢氧化钙进行活髓切断术的成功率为36%（Doyle等，1962）~77%（Waterhouse等，2000）。使用氢氧化钙作为FC活髓切断术的替代品时适应证选择标准必须非常严格（Waterhouse等，2000）。

戊二醛

戊二醛，一种具有优于FC固定性能的双醛，具有自限的穿透能力和低抗原性，最早由Kopel等（1980）用于活髓切断术。Garcia-Godoy（1986）在切除的牙髓上使用2%的戊二醛配方，19~42个月后成功率为98%。当与ZOE合并使用后，其成功率显著降低（Garcia-Godoy和Ranly，1987）。然而，Fuks等（1986）发现，戊二醛的牙髓切断成功率随着时间推移不断降低，从6个月的94.3%下降到25个月的82%，因此戊二醛只能作为FC活髓切断术备选替代物。

电刀手术

第一次尝试将电刀手术引入乳牙治疗是由Anderman（1982）提出的。这种方法的目的是牙髓碳化和变性后，在健康的根髓组织和垫底材料之间形成凝固性坏死的屏障，高效且无毒。然而，由于研究数量有限、样本量小（而且研究主要针对灵长类动物），与FC手术相比，电刀手术并没有显示出任何明显的优势（Ruemping等，1983；Shaw等，1987；Shulman等，1987）。

次氯酸钠

次氯酸钠（NaOCl）是一种成熟的抗菌冲洗剂，其不同浓度（1%~5%）都可以使用于根尖封闭或开放的恒牙根管冲洗。Vargas等（2006）通过12个月的追踪，发现在活髓切断术中使用次氯酸钠与FS具有相似的效果。后来的其他研究也显示成功率为82%~95%（Vostatek等，2011）。然而，还需要更长期的研究来证明NaOCl可以在活髓切断术中作为现有活髓切断术药物的有效替代品。

结论

对患者和临床医生更友好的生物相容性材料的需求不断增加。鉴于此，像Biodentine和EndoSequence这样的新型生物陶瓷材料正在向市场推出，以试图克服MTA和PC的已知缺点。然而，较少的临床病例（Grewal等，2016）和临床试验（El Meligy等，2016）还不足以证实和支持这些药物在乳牙活髓切断术中的使用。

4.2

乳牙牙髓摘除术
Pulpectomy of Deciduous Teeth

Klaus W. Neuhaus[1-2], Jan Kühnisch[3]

[1] Clinic of Periodontology, Endodontology and Cariology, University Center for Dental Medicine Basel, University of Basel, Basel, Switzerland
[2] Private dental office, Herzogenbuchsee, Switzerland
[3] Department of Conservative Dentistry and Periodontology, Ludwig-Maximilians-University, Munich, Germany

引言

儿科诊所的大多数牙科急诊与龋齿有关,据报道,龋齿约占所有儿童牙科患者的75%(Lygidakis等,1998;Wong等,2012)。如1.4节所述,患者可能有很长的疼痛史,应该仔细倾听他们或他们的监护人的描述,以支持诊断。因为在牙弓发育的过程中,乳牙在一定程度上履行了维持恒牙牙弓间隙的功能(参见5.4节),所以任何为儿童治疗的牙医都应将乳牙牙髓切断术作为保护乳牙的工具。如果没有恒牙胚,乳牙牙髓摘除术是非常必要的。

乳牙牙髓摘除术的适应证

乳牙牙髓摘除术的主要适应证是龋病对牙髓的影响:引起了不可复性牙髓炎、牙髓坏死或有/无症状的根尖周炎。另一种可能的适应证与牙外伤有关:牙冠折累及牙髓或牙髓坏死。牙髓摘除术的目的是清除发炎的牙髓和任何已经进入根管系统的细菌。有时最初的治疗计划是实行活髓切断术,但活髓切断术后根管口牙髓断面出血无法控制(见4.1)。图4.2.1所示病例,其近中根因能顺利止血而行活髓切断术,但远中根管因牙髓坏死而需行牙髓摘除术。在我们进行乳牙牙髓摘除术之前,需要拍摄完整牙齿的口内X线片,包括根尖区。这样的X线片将显示恒牙胚的存在与否,生理或病理性牙根吸收的程度和根尖孔的发育阶段,并且可以对初始工作长度(WL)进行估计。而且可以显示可能的根尖周骨吸收程度和龋坏深度与牙髓的关系。如果由于某种原因不能拍摄患者的X线片,则不可行牙髓摘除术。牙髓摘除术的禁忌证还包括:牙根未发育完全、根尖孔敞开、生理性牙根吸收累及根尖、病理性牙根内外吸收、无法修复的残冠、牙齿松动和预计在未来1年内自然脱落的牙齿。患者的不依从性本身不是禁忌证,因为使用镇静措施可以进行牙髓摘除术。然而。在一些国家,治疗的预期费用也可能使乳牙牙髓摘除术不可行。需要与拔除患牙然后制作间隙保

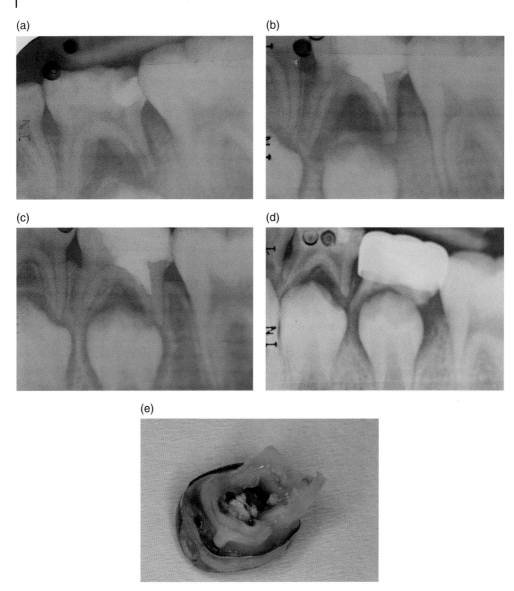

图4.2.1 （a）根分叉处透射影表明深龋病变治疗后牙髓坏死。（b）因为只有远中根管牙髓坏死，而近中根管的出血停止，因此对远中牙根进行牙髓摘除术（根管内封药：氢氧化钙/碘仿糊剂），同时对近中根管进行部分牙髓切除术。（c）根间病变愈合，3个月后复查。（d）用不锈钢冠进一步修复。（e）自然脱落后的牙齿。"不完美的"牙冠边缘对牙龈来说不是问题。然而，防止根管系统再次感染更加重要，在乳牙中必须使用可吸收的根管充填材料。

持器进行对比，或者考虑使用不锈钢冠作为永久修复。

就像在恒牙治疗中一样，在乳牙做牙髓摘除术时也必须放置橡胶障，因为橡胶屏障可以防止患者误吞根管器械或冲洗液，并防止牙髓再次被口腔细菌感染。如果不能使用橡皮障或类似的隔离措施，则不应进行牙髓摘除术。颊部肿胀本身并不是牙髓摘除术的禁忌证，但确实需慎重考虑。由于乳牙的解剖结构特点，在牙髓坏死早期就会出现肿胀（图4.2.2）（Schaffner等，2012）。对于刚出现肿胀症状和只有轻微的根尖周炎症的病例，牙医和监护人之间的共同决策应该是治疗的基础。如出现大面积骨吸收的情况下，特别是涉及恒牙牙胚时，治疗的选择应该是拔除患牙。

一次还是两次就诊

对于恒牙牙髓摘除术应该在一次还是两次就诊完成，一直存在相当大的争议。在儿童中，情况更简单：他们专注力有限，导致依从性有限，所以一次治疗是最好的。如果牙齿因为不可复性牙髓炎而接受牙髓摘除术，根管可能是无菌的，特别是在无菌的条件下进行治疗，完成一次性牙髓摘除术是没有问题的。如果有牙髓坏死、颊部或根尖部脓肿和肿胀，则有必要进行有效的根管系统消毒。好在根管充填材料与根管封药材料相同。因此，对于感染病例，建议尝试一次治疗，并在几周后重新评估后决定是否重新进入根管（Moskovitz等，2005；Farokh-Gisour等，2018）。大多数情况下，症状会消失，只要定期观察牙齿就可以了。

临床过程
局部麻醉

局部麻醉应小心操作（参见1.4节）。即使在牙髓可能完全坏死的情况下，局部麻醉也能帮助患者（和牙医）平静下来，而且在橡皮障夹钳施加压力的地方，局部麻醉也能麻醉牙龈。口腔

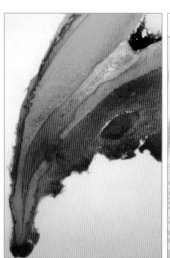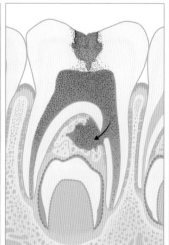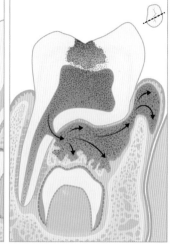

图4.2.2 乳牙常有侧副根管，有利于感染向牙根间区扩散，较早出现颊部肿胀。

黏膜的麻醉非常实用，颊侧的麻醉相对较容易，当颊侧黏膜已经麻醉后可以从颊侧龈乳头处注射以麻醉舌侧（腭侧）黏膜。

隔离及去龋

橡皮障隔离后，必须彻底清除龋坏组织。必要时，使用一步法粘接系统和大块充填复合树脂，在清洁的牙本质上做牙髓治疗前的粘接性预修复。这种粘接比传统水门汀粘接更紧密、更稳定，比树脂改良型玻璃离子水门汀更耐用。当牙齿因龋病或创伤导致牙本质丧失，引起根管冲洗过程中的明显渗漏时，需要先做牙髓治疗前的预修复（图4.2.3）。在严重发炎的牙髓中，局部麻醉可能不够，患者可能经历过持续强烈的疼痛。在这种情况下，应该避免一次性完成治疗，等牙髓急性炎症期过后，再进行第二次治疗。为了缓解疼痛，在髓腔内放置一个浸泡过抗生素或皮质类固醇膏的棉球，可减轻症状。第二次预

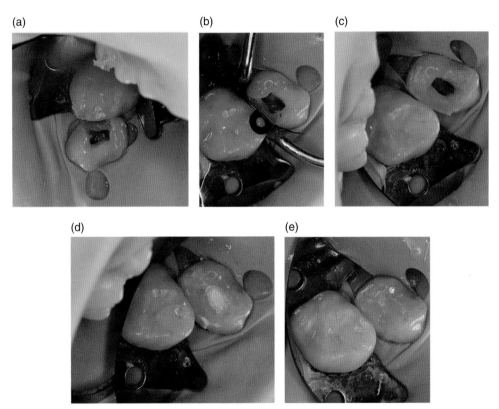

图4.2.3 （a）远中深龋妨碍了做牙髓摘除术时的有效清洁，没有远中壁，橡皮障也不像应有的那样紧密。（b）牙髓治疗前预修复的预备：去尽龋坏（不留下任何感染牙本质）和使用分段式成形片。（c）使用自酸蚀粘接剂和大块充填复合树脂材料修复远中壁。特别是在儿童牙科，因为操作时间受限，完成预修复后才可能进行安全冲洗。（d）使用Vitapex和Coltosol后。（e）用GIC临时填充。之后在临床和影像学再次评估后，若治疗效果稳定，则需要行永久修复。

约治疗时间为1周后，需请监护人注意治疗尚未完成。

根管成形

由于乳磨牙的牙根因恒牙牙胚导致的实际吸收程度比根尖片显示的更加严重（图4.2.4），所以一般乳牙的根管治疗工作长度约为根尖片显示的牙根长度的2/3。如果认为X线片显示了牙根的实际情况，也可以考虑使用比测量所得的

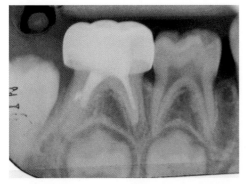

图4.2.4 为避免损伤恒牙胚，仅乳牙根管的上2/3需要根管预备。

WL短2mm的器械进行根管预备，尽管这样会增加根管穿孔的风险，特别是在乳磨牙牙根。使用可同时电子测量及控制工作长度的根管预备仪器可进一步防止不必要的根管预备，强烈建议在临床实践中使用。乳前牙牙髓摘除术通常不需要进一步扩大根管（图4.2.5）。然而，有时需要扩大根管口以达到根尖位置（图4.2.6）。拔除牙髓后应充分冲洗。在乳磨牙中，根管解剖结构可能很复杂，包括极端弯曲的根（参见1.1节）、融合的根管和副根管（图4.2.7）。因为根管口可能很小，所以良好的放大和同轴照明对牙医来说是有效的操作辅助。在使用旋转根管预备器械时，通常将开口锉作为单一的根管预备器械（图4.2.8）。如果不使用旋转器械，则应使用21mm的手动器械，按照递减的ISO尺寸（40.02，35.02，30.02，25.02）进行

(a)

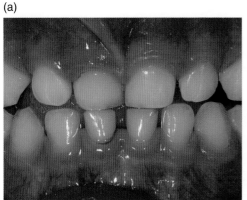

(b)

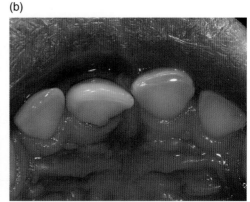

图4.2.5 （a，b）5岁男孩51牙的外伤性脱位，由于根尖牙髓断裂而丧失活力。（c）术前根尖片显示无生理性或病理性牙吸收迹象。（d，e）为了乳牙复位，使用了夹板和牙髓摘除术。（f，g）半年的随访显示切牙无症状，尽管根管内氢氧化钙有溶解。（h）最初治疗大约3年后，在脱落前诊断为根尖炎症，导致51牙拔除。

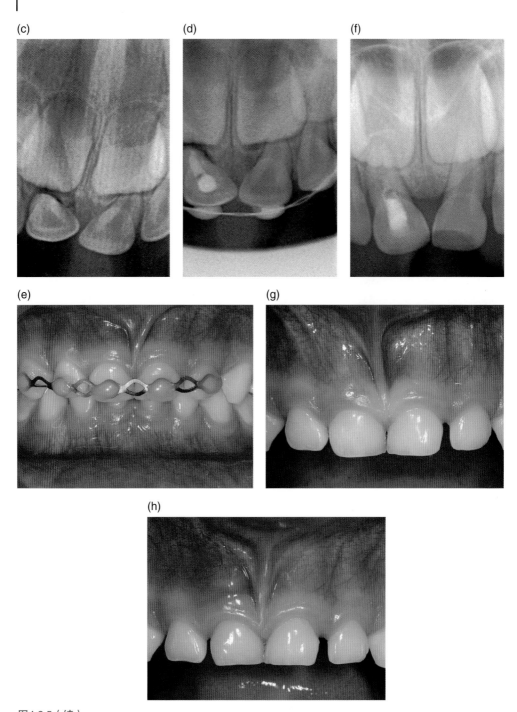

图4.2.5（续）

(a)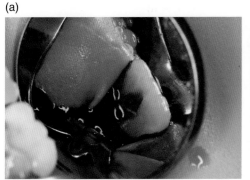

(b)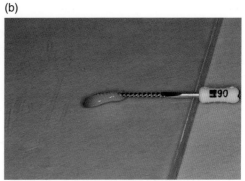

图4.2.6 （a）外伤牙开髓后牙髓出血。特别是在年轻患者中，髓腔较宽，需要一个大的开髓孔，以便（b）快速（手动）拔髓，并防止在冲洗过程中阻塞针头。

(a)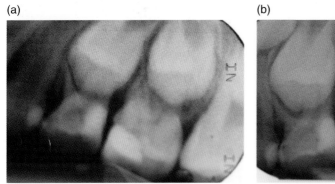

(b)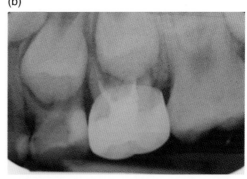

图4.2.7 （a）65牙周围疼痛肿胀。因为在这个阶段牙齿的保存被认为是至关重要的，所以计划进行牙髓摘除术。（b）需要用次氯酸钠冲洗以清除感染的软组织，"C"形根管被清理干净并用Vitapex充满。

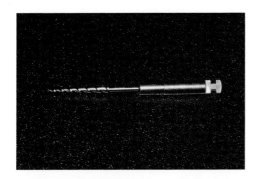

图4.2.8 在乳牙根管治疗中，通常建议采用冠向下技术。短的大锥度的旋转器械可以节省时间，因为它们通常可以作为单一的器械在根管预备过程中使用。

冠向下预备，这通常足以达到根中部。应该记住，对根管系统清理的不是靠根管成形步骤，而是冲洗步骤（Zehnder等，2003）。

消毒

如果使用橡皮障，则可以使用次氯酸钠进行冲洗。有些牙医害怕在乳牙中使用次氯酸钠，因为次氯酸钠冲出根尖孔后会发生并发症。当严格掌握适应证——闭合的根尖并且冲洗针比根管更细时，这种情况就不会发生。应使用30G带侧方开口的针头，必须避免使用时该针头阻塞根管。当组织的压力过大时，溶液有可能从根尖孔处溢出。冲洗液加声波（Neuhaus等，2016）、超声（Basrani，2011）或激光（Koch等，2016）系统也是可行的，没有冲洗液冲出根尖孔的风险（参见3.2节）。氯己定溶液也是一种有效的抗菌剂，但它没有组织溶解能力（Zehnder等，2003）。如果在根管中使用氯己定溶液，一定不要与次氯酸钠混合，因为两者会立即发生反应，沉淀形成有毒的氯苯胺。

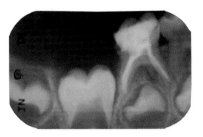

图4.2.9　尽管根器械只预备到了根管中部，但由于在髓底填塞水门汀的原因导致根管充填材料从根尖孔溢出。

断（Smaïl–Faugeron等，2018）。为了将充填的根管与髓底区分，可在髓底放置一层水门汀。这可能会导致根管糊剂从根尖孔溢出，临床上是不希望见到的（图4.2.9）。

根管充填/根管封药

用无菌纸尖干燥根管后，进行根充，最好使用注射充填系统并采用回填技术。封闭乳牙根管的首选材料是氢氧化钙/碘仿糊剂。6个月的临床成功率为100%，12个月的临床成功率为96%（Trairatvorakul和Chunlasisikaiwan，2008）。ZOE糊剂也可以使用，但6个月和12个月后的成功率较低（Trairatvorakul和chunlasikawan，2008）。两种糊剂均可被吸收且有阻射性，均可作为长期根管充填直到牙齿脱落。氢氧化钙产品也可以用于根管充填，但由于其水溶性，会随着时间的推移溶解得更快。因此，硅油基根管充填材料是首选。迄今为止，即使设计良好的临床试验也没有明确证据表明一种根管充填材料优于另一种，因此如何选择取决于临床医生的判

最终修复

为了防止继发龋再感染，最好的预防方法是使用粘接充填材料修复，如果是牙齿组织缺损比较大的情况，在粘接修复材料上再粘接不锈钢冠。这些修复工作应在炎症的临床症状消失后立即进行（Moskovitz等，2005）。另外，术后根尖片是必需的。

结论

牙髓摘除术在治疗乳牙深龋时是一个有效但比较昂贵的治疗方案。如果成本–依从性–效益评估的结果是倾向于保存乳牙，则应采取所有可能的措施对乳牙根管系统进行安全消毒，防止口腔微生物再次进入，这种牙髓摘除的乳牙预期能用到乳牙脱落。

4.3

乳牙拔除
Tooth Extraction

Hubertus van Waes

Clinic of Orthodontics and Pediatric Dentistry, Center of Dental Medicine, University of Zurich, Zurich, Switzerland

引言

由于乳牙的价值有限，决定其拔除比在恒牙中更容易。然而，我们应该时刻记住，乳牙对食物的咀嚼、美观和语言都很重要，而且它是恒牙列的空间保持器。因此，脱落的乳牙会导致各种各样的问题，并需要进一步的治疗使恒牙列正常建立。另外，将受感染的乳牙留在原处会伤害后续恒牙胚。而在拔乳牙的时候有时候也会意外损伤恒牙胚。因此，一般来说，在拔除乳牙后，不需要去除任何肉芽组织。一旦消除了感染的根源，肉芽组织就会消失，所以没有必要在该处搔刮，从而使牙胚处于危险之中，瘘管的处理也是如此。

在多颗乳牙需要拔除的情况下，如在儿童早期龋齿的情况下，使用缝线或止血海绵来消除术后出血的风险是有用的，因为术后出血可能会对儿童造成恐慌和损伤。拔除牙根分叉很开的磨牙会导致牙槽骨的扩大，有时会造成软组织的分离。在这些病例中，可能需要使用

可吸收的缝线（图4.3.1）。在每次治疗前，需要对牙齿进行X线检查，以评估牙根吸收的状态和形状以及与恒牙牙胚的关系。根据这些信息，可以选择不同的入路，如可以将乳磨牙的近中和远中根分开再拔除。与牙槽骨发生固连的磨牙的拔除是一项特殊的挑战。他们的牙根由于牙周骨质出现替代性吸收，该区域牙槽突垂直生长受到影响。这些牙齿可能低于咬合平面，甚至可能覆盖在牙龈下，这使得用拔牙钳夹取和移动它们非常困难。由于替代性吸收，很有可能在拔牙后会有残留的根留在原位。然后要决定它们是否可以保留，或者是否需要完全拔除，以允许邻近牙齿的正畸移动。通常情况下，当恒牙在这个区域长出时，这些残余牙根会被吸收，但当牙齿矫正移动时，这些残余牙根会抵抗骨吸收和骨重塑。在这种情况下，牙齿正畸移动到拔牙的位置可能会严重受阻。

中切牙拔除

由于中切牙解剖形态特点，拔除乳

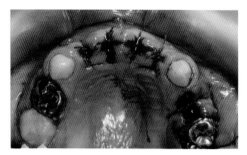

图4.3.1 小儿全身麻醉下多颗牙拔除后应用可吸收缝线。

中切牙通常很简单，在切断牙周膜纤维后用钳子旋转拔除。然而，由于其与继承恒牙胚距离很近，所以不要将牙冠向唇侧移动太远，因为这将导致牙根尖向恒牙所在的腭侧移动（图4.3.2）。

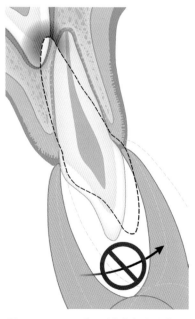

图4.3.2 牙冠的唇侧过度移动有损坏恒牙的危险。

磨牙的拔除

虽然中切牙的拔除通常快速而简单，但乳磨牙却很难拔除（Van Waes，2001）。特别是在有轻微生理性吸收的年轻患者中，这些非常长且分叉的根很难脱位。由于根的直径较小，形状弯曲，折断是很常见的。磨牙由于牙根长甚至牙根固连，常常很难脱位，所以在乳牙和刚长出的恒牙之间使用牙挺时要格外小心。在牙间作为支点力的作用下，容易无意中使相邻的恒牙而不是乳牙脱位（图4.3.3）。因此，拔除乳牙通常是使用钳子夹住乳牙后向颊侧和舌侧摇动。用力摇动一段时间，以扩大牙槽窝，便于拔除大而分叉的牙根。在拔除乳牙的过程中，位于弯曲根之间的继承恒牙胚可能经常会被意外损伤，甚至被拔除。这突出了X线片和术中入路的重要性。特别是在下颌，可能需要用牙挺将乳牙劈开，然后分别取出近中和远中部

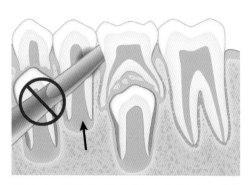

图4.3.3 不能对刚萌出的牙齿使用牙挺，因为它可能会代替目标乳牙脱位。应该以牙槽骨作为支点。

分（图4.3.4）。在恒牙非常接近乳牙根分叉处的情况下，必须小心分割。如果切口不够深和足够大，断片脱位可能会有困难；若延伸至根分叉区，恒牙可能受损（图4.3.5）。这种情况也可能发生在牙冠严重受损的情况下，因为在磨牙上没有骨头，所以需要使用特殊的镊子来夹住磨牙根分叉处。

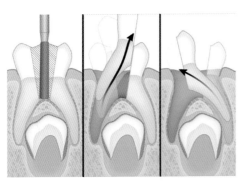

图4.3.4 拔除下颌乳磨牙前的分割示意图。切口必须一直延伸到根分叉处，同时不能损伤恒牙。

急诊情况下的乳牙拔除

乳牙牙髓受感染（如严重龋病）可导致局部脓肿或水肿。不像在成人中，很少需要脓肿切开，因为乳牙不太可能产生脓液，这是由于可见的、有时令人印象深刻的肿胀主要都是水肿。如果是脓肿的情况，拔除乳牙将使脓肿得到引流，因为这种感染的来源相较成人比较表浅。一般来说，拔牙在技术上很容易，因为儿童的骨头会因为炎症而迅速吸收，牙齿也会变得非常松动。牙科医生最关心的是疼痛的控制和患者的配合度。为争取时间，加强配合，改善局部麻醉条件，可能需要开抗生素和止痛药（AAPD，2017）。

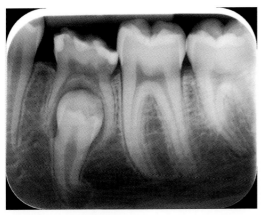
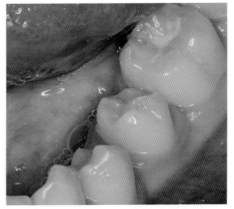

图4.3.5 一颗牙槽骨固连的第二乳磨牙的X线片。牙医决定用钻针把牙齿切开。继发恒牙萌出后，钻针对颊尖的损伤显而易见。

第5章

缺失牙齿的处理
Management of Missing Teeth

5.1

口腔修复考虑因素：临时性和长期性治疗选项
Reconstructive Considerations: Temporary and Long-Term Treatment Options

Nicola U. Zitzmanne, Nadja Rohr

Department of Reconstructive Dentistry, University Center for Dental Medicine Basel, University of Basel, Basel, Switzerland

引言

出于美观和功能方面的考虑，前牙缺失需要及时地用临时性或永久性修复体进行代替（Zitzmanne等，2015b）。特别是在儿童和青少年当中，前牙缺失通常是意外或之前的创伤引起的并发症（如牙根外吸收、牙固连）。上颌中切牙是最常受到创伤影响的牙齿（Andreasen，1992；Borum和Andreasen，2001）。其次最常见的缺失牙是侧切牙，另外还有1%~3%的人出现发育不全（Kavadia等，2011；Andrade等，2013）。为了避免患者终身需要修复性治疗，用患者自身的牙齿材料关闭缺牙间隙是治疗首选。

在考虑自体牙移植或正畸关闭间隙时，需要进行全面的诊断并制订治疗计划。由于种植体植入的潜在并发症，特别是在年轻女性和具有高角生长模式患者的上颌前牙区域，单颗牙种植应推迟到成年后（Zitzmann等，2015a）。在此期间，尤其是当青少年的正常发育被影响时，应采用无创性的长期临时修复体，直到达到能进行种植的标准。

当没有正畸关闭间隙的指征却仍需要进行正畸治疗时，在这一阶段，带有托槽的人工牙可以被简单地结合在固定矫治器上。对于年轻患者的前牙修复，树脂粘接的固定义齿（FDPs）是最好的，它为成长中的患者提供了微创、临时性、半永久甚至永久修复的可能性。此外，根据邻牙的情况，可以考虑使用带悬臂的单冠，或者是FDPs（三单元桥）。对于处于青少年时期进行的任何修复性治疗，应该选择创伤最小的治疗方案，因为重复治疗会伴随患者的一生。

处理生长发育期间前牙缺失的治疗方案

当青少年时期混合牙列中的恒牙脱落时，必须进行全面的全口检查。辅以口腔全景片以评估潜在的发育不全（表5.1.1）。

当整个牙列的近中移动不可行或无明显指征时（如上颌骨重度畸形或前磨

表5.1.1 在临床检查和全景影像评估中的各项要素

要素	标准	临床意义
牙齿和牙齿发育	正常 患颌的发育不全 前磨牙已拔除	正常混合牙或恒牙的正畸间隙关闭；如果受影响的颌骨已经缺牙，则不建议间隙关闭
面部形态和骨骼情况	直颌 凸颌 缩颌	上颌骨后缩会限制正畸间隙关闭，但可以考虑在前牙区关闭间隙并在前磨牙区打开间隙
骨骼生长	正常/中头型 高角型 底角型	推迟对高角型患者的种植体治疗（Zitzmann等，2015a）
上颌各切牙和尖牙的牙齿形态	外形、轮廓和颜色的匹配 颜色和形状上的巨大差异	正畸间隙关闭后，根据需要，考虑用复合树脂充填将侧切牙转变为中切牙或将尖牙转变为侧切牙（Stenvik和Zachrisson，1993；Czochrowska等，2003；Zachrisson，2007）

牙发育不全），我们可以借由前牙的间隙关闭来为第一前磨牙或第二前磨牙区域的单牙种植打开空间，因为那里种植体定位相对简单（Zachrisson，2006）。当自体牙移植或正畸间隙关闭都不适用时，必须用某种修复方法来维持单颗牙的间隙，以避免邻牙移入此间隙（Zitzmann等，2015b）。

修复性治疗选择

树脂粘接修复体使微创治疗变得便利，允许患者在成年后能进行再治疗，或推迟治疗直至更合适种植牙的年龄（Zitzmann等，2010，2015a；Kern和Sasse，2011；Kern，2017）。我们必须意识到，在青少年的美观区上的任何修复性治疗都很可能需要重新治疗，特别是由于年轻人的牙龈成熟后会出现1～2mm的萎缩（Hujoel等，2005）。

（1）短期临时牙可以在椅旁制作，使用拔除牙的牙冠部分（图5.1.1）、义齿牙或用玻璃纤维增强粘接的复合树脂固定在近中和/或远中邻牙上（图5.1.2）（van Heumen等，2009）。纤维增强复合树脂粘接修复体作为长期临时牙的适应证有限，因为4.5年后的存活率降低为73%（van Heumen等，2009），有牙周病史的患者4年后的存活率降低为90%（Li等，2016）。间接树脂粘接临时牙最简单的设计是Rochette型，用粗糙的穿孔金属增强物粘接到邻牙上，无须任何牙体预备（图5.1.3）（Rochette，1973）。

（2）由于粘接技术的发展，金属加固或全瓷树脂粘接的修复体被用作长期

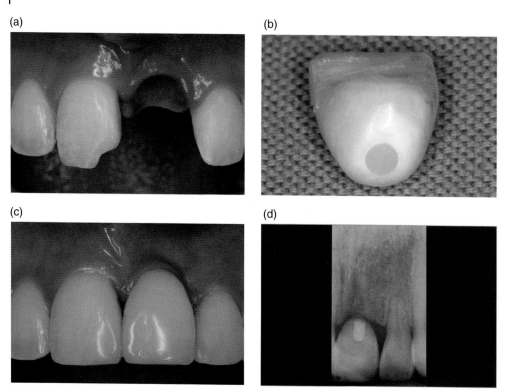

图5.1.1 （a～d）短期临时粘接修复体，患者的牙齿被粘接固定在邻牙处。资料来源：由Dr. Gabriel Krast提供。

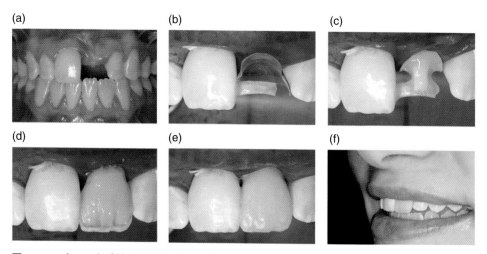

图5.1.2 （a～f）玻璃纤维增强复合树脂的短期临时粘接修复。资料来源：由Dr. Gabriel Krast提供。

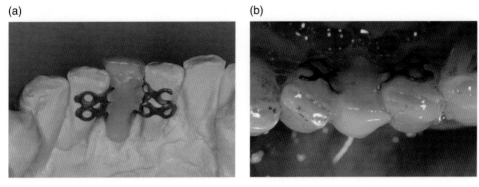

图5.1.3 （a，b）Rochette型粘接修复。

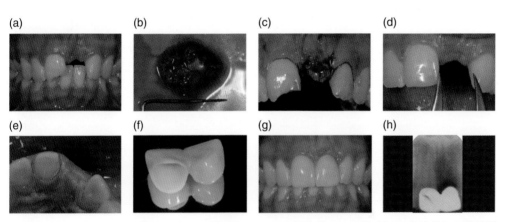

图5.1.4 （a~h）间隙宽度减少（21牙位置）和11牙冠折的情况，用结缔组织移植进行牙槽嵴增高，最少的牙冠制备然后使用瓷贴面氧化锆悬臂修复。

的临时性修复体甚至作为永久性治疗方案。对于这些由口腔技师制作的间接修复体，需要对牙体进行微创预备，包括去除倒凹，确定边缘线和腭支托，以便在粘固过程中明确最终就位位置。除了粘接剂固位，金属结构还允许用细的沟或钉进行固位形预备，这在陶瓷中是无法实现的。

（3）当邻牙变色或需要改变形态和轮廓时，或在拒绝正畸调整但需要减小间隙时，可以考虑使用悬臂式单冠（图5.1.4）。

（4）经过根管治疗的邻牙可以采用传统的三单元FDPs（如采用全瓷和粘接固位），可以实现最少的预备并保留冠部牙齿结构（图5.1.5）。

树脂粘接修复体的设计和材料选择

对于树脂粘接的FDPs，可以使用金属或陶瓷框架，加上长石陶瓷饰面。金属树脂粘接的FDPs可以设计成单翼或双翼（单个或两个固位体），以在近中或

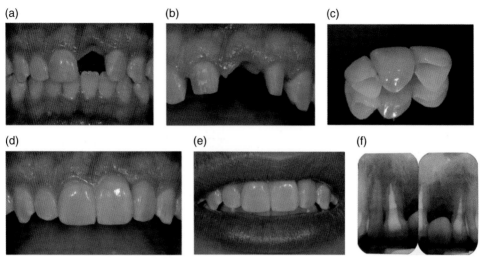

图5.1.5 （a~f）18岁患者（8岁时经历过创伤），21牙缺失，邻牙根管治疗，二硅酸锂FDPs修复。

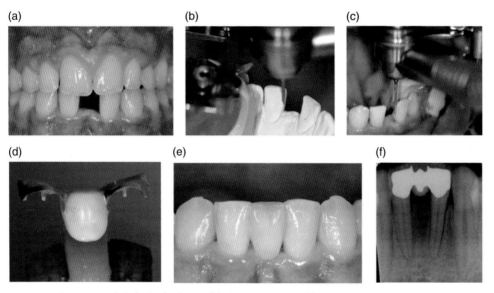

图5.1.6 （a~f）15岁患者（8岁时经历过创伤），31和41牙缺失，需要在正畸治疗后关闭间隙，诊断，口内用Parallel-A-Prep预备引导沟，用金属增强树脂粘接FDPs修复。

远中基牙上固位（图5.1.6）。它们可以用最多4个桥体取代一颗或多颗缺失的牙齿（即当下切牙必须被替换，而尖牙作为基牙时，表5.1.2）（Zitzmann等，2015b）。除粘接剂外，固位形预备有利于金属树脂粘接FDPs的固位，特别是当基牙舌侧的牙釉质结构欠佳时（如老年患者）。预备最好用口内平行线面测量

表5.1.2　单翼和双翼金属或全瓷树脂粘接的FDPs的材料和适应证

地点	要更换的桥体/牙齿的数量	基牙的数量（单翼或双翼）	材料	适应证
前牙	1	1	全瓷	短期或长期，需要0.7~1.0mm的间隙
		1或2	金属	长期，需要0.3~0.5mm的间隙。在牙釉质层可能受到损害的情况下，预备固位形是可行的。完全满足固位的要求（如正畸治疗牙齿移动后）
	2	2	金属	长期、稳定的夹板固定
		2×1翼	全瓷[a]	短期或长期，足够的间隙
	3~4	2	金属	下中切牙
后牙	1	2	金属	
			氧化锆	非常规性

[a] 二硅酸锂或氧化锆。

资料来源：改编自Zitzmann等（2015b）。

器（Parallel-A-Prep，Dentatus，USA）来进行。这包括建立平行壁以容纳平行引导沟，消除倒凹以更好地利用整个牙釉质表面，制备这些引导沟还能帮助维持形态和增强抗力形以对抗颊部力量，以及维持殆面/腭部静态咬合和足够的腭部间隙（Marinello等，1991）。

对于口内平行线面测量器的使用，建议在石膏上进行诊断预备，以便为平行引导沟的预备选择一个类似的插入路径。这些引导沟应被整齐地排列从而使其被金属框架所包围，无法从唇侧看到，其切端与腭侧对齐，确保末端不靠切缘太近，并且基牙的切1/3可以没有任何金属覆盖。在永久修复体制作完成之前的临时修复期间，可以用白色的牙胶覆盖引导沟（DeTrey Dentsply，Konstanz，Germany）。对于树脂粘接的

金属FDPs，则可以使用贵金属和非贵金属合金（铬-钼）。这些操作需要先在评估模型上上蜡，以方便铸造细的固位钉和沟。贵金属允许使用传统的陶瓷材料，而非贵金属由于其高弹性模量，有利于薄的附件和小连接体连接，但在陶瓷贴面之前，必须使用贵金属层来覆盖氧化变色的表面。

早期的研究记录了树脂粘接的FDP存活率的下降，5年后的存活率为88%，其中有19%的修复体失去了固位（Pjetursson等，2008）。然而，固位形预备的应用比非固位形的设计带来更好的结果，10年后的存活率达到了95%（Rammelsberg等，1993；Behr等，1998）。根据近期的一篇综述，两单元与三单元粘接金属修复体的脱粘率没有差异（Wei等，2016），但在修复上颌切

牙时，两单元金属修复体比三单元FDPs更合适（Botelho等，2016）。

全瓷修复体是压铸或机器加工切削成形，由二硅酸锂陶瓷（IPS e.max Press/IPS e.max CAD; Ivoclar Vivadent，Schaan，Liechtenstein）、玻璃渗透氧化铝（In-Ceram Alumina; Vita，Bad Säckingen，Germany）或氧化锆（LAVA; 3M ESPE，St Paul，MN，USA）制成。由于这些材料不允许增加固位沟或钉，固位完全依赖于复合树脂与健康牙釉质的粘接（图5.1.7a~f）。预备包括邻面四周倒凹的轻度预备，划出清晰的边缘分界线，以及在粘接过程中能够准确就位的舌隆突。为了确保粘接过程中的准确就位，可以使用流动树脂在邻牙上制备一个静止夹板（Stimmelmayr等，2016）。氧化锆需要0.7mm的腭侧间隙，而二硅酸锂则需要至少1mm。这些要求可能会干扰对整

个舌侧表面健康牙釉质结构的需求，因为在这个区域只有0.5mm厚牙釉质（Atsu等，2005），且对牙本质的粘接是减弱的（Özcan和Mese，2012）。鉴于这种差异，深覆盖情况可能是反对采用全瓷修复体的一个指标，而金属——特别是非贵金属合金——可以设计成0.3~0.5mm厚的薄层。二硅酸锂的适应证仅限于前牙修复，因为它的抗断裂能力有限，而且要求和连接体的接触面积至少要有$8mm^2$。对于氧化锆树脂粘接的FDPs，建议连接体的表面为6~8mm^2。

双翼全瓷树脂粘接FDPs（In-Ceram）的10年存活率为74%，而单翼修复体的存活率为94%（Kern和Sasse，2011）。双翼修复体的使用失败与一侧连接体区的断裂有关，修复体被保留为单翼树脂粘接的FDPs（Kern和Sasse，2011；Wei等，2016；Kern，2017）。

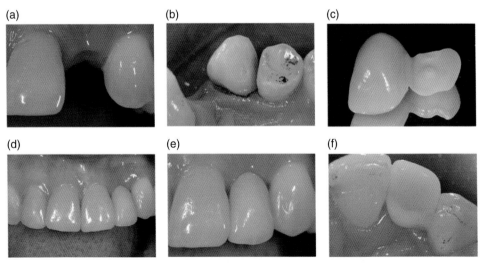

图5.1.7 （a~f）22岁的患者，显示23牙的最小预备（11和21已经做了冠）。使用二硅酸锂单翼修复体，悬臂上没有咬合或功能接触。

为了避免单翼修复体中杠杆臂的过度负荷，应尽量减小在悬臂处的咬合和功能接触。据报道，使用树脂粘接的二硅酸锂单翼FDPs时有崩瓷，但没有断裂或脱粘的现象，这些FDPs主要用尺寸为16mm²的大连接体插入前牙区（Sailer等，2013）。而使用树脂粘接的单翼氧化锆FDPs时，15个修复体中有2个发生了早期脱粘，且可被成功地再粘接，4年后有100%的存活率（平均53个月）（Sailer和Hämmerle，2014）。因为即使是在成年人和健康的牙周条件下，牙齿的位置也不是完全稳定的，所以应该扩大悬臂和邻牙之间的接触面积。

树脂粘接FDPs的粘接剂

树脂粘接的FDPs长期效果的改善主要与粘接过程中的新技术有关（Zitzmann等，2015b）。获得的粘附力既依赖于微机械固位，也依赖于特殊单体与粘接剂的化学作用。因此，含有10-甲基丙烯酰氧癸基二氢磷酸酯（MDP）的复合树脂粘接系统是更好的（即Panavia F2.0或V5（Kuraray，Kurashiki，Japan）或RelyX Ultimate（3M ESPE）。当然，任何金属修复体都必须选择不透光的粘接材料，以避免出现任何变暗和脱色，而全瓷修复体则使用牙色的粘接剂。在牙齿表面，用磷酸（35%～37%，30～60秒）酸蚀牙釉质表面后，可以达到最好的机械固位，随后必须避免与唾液接触。无论使用何种修复材料，在最后试戴后都

应使用氯仿或异丙醇与棉球进行表面清洁和脱脂（表5.1.3）（Zitzmann等，2015b；Rohr和Fischer，2017）。

氧化锆是一种不含二氧化硅的多晶陶瓷材料，因此与玻璃陶瓷或金属结构的同类材料相比，它与树脂基粘接剂的粘接性较差（Özcan和Vallittu，2003）。氧化锆和金属合金结构都需要进行表面预处理以获得足够的粘接力（Rohr等，2017）。通常建议使用喷砂来获得表面微固位形。在用于喷砂的不同磨料中，所谓的摩擦化学二氧化硅涂层提供了最持久的结果。这涉及先用30μm的二氧化硅包被的氧化铝颗粒进行喷砂作业，然后使用硅烷偶联剂（Kern和Thompson，1993；Özcan等，2008a，2008b）。喷砂是在椅旁（如CoJet；3M ESPE）或用相关的技工室设备（Rocatec soft；3M ESPE）来进行的。这种硅化过程不仅使表面粗糙化，而且还会在修复体表面留下含硅层，这将加强其通过相应的含硅烷粘接剂与复合树脂的化学结合。用于氧化锆的粘接剂通常以γ-甲基丙烯酰氧基丙基三甲氧基硅烷（MPS）、MDP或两者的组合为基础，并在结晶陶瓷和复合树脂粘接剂间形成共价键。此外，一些粘接剂还含有甲基丙烯酸酯单体、填料和溶剂，这些都会影响其润湿性能（Inokoshi等，2014）。

对于贵金属合金缺乏表面的金属氧化层，粘接机制主要依靠复合树脂粘接剂与修复体表面的摩擦化学二氧化硅包

表5.1.3 金属和全瓷树脂粘接FDPs（来源：修改自Zitzmann等，2015b）

修复材料	复合树脂水门汀	清洁/（试戴后）修复体的微固位	修复体的预处理	牙釉质的预处理
一般程序		清洁和脱脂（氯仿，异丙醇）表面粗化和改性 用水冲洗或者超声清洗和吹干		牙釉质酸蚀（磷酸，35%～37%，30～60秒）
氧化锆	含有MDP的复合树脂水门汀系统（如Panavia V5, RelyX Ultimate）	喷砂可选择涂有二氧化硅的颗粒（如Cojet 30μm或Siljet 30μm）	含有MDP的瓷预处理剂和硅烷偶联剂（如Clearfil Ceramic Primer plus, Scotchbond Universal Adhesive）	粘接剂（如Panavia V5 tooth primer, Scotchbond Universal Adhesive）
二硅酸锂玻璃陶瓷（可酸蚀）	含有MDP的复合树脂水门汀系统（如Panavia V5, RelyX Ultimate）或 传统的BIS-GMA底复合树脂水门汀（如Variolink II Esthetic）	氢氟酸蚀（如5%，20秒）	硅烷偶联剂（如Clearfil Ceramic primer Plus, Scotchbond Universal Adhesive, Monobond Plus）	粘接剂（如Panavia V5 tooth primer, Scotchbond Universal Adhesive, Syntac Classic）
贵金属和非贵金属（铬钴）合金	含有MDP的复合树脂水门汀（如Panavia V5, RelyX Ultimate）	含有氧化铝颗粒的喷砂，可选含有二氧化硅涂层（如Cojet 30μm或Siljet 30μm）	偶联剂（如金属预处理剂，Scotchbond Universal Adhesive）	粘接剂（如Panavia V5 tooth primer, Scotchbond Universal Adhesive）
纤维-增强复合树脂	含有MDP的复合树脂水门汀（如Panavia V5, RelyX Ultimate）或 传统的BIS-GMA复合树脂水门汀（如Variolink II Esthetic）	含有氧化铝颗粒的喷砂，可选含有二氧化硅涂层（如Cojet 30μm或Siljet 30μm）	硅烷偶联剂（如Clearfil Ceramic Primer Plus, Scotchbond Universal Adhesive, Monobond Plus）	粘接剂（如Panavia V5 tooth primer, Scotchbond Universal Adhesive, Syntac Classic）

MDP, 10-甲基丙烯酰氧癸基二氢磷酸酯。

被的硅烷偶联剂之间的化学作用。作为与贵金属粘接的另一种方法，可以使用含有硫代磷酸甲基丙烯酸酯的专用金属粘接剂，其粘接的机制为有机硫化合物和贵金属元素相互间的化学作用（Ikemura等，2012）。

对玻璃基陶瓷（如二硅酸锂）的粘接方法已较为成熟。氢氟酸（HF）可以选择性地去除玻璃基质，并暴露出陶瓷的晶体结构，以产生一个微网状的表面。与传统的玻璃陶瓷不同，建议将二硅酸锂陶瓷的酸蚀时间缩短至20秒（4.9%HF凝胶）。同样，可以使用含有硅烷的陶瓷粘接剂来增加润湿性，以促进其与二氧化硅表面的化学结合。

为了简化粘接程序，同时对不同的修复材料产生可靠的粘接力，结合了硅烷甲基丙烯酸酯和磷酸甲基丙烯酸酯（如Clearfil Ceramic Primer Plus，Kuraray），可能还含有硫代磷酸甲基丙烯酸酯（如Monobond Plus，Ivoclar Vivadent）（Attia和Kern，2011）的通用粘接剂问世了。为了更进一步简化粘接步骤，新一代通用粘接剂（Scotchbond Universal，3M ESPE）出现了，其中相同的单体在修复体和硬组织表面均可使用。然而，关于这种方法的有效性的数据相对较少。

在附着体内部形成微固位表面后，树脂粘接的FDPs将被水或超声清洗，并用压缩空气干燥。作为最后的处理，相应的粘接剂将被涂在修复体和酸蚀过的牙釉质表面上，随后涂上复合树脂水门汀（表5.1.3）。双层固化的复合树脂水门汀的聚合将由化学（如过氧化物）和光（如樟脑醌）激活的引发剂所催化。聚合反应从粘接剂和催化剂的混合开始，随之将激活化学引发剂。因此，操作时间十分有限。光固化可以让聚合反应在修复体已正确就位，并且已移除多余的粘接剂的前提下开始固化反应。当使用金属结构并且其唇侧的接触区在粘接后略微可见时，该区域可以用一薄层复合树脂覆盖，在去除表面多余的粘接剂以及像传统充填步骤一样对表面进行酸蚀和粘接后使用（图5.1.6d）。

结论

粘接固位的新技术促进了树脂粘接的FDPs长期数据的改善，它可以作为一种临时或最终的修复治疗选择。虽然树脂粘接的单翼全瓷FDPs是用于替换单颗缺失前牙的最佳选择，但具有单翼或双翼的树脂粘接的金属陶瓷FDPs也可用于替换一颗或多颗牙齿，特别是当除了粘接固位外还需要额外的固位时。

致谢

笔者要感谢口腔技师Alwin Schönenberger和Clemens Gessner的修复作品。

5.2

脱位牙的处理
Management of Avulsed Teeth

Andrea Zürcher, Andreas Filippi

Department of Oral Surgery and Center of Dental Traumatology, University Center for Dental Medicine Basel, University of Basel, Basel, Switzerland

引言

通常脱位的乳牙不会被再植（Filippi和Krastl，2007；Andersson等，2012），而处于恒牙期的儿童和青少年往往缺乏保存牙齿的选择。因此，即使预后并不一定是理想的，脱位的恒牙也应该再植（Andersson等，2012）。

在牙外伤中，主要受影响的是上颌前牙（von Arx等，2000）。牙冠折是恒牙中最常见的损伤（Filippi和Krastl，2007，而在0.5%～3%的病例中能观察到牙脱位现象（Glendor等，1996；Andreasen和Andreasen，2007）。在脱位的情况下，牙齿完全离开牙槽骨，牙周韧带与牙髓也一同被损伤，同时可能还伴有骨折、软组织撕裂以及牙折现象（Andreasen和Andreasen，2007）。

尽管牙髓撕裂和较大的牙周病变并不总是同时发生，牙齿松动、侧向移位和脱位通常不伴随着创伤，但在牙齿脱出性脱位和牙齿嵌入性脱位的情况下，牙周和牙髓治疗的需求最为迫切（Andreasen和Andreasen，2007）。相较于牙嵌入性脱位，脱出性脱位的牙周预后是由遭遇意外后的牙齿的救治链决定的（von Arx等，2000；Filippi，2009b；Andersson等，2012）。非生理性的储存、脱水、根部表面的消毒或清洁都会不可逆地破坏根部表面的牙周细胞（成牙骨质细胞、牙周成纤维细胞）（Pongsiri等，1990）。牙齿随后因为牙根替代性吸收而脱落（Andreasen等，1995b；Andersson和Malmgren，1999；Kawanami等，1999；Filippi等，2000b）。除了牙齿的救治链，牙髓的存活也与根尖孔的直径相关（Andreasen等，1995a）。如果这个直径明显小于2mm，则不可能进行血管重建且需要进行早期牙髓治疗。

与其他一些牙科意外事故相比，恒牙脱位应被视为牙科急症，需要引起立刻重视和治疗（Andersson等，2012）。

术语

牙脱位被归类为牙齿的意外脱位损伤之一，描述为牙周支抗的完全丧失。因此，在骨科领域使用的术语，如"脱位""全脱位""脱出性脱位"和"脱臼"不应该用于现代牙科创伤学（Filippi，2009a）。

事故现场的急救措施

恒牙脱位后应尽快寻找脱位的恒牙，并将其置于细胞生理性适宜的介质中。在16岁以下的所有牙科意外事故中，约有80%发生在学校和家周围100m范围内（Onetto等，1994）。因此，重要的是让监护人（家长和教师）了解牙齿脱位后如何立即采取行动（Lieger等，2009）。巴塞尔牙科创伤学中心已多次为公共机构提供了信息海报，如今这些海报应悬挂在可能发生频繁牙科意外事故的地方，如小学、游泳池和健身房（图5.2.1）（Filippi，2009b）。牙齿抢救箱是脱位的牙齿最好的细胞生理环境（Dentosafe，Medice，Iserlohn，Germany or miradent SOS Zahnbox，Hager & Werken，Duisburg，Germany），其中包含一份器官移植液。这使得牙根表面的牙周细胞在室温下至少可以存活24小时（Pohl等，1999）。如果无法立即使用牙齿抢救箱，冷牛奶或保鲜膜可能是一个短期的替代品（Blomlöf，1981；Andersson等，2012，Zeissler-Lajtman等，

2017）。在此情况下，细胞可以最多存活2小时。一般不建议在唾液或水中进行非生理性储存（Pongsiri等，1990）。

牙科诊治的流程
病史和诊断

当一个恒牙脱位患者开始接受牙科诊治时，应检查储存脱位牙的介质。如果该牙齿没有放在牙齿抢救箱的介质中，应立即将其重新安置到一个牙齿抢救箱中。

特殊病史包括意外事故的细节和颅脑创伤的可能体征。当某些症状在检查过程中显现出来时，应该引起注意，例如神经衰弱、恶心或呕吐以及严重头痛。如出现怀疑指征，应安排进一步的医学检查。此外，患者对破伤风的免疫状态也要弄清（von Arx等，2000；Andreasen和Andreasen，2007；Trope，2011；Andersson等，2012）。

临床口腔诊断包括所有口外检查和口内检查，以便对损伤有一个全面的了解。按照HEPAG分类进行诊断是很重要的：应该对可能受牙科事故影响的5种组织进行单独评估——牙体硬组织、牙髓、牙周膜（PDL）、牙槽骨、牙龈/口腔黏膜（HEPAG分类）（图5.2.2）（Ebeleseder等，1998；Filippi等，2000a；von Arx等，2000）。此外，还要对空虚牙槽窝和周围邻牙进行放射影像检查（口内牙片）（图5.2.3），仅在特定的临床情况下需要全景片或数字体积

Zahnunfall

Zahnunfälle passieren zu Hause, in der Freizeit oder beim Sport – junge Menschen sind besonders betroffen. Richtig erkannt und behandelt, können auch schwer verletzte Zähne häufig erhalten werden. Deshalb:

1. **Ruhe bewahren – Zahnerhalt ist meistens möglich, wenn Sie richtig handeln!**

2. **Sofort Zahnarztpraxis oder Zahnklinik aufsuchen – bei jedem Zahnunfall!**

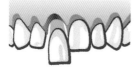

Zahn locker oder verschoben

Den Zahn in seiner Position belassen und umgehend einen Zahnarzt aufsuchen.

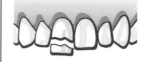

Zahn abgebrochen

Das abgebrochene Zahnstück suchen, in Wasser legen und damit zum Zahnarzt gehen.

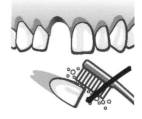

Zahn ausgeschlagen

Den ausgeschlagenen Zahn in eine Zahnrettungsbox legen (erhältlich in Apotheken oder Zahnarztpraxen). Falls nicht verfügbar, Zahn in kalte Milch legen oder in Frischhaltefolie einwickeln. Sofort den Zahnarzt oder eine Zahnklinik aufsuchen!

Niemals den Zahn reinigen oder trocken lagern!

www.uzb.ch
www.zahnunfallzentrum.ch

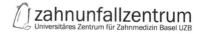

图5.2.1　巴塞尔牙科创伤学中心出版的牙科创伤海报（海报为德语）。

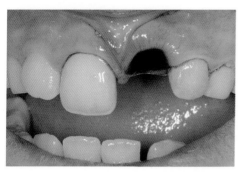

图5.2.2 一名9岁患者的左上中切牙牙釉质折裂和脱位后的临床情况（右上中切牙有额外的松动）。

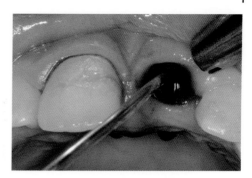

图5.2.4 通过用盐水冲洗去除血凝块。

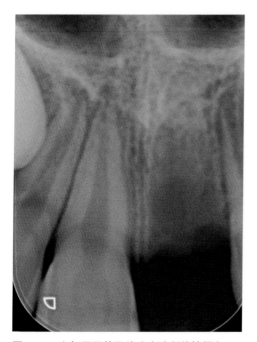

图5.2.3 上切牙区的牙片（在诊所外拍摄）。

一般治疗

局部麻醉后，在再植牙齿之前，必须完全去除牙槽骨中的血凝块。这应该主要通过用盐水冲洗来完成（图5.2.4）。如果意外事故发生在过去更早的时候，则需要辅以刮治术。血凝块的完全清除是很重要的，否则牙齿会在压力环境下再植，这将导致更多的牙周膜细胞死亡。牙槽窝周围的软组织伤口应在再植之前用细的单纤维丝线缝合。如果颊侧骨壁折裂，断片脱离了骨膜，则必须将其清除。固定在骨膜上的骨断片可以重新定位到其原来的地方（von Arx等，2000；Trope，2011；Andersson等，2012）。

抗吸收和再生治疗

如果牙根表面被明显污染，应该用无菌等渗盐水冲洗，直到肉眼看上去干净为止（Andersson等，2012）。在再植前，要用药物对牙根表面和被撕裂的

断层扫描（von Arx等，2000）。

以下的临床治疗是由牙周膜的状况和根尖孔的直径决定的（Andersson等，2012）。

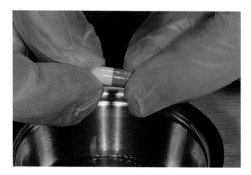

图5.2.5 NoResorb胶囊的开启。

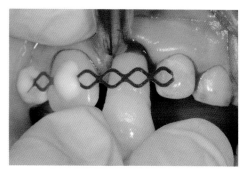

图5.2.7 左上中切牙的再植［在本例中，钛链夹板（TTS）被固定在未受伤害的邻牙上。事故发生后，在再植之前，对松动的第一右上中切牙进行了修复］。

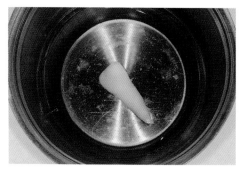

图5.2.6 在加入抗生素类固醇混合物（NoResorb胶囊）后，将拔除的左上中切牙储存在牙齿抢救箱的介质中。

牙髓残端进行预处理。这个治疗概念是基于4个基础原理：通过将牙齿储存在牙齿抢救箱的器官移植介质中，存活的细胞被保存下来，受损的细胞会再生，被破坏组织的腐烂产物或其毒素被从根部表面洗掉（Cvek等，1974）。要做到这一点，牙齿必须在牙齿抢救箱中至少停留30分钟，偶尔旋转，以便这些毒素能够脱离牙根表面，从而避免扩散桥的形成。此外，在牙齿抢救箱的介质中添加抗生素类固醇混合物（NoResorb，Medcem，Weinfelden，Switzerland）（图5.2.5和图5.2.6）（Pohl等，2005a，

2005b；Filippi和Krastl，2007；Werder等，2011）只要根尖孔直径不小于2mm，这将对牙周的愈合和牙髓的恢复有积极作用（Cvek等，1990；Sae-Lim等，1998；Pohl等，2005a，2005b）。药物应涂在牙根的表面至少10分钟。在救治链不利但并非完全无望的情况下，可以在再植之前在牙根表面涂抹一种牙釉质基质蛋白（Emdogain，Straumann，Basel，Switzerland）。这能够修复小范围的牙骨质缺陷（Hammarström，1997）。如果非生理性的牙齿救援导致根部表面的所有细胞都已死亡，则不建议使用牙釉基质蛋白。

再植

　　经过医学预处理和完全清除血凝块后，手动对脱位牙再植入原来的位置。（图5.2.7）。未受伤的邻牙可以作为参考，而如果患者切牙没有完全萌出，患

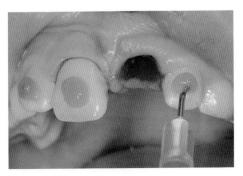

图5.2.8　牙釉质的酸蚀。

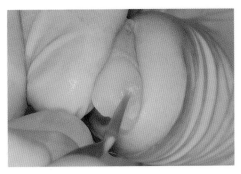

图5.2.11　再植前对左上中切牙的牙釉质进行口外预处理。

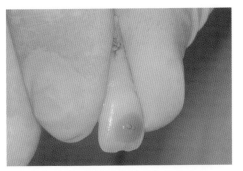

图5.2.9　左上中切牙的牙釉质在再植前进行口外酸蚀。

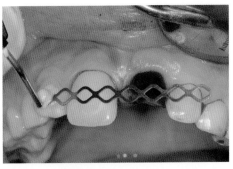

图5.2.12　用低黏度的复合树脂固定TTS（在这种情况下，再植脱位牙之前）。

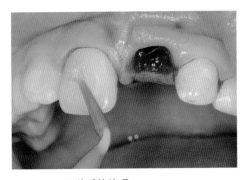

图5.2.10　牙釉质的处理。

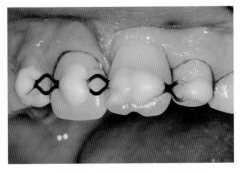

图5.2.13　再植和固定TTS后的左上中切牙。

者最近的照片（例如智能手机上的）可以作为指引。必须防止错位，强迫就位，以及早接触的发生。

夹板固定

牙齿必须得到保护，避免其出现再次脱位松动或明显移位。而在其左右侧不松动的单颗邻牙上做固定就足够。夹板不应该是刚性的。它被固定在牙齿的颊面，粘接面应尽可能的小。它应该远离牙龈进行粘接。如今不再推荐使用刚性钢丝、塑料网或邻面固定。钛链夹板是一种只有0.2mm薄的夹板，带有连接孔，其已被证明是目前的首选固定材料（von Arx等，2001a，2001b；Filippi等，2002）。这种非常柔软的夹板不需要用镊子预先弯曲，只需压在牙齿上即可。它们的可塑性防止了由于压迫或拉伸力造成的强迫就位（Mazzoleni等，2010）。固定是使用磷酸酸蚀和流动树脂进行的（图5.2.8~图5.2.12），因此上唇内黏膜表面不会在固定期间再受到创伤，出于同样的原因，夹板的两端尖角也应用同样的复合树脂覆盖（图5.2.13）。

药物治疗和术后行为

除了与年龄、体重和可能的过敏相关的止痛治疗外，在恒牙脱位后，还需要进行全身抗生素治疗。如同所有严重的脱位损伤，如牙脱位、牙嵌入和侧向脱位（>5mm），建议全身服用多西环素，其剂量是根据体重确定的，治疗的最长时间为1周（Andersson等，2012）。在接下来的几天里，利用漱口水进行额

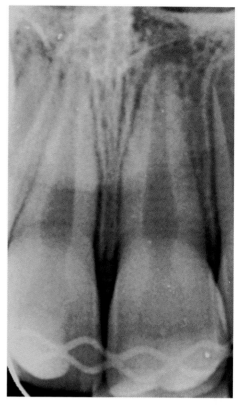

图5.2.14 左上中切牙2天后的牙片作为对照。

外的化学菌斑控制或许有益，其效益取决于伴随的创伤程度。然而，更重要的是在再植后的头几天，尽可能用软毛牙刷保持口腔卫生使短时间内牙龈与牙的结合更加牢固。饮食方面，建议避开会引起菌斑堆积的食物。这意味着患者不应该吃任何软而黏的东西，而应该保持正常饮食。符合医学常规治疗的夹板固定完全能够承受正常饮食过程。

再植后的首次处理

伤口首次处理应在48小时内完成。如果在意外事故发生的当天，在再植和

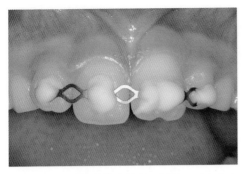

图5.2.15 1周后的临床情况。同时，对左上中切牙进行了开髓引流，并在根管内放置了药物（Odontopaste）。

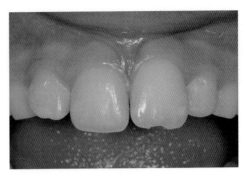

图5.2.17 4周后的临床情况。

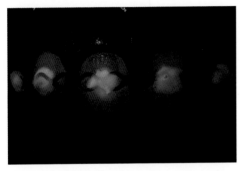

图5.2.16 具有荧光的复合树脂，借助于光固化灯可以使其可见。

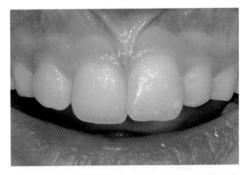

图5.2.18 3个月后的临床情况，此时根管治疗已经完成，右上中切牙用复合树脂进行了重建修复。

夹板固定之后，没有拍摄对照的牙片，那么就应该尽快拍摄（图5.2.14）。这张牙片将作为后期回访时的参考，特别是在检测可能出现的牙根吸收方面。如果再植牙的根尖孔直径小于2mm和/或牙齿未经生理性抢救，则应尽快进行开髓引流和牙髓摘除术（Andreasen和Andreasen，2007；Trope，2011；Andersson等，2012）。已明确根管充填可以在这个治疗过程中完成，但有时因为软组织肿胀或局部疼痛不得不推迟。在这种情况下，建议使用可以放置数周的皮质激素糊剂（Odontopaste，Australian Dental Manufacturing，Brisbane，Queensland，Australia）。这种糊剂的目的不是消毒根管（因为在第二天根管通常还未被污染），而是将皮质类固醇扩散到牙周膜中帮助愈合（Abbott等，1989；Kirakozova等，2009）。氢氧化钙作为药物在这个时候是被禁止使用的，因为高pH会引起额外的牙周损伤（Vanderas，1993）。

在首次处理期间，应检查患者的口腔卫生，如有必要，应重复说明。

处理后的1周

如果软组织的创伤在事故发生当天需要缝合，1周后就可以拆除缝线（图5.2.15）。在个别情况下，夹板也可以在这个时候拆除，但是通常夹板要留置2~4周（Hinckfuss和Messer，2009；Andersson等，2012）。

拆除夹板

拆除夹板时应尽可能小心，需用金刚砂车针将夹板上方的固定复合树脂去除。一旦完成了所有固定点的去除，夹板就可以像贴纸一样被去除或者轻易被掀开。剩余的复合树脂残留物要有选择性地去除来最大限度地保留牙釉质。今天，现代牙创伤学使用带有荧光的复合树脂，便于用光固化灯来观察（图5.2.16）。在所有的东西都被清除和抛光后，要进行涂氟处理。

远期管理

一般来说，牙科意外事故患者的复诊间隔是根据损伤的类型、临床和影像学进展以及患者的年龄来定的。由于脱位总是与牙髓和牙周组织的损伤有关，因此可能会出现长期的症状，这并非是不正常的。为了早点发现这些情况，定期的临床和影像管理是必要的。事实证明，管理措施被证实在1个月（图

5.2.17）、3个月（图5.2.18）、6个月和12个月后是有效的（Andersson等，2012）。

预后

在严重的脱位损伤后，牙髓坏死可以通过早期的牙髓干预或牙髓的血运重建来成功治疗。通常情况下，牙外伤后的牙髓坏死不会导致牙齿的脱落。如果在脱位或牙嵌入后延迟进行牙髓干预，几乎所有的病例都会发生与感染有关的牙根吸收（图5.2.19），这将导致牙齿迅速从其生长的颌骨上脱落（Filippi等，2000b；Andreasen和Andreasen，2007；Andersson等，2012。Filippi，2014）。在意外事故发生后约1周，残留在坏死牙髓中的微生物或其毒素通过牙本质小管扩散到牙周，并导致牙根和牙槽骨吸收。因此，在严重的脱位损伤后，必须

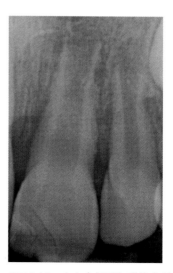

图5.2.19 左上中切牙与感染有关的牙根吸收。脱位后4周的影像学情况（在诊所外拍摄）。

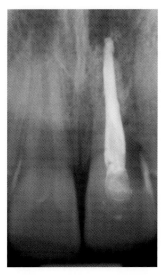

图5.2.20 左上中切牙的骨性替代。脱位后18个月的影像情况。

避免推迟对牙髓的干预，因为在牙根和牙槽骨损失达到一定程度后，牙齿就不能再被治疗了。

牙周膜的存活以及牙周愈合的可能性主要取决于牙齿的救治链（von Arx等，2000；Filippi，2009b；Andersson等，2012）。在生理性救治牙齿的情况下（在事故发生后的几分钟内将牙齿放入牙齿抢救箱），不会影响颌面部前牙区的生长发育，正常牙周愈合的可能性就会增加。

许多脱位的牙齿没有被生理性地存储从而导致牙周愈合后会出现粘连（图5.2.20）。受影响的牙齿参与了牙槽骨重建，并通过骨性替代脱落。在生长中的前颌部，这一过程抑制了颌骨的局部发育（Ebeleseder等，1998；Andreasen等，1995b；Andersson和Malmgren，

1999；Kawanami等，1999；Filippi等，2000b）。相较于未受伤的邻牙，受影响的牙齿会逐渐下沉，并丧失其邻近的占位功能（图5.2.21）（Kawanami等，1999；Filippi等，2000b）。在生长发育的颌骨中，一旦有牙齿达到1mm的下沉，严格来说这样的牙齿就应该拔除，以防止任何影响美观的牙龈退缩，以及相应在美学可视区域的垂直骨缺损。拔牙后的具体治疗方法取决于各种因素，如年龄、混合牙列的进展、有无畸形、是否需要正畸治疗以及邻牙的形状和颜色。在30岁之前，最好不要在高位笑线和/或薄龈型的患者身上植入种植体，因为种植体的下移以及垂直骨和牙龈的丧失常常发生在25岁以上的人身上（Jemt等，2007）。

为受影响的儿童和青少年提供不同的治疗方法是很重要的。其应该进行跨学科的权衡，并在正畸间隙关闭和再植之间做出决定（Lang等，2003；Andersson等，2012）。上述两种治疗方案的终生预后都很好。

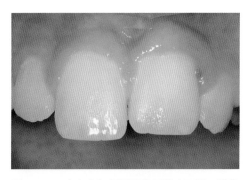

图5.2.21 左上中切牙因固连而发生下沉。脱位后18个月的临床情况。

5.3

自体牙移植：外伤后的骨粘连和牙根外吸收
Autotransplantation: Ankylosis and External Root Resorption after Trauma

Manfred Leunisse[1], Dick S. Barendregt[2-3], Marcel L. E. Linssen[3], Edwin Eggink[3]

[1] Clinic for Orthodontics, Rotterdam, Netherlands
[2] Department of Periodontology, ACTA, Amsterdam, Netherlands
[3] Private dental office Proclin Rotterdam, Netherlands

引言

当用牙科器械敲击骨粘连的牙齿时，可以听到"高音调"的声音，这与敲击邻牙时的声音不同。这是由于缺乏弹性造成的。牙萌出和弹性的存在得益于牙周膜（PDL）。一个健康的牙周膜的更新周期平均为7～14天（Beertsen等，1997）。当牙周膜被部分或完全破坏时，牙根表面与牙槽骨直接接触，其牙本质被牙槽骨取代。

丹麦的Andreasen对创伤学的广泛研究（Andreasen等，1990a，1990b）和Sture Nyman小组对牙齿周围愈合过程的实验研究（Nyman等，1980）为牙周修复的问题提供了明确答案。如果牙齿有活性牙周膜，它再植后通常与牙槽骨结合，并且牙龈将重新发育。然而，如果没有牙周膜，与牙本质最初接触的将是破骨细胞。Nyman的实验研究表明，牙龈与破骨细胞的直接接触会导致牙根吸收和软组织的内陷，即使这种接触也会形成骨粘连。

创伤和牙周膜

创伤后，牙周膜的活动常常发生变化。替代性吸收是最常被诊断的反应之一。牙齿会与骨粘连，牙本质被牙槽骨取代。从长远来看，大部分的牙本质将被转化，外伤牙最终将会脱落。对于年轻患者（6～12岁），牙医的作用至关重要。他们必须与正畸医生一起评估完整的牙齿骨骼状况以确定有哪些治疗方案可用。

我们分析了一名10岁女孩的病例，她在骑自行车时摔倒在人行道上使得她的11和21牙脱位，她的牙医在20分钟内将其再植。由于这两颗牙齿在随后的对照检查中对冷测试有反应，而且根尖周没有显示任何病变，因此没有计划进行牙髓治疗。3周和6周后，在口腔内没有看到任何病理指征（疼痛或肿胀）或口内牙片影像上的病变现象（外部炎性吸收的迹象）来表明应该进行任何类型的干预。12周后，牙医注意到2颗牙齿上都形成了吸收凹陷，但牙髓对敏感性测试

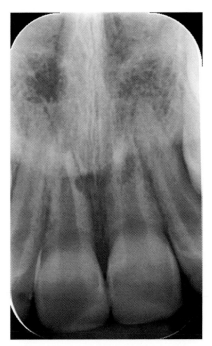

图5.3.1 再植12周后，根尖片上可以看到牙根外吸收。

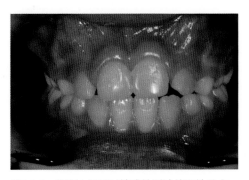

图5.3.2 两颗上切牙对敏感性测试的阳性反应。

仍有阳性反应（图5.3.1和图5.3.2）。

随后，该患者被转诊到我们诊所的牙髓科医生处。在临床评估中，观察到对敏感性测试的阳性反应。此外，与邻牙相比，11和21牙齿的叩击声也不同。这2颗牙齿似乎都与牙槽骨发生了骨粘连。

由于混合牙列仍然存在，开始正畸治疗还为时过早，我们决定对情况进行观察。在这段时间里，外侧替代吸收明显在进展，正如牙髓科医生在6个月时获得的口内牙片所示（图5.3.3），可以预测到受影响牙齿未来可能脱落。

目前有几种替换中切牙的方案。患者太年轻了，不适合做种植，而且临时固定修复会导致几年内的骨质流失。另一个选择是等到她完全长大，等到可以进行正畸间隙关闭时再进行。这种选择的缺点是，在许多情况下，它美观性不足，且侧切牙发生根部吸收的可能性很大。此外，尖牙会移位到侧切牙的位置，显然这并不理想。正畸治疗的理想结果是在Ⅰ类咬合中，通过尖牙引导在尖牙牙尖上有稳固的正面接触。我们认为，只有将前磨牙移植到中切牙的位置，才能获得一个可持续的结果。同时，通过移植前磨牙，可以促进该患者的牙龈和牙槽骨的正常发育。

自体牙移植

有一种治疗方案在牙医中鲜为人知，那就是自体牙移植。在20世纪80年代和20世纪90年代，对这个问题进行了大量的研究，特别是在丹麦（Andreasen等，1990a）和挪威（Slagsvold和Bjercke，1978）。在荷兰，奈梅亨的口腔颌面外科医生Ralf Voorsmit和阿姆斯特丹的Jacques Baart经常使用这种方法，并

(a)　　　　　　　　　　(b)　　　　　　　　　　(c)

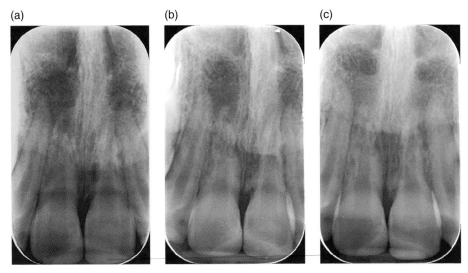

图5.3.3　（a~c）6个月时牙根外吸收的进展。

成为这种方法的公开倡导者。

　　在我们的患者中，也存在牙齿大小不一（TSD）的问题，这是治疗计划中的一个重点。通过选择用两颗前磨牙移植取代两颗中切牙，在前磨牙区创造的空间可以使尖牙更好地相互咬合，达到理想的Ⅰ类咬合。

　　由于前磨牙的根尖尚未完全发育，因此我们可以进行自体牙移植，目的是使重要的牙齿血管重建（Czochrowska

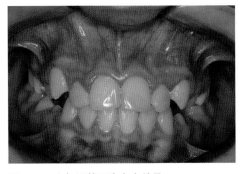

图5.3.4　上切牙的牙齿大小差异。

等，2000）（图5.3.4~图5.3.7）。移植的时间很重要，根尖孔开放是一个重要的方面。虽然根部长度不超过预期长度的1/2的就可以成功移植，但根长的发育往往受到影响（Myrlund等，2004）。因此，Paulsen和Andreasen提出丹麦方案：当根长为2/3~3/4预期长度时的移植的可预见性更好（Andreasen等，1990b）。最近的一项研究表明，即使根尖直径为0.34mm，也有可能血管重建（Laureys等，2013）。拔掉11和21牙后，两颗切牙被保留下来，作为前磨牙转变为中切牙的参照（图5.3.8a，b）。

　　移植后1周拆除缝线。3周后安排一次对照检查，通过牙周探诊监测临床愈合情况，并通过X线片检查牙周膜的发展情况。没有加深的牙周袋表明正在发生最佳愈合。

　　如果这样的情况在6周的复诊中保持

(a) 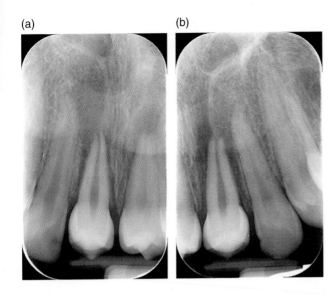 (b)

图5.3.5 （a，b）两颗前磨牙的自体牙移植，根尖是开放的。

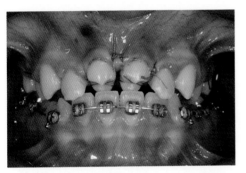

图5.3.6　术后即刻的临床情况。移植的前磨牙的位置是用交叉缝合固定的。

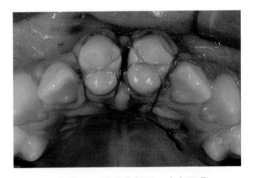

图5.3.7　与图5.3.6的患者相同，咬合面观。

(a) 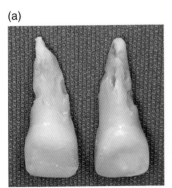 (b)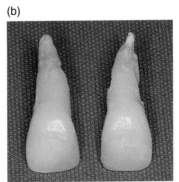

图5.3.8　（a，b）拔除的切牙为将来的复合树脂的塑造提供了重要的信息。它们的形态可以用硅橡胶来复制。

不变，正畸医生可以开始让移植牙参与正畸治疗，并将新切牙置于正畸负荷之下（图5.3.9）。早期的文献显示以前的同事要谨慎得多并建议至少等3个月再开始正畸加力。然而，根据最近的文献和我们过去10年的经验，很明显6周后牙齿的稳定性是足够的（Yang等，2012；Lu等，2013）。

稍微调整位置后，我们用复合树脂将移植牙重塑为中切牙，在合适的位置上重新装上托槽，继续进行正畸矫正（图5.3.10）。这种顺序的优点是，在正畸阶段，不会因为新牙11和21的形状不确定而发生延误。托槽可以直接粘接在正确的位置上，从而使每颗牙齿都有足够的受力。平均而言，必须在移植的前磨牙的颊尖上增加4mm的复合树脂，以达到与拔除的切牙相同的长度。如果在放置托槽之前，移植的前磨牙没有转变

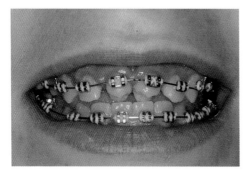

图5.3.9　自体牙移植6周后，可以正畸移动牙齿。

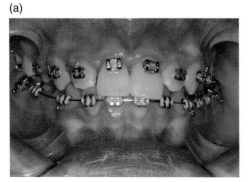

(a)

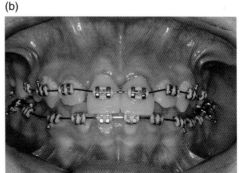

(b)

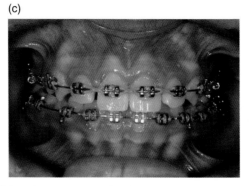

(c)

图5.3.10　（a~c）将前磨牙重塑为上切牙，并继续进行正畸治疗。

(a) 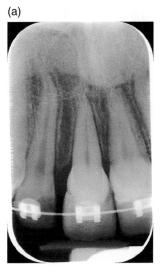 (b)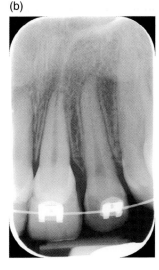

图5.3.11 （a，b）自体牙移植6个月后根尖片显示牙髓的管腔闭合（这是牙髓活力的标志），根尖持续形成。

为它所取代的切牙形态，就无法正确地放置托槽。

6个月的复诊中拍摄的口内影像显示髓室的管腔闭合正在进行中，这是牙髓活力的一个标志。显示着根尖在继续发育（图5.3.11a，b）。

年长创伤

然而，外伤并不只限于可进行自体牙移植的根尖开放的6~12岁的儿童，在下一个病例中，一名15岁的患者到我们诊所寻求修复方案以改善11牙创伤后的美观（图5.3.12）。外伤发生在她7岁

(a) 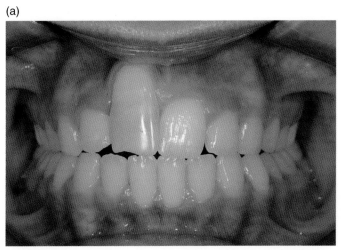 (b)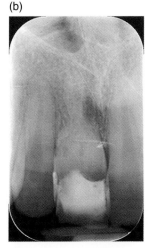

图5.3.12 （a，b）外伤8年后，11牙的骨粘连导致了不理想的牙齿美学，主要是由于骨粘连牙区域的垂直骨生长缺失。

的时候。她之前的正畸医生的正畸治疗计划是将受创的11牙保留在原位，推迟修复，直到面部发育完成。当在她第一次来我们诊所的时候，由于她的面部在11牙与牙槽骨粘连后继续垂直生长和发育，形成了一个巨大的软组织和骨组织的垂直缺失。这种垂直缺损意味着以种植体为主导的修复治疗将会非常复杂且美观性欠缺。即使不考虑软组织的管理，在试图放置种植牙或粘接桥时，骨组织缺失的垂直增量是不可预测的。此外，随着时间的推移，预期面部结构的进一步（垂直）发展将再一次导致不满意的美学方案。

我们决定使用移植牙的牙周膜来恢复软组织和骨组织的缺损。虽然该患者之前接受过正畸治疗，但没有最佳的牙间交错殆和尖牙引导，而且已经出现了相当多的牙齿磨损。通过选择自体牙移植，可以达到Ⅰ类尖牙咬合和Ⅱ类磨牙咬合，通过在磨牙位置上一个前磨牙宽度的咬合从而得到一个有功能且稳定的最终结果。两颗前磨牙可以作为备用零件，其中一颗被选为供体，以取代受创的11牙。

移植前，被选为供体的牙齿应接受牙髓治疗。因为牙根已经完全形成，所以几乎不可能发生血管重建。当一颗活髓牙接受牙髓治疗时，可以预期有98%的成功率（Friedman，2004）。具有完全发育牙根的移植与具有开放根尖的移植有一样成功率（Yoshino等，2012）。

在移植6周后，使用树脂贴面将前磨牙改成与21牙相似的中切牙，并通过正畸加力来拉出该牙（图5.3.13～图5.3.16）。正畸治疗完成后，每3年通过临床检查和口内影像对11牙进行监测。

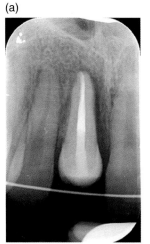
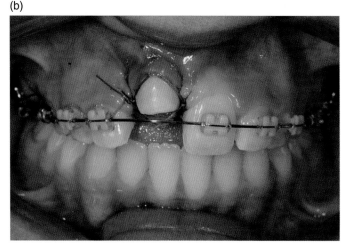

图5.3.13　（a，b）根尖完全发育的前磨牙根管治疗的自体牙移植。

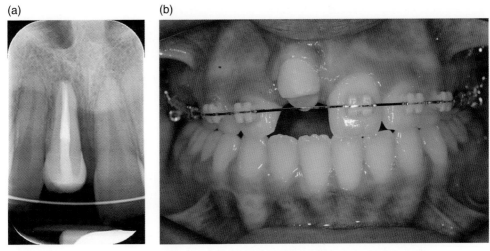

图5.3.14 （a，b）自体牙移植6周后，移植的前磨牙处没有牙周袋，可以开始正畸治疗。

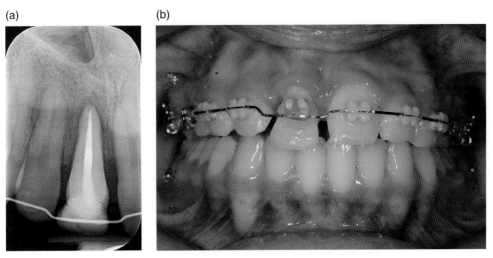

图5.3.15 （a，b）添加临时复合树脂贴面后，可以对牙齿进行正畸加力。

结论

在小心处理并暴露于有利的条件下，牙周膜可以作为一个"生物工程师"。在未受感染的环境中、软组织闭合和愈合后会诱导细胞生长，从而形成新的牙周膜、牙槽骨和牙龈；因此，可以产生一个全新的牙槽复合体。

根尖孔开放和完全闭合的供体牙的远期成功率是相似的（10年后的存活率分别为95%和98%；据报道，平均25年后的成功率为80%，Czochrowska等，2002）。当牙周膜因外伤而导致牙外（替代）吸收或与牙槽骨粘连的情况

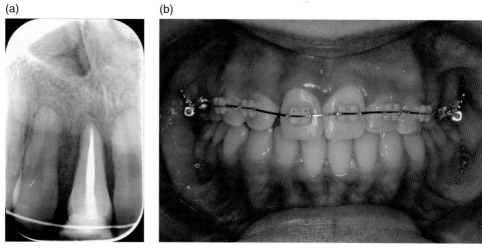

图5.3.16 （a，b）最终复合树脂贴面。通过对移植的前磨牙进行正畸加力，垂直骨缺损已被重新补齐。建议每3年进行一次临床和影像学随访。

下，自体牙移植可以作为美学修复的首选（Andersson等，2016）。由于生物反应的发生，具有完整牙周膜的牙齿比种植体有更好的远期预后。这种方法非常符合当代为牙齿问题寻找仿生解决方案的理念。

5.4

不同年龄段牙缺失的正畸问题
Orthodontic Aspects of Missing Teeth at Various Ages

Carlalberta Verna[1], Birte Melsen[2]

[1] Department of Orthodontics and Paediatric Dentistry, University Center for Dental Medicine Basel, University of Basel, Basel, Switzerland
[2] Department of Orthodontics, University of Western Australia, Perth, Australia

引言

牙缺失的正畸管理根据其病因不同而不同。牙齿的缺失可能是后天或先天因素造成的。在前一种情况下，这种情况被称为"早期牙缺失"，因为牙齿曾经存在于口腔中，而后一种情况被称为"先天性牙缺失"，因为牙齿从未形成。

早期牙缺失
乳牙列的早期牙缺失

乳牙列的早期牙缺失可以视作前牙区牙外伤的结果。一颗或两颗切牙的早期缺失通常不会对咀嚼功能产生影响，而美学上的不足也很少影响到儿童的自尊心。在这个牙齿和面部发育阶段，正畸医生主要需要监测牙弓不对称的发展和控制其他可能增加牙齿拥挤风险的因素，如吮吸拇指和低舌位，这与狭窄的腭部相关。一旦恒牙开始萌出，正畸医生必须进行全面的临床和影像学分析，以评估萌出过程是否受到创伤的影响，并为个别患者制订个性化的治疗方案。

乳牙的早期缺失也可能是与严重的系统性疾病导致的早期剥脱有关，如代谢问题、结缔组织疾病和肿瘤性疾病（Duggal等，2013）。

混合牙列

在混合牙列阶段，除了牙外伤外，还可能出现其他导致牙齿脱落的原因，如病理情况和拥挤。

外伤导致的牙缺失

跟乳牙列一样，受影响最严重的牙齿是上切牙。在先天性牙缺失的情况下，前牙区是一个主要的关注点，因为除了美观之外，牙槽突的高度和宽度必须得到保留直到发育结束时有一个永久性的解决方案。根据全面的正畸记录（牙模、口内照片和口外照片、全景片和侧位片）和其他将在生长末期后完成后续治疗的同行的意见，制订全面的治疗计划是至关重要的。如果存在上颌前突，用正畸治疗关闭脱位间隙将同时解决前突和缺少前牙的问题（图5.4.1和图

5.4.2）。在不存在前突的情况下，正畸治疗将把脱位牙形成的间隙从前牙区域转移到后牙的区域，因为此处的牙槽骨塌陷的风险较小，而且嵴上纤维的张力可以保持较好的垂直和颊舌向宽度（Southard等，1992；Ostler和Kokich，1994）。如果存在Ⅱ类错殆畸形且第三磨牙正在发育，则可通过使用骨性支抗将整个上牙列向前移动，从而避免在生长末期做种植体替换（图5.4.3）。通过邻牙的中轴化来关闭间隙是一个解决方案，其在青春期的上前牙区域实现了更好的美学效果，可使这个社会心理敏感发展时期的自尊问题减少（Anweigi等，2013）。

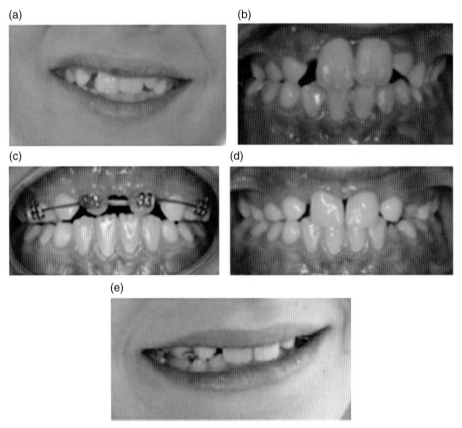

图5.4.1 9岁男孩因骨粘连而失去21和11牙（a，b）。最初借助于一个活动矫治器，此后通过使用固定的矫治装置，12和22被巧妙地移到拔牙间隙（c）。牙周韧带将牙槽骨与牙根一起移动，治疗1年后，牙齿被暂时修复重建，恒尖牙在移位侧切牙的位置上萌出。患者的美学和功能障碍现在已经解决了，一旦所有的恒牙萌出，将进行新的评估（d，e）（由Dr. Bühler制作）。

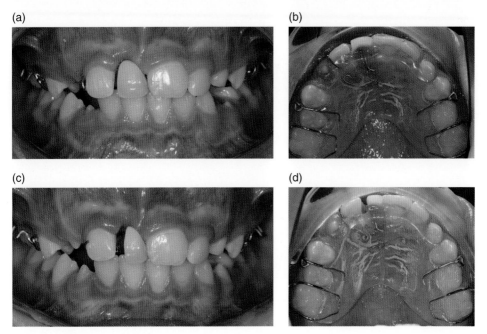

图5.4.2 如果牙缺失是单侧的，如这个10岁的男孩（a，c），可以使用一个活动矫治器来确保与缺失牙相邻的牙齿的中线稳定和近中尖端相邻（b，d）。这种治疗的原理是将牙根和牙槽骨移到有可能发生萎缩的区域。

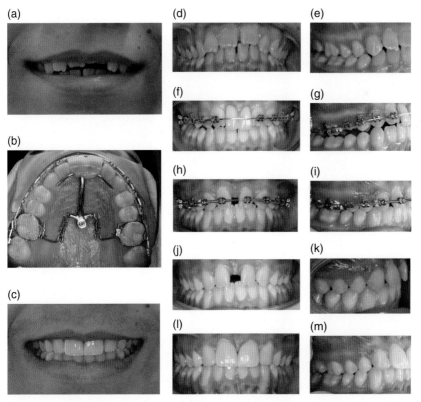

图5.4.3 12岁男孩的11和21牙因牙外伤后骨粘连而被拔除（a，d，e）。在腭部种植体（Straumann AG，Basel）（b）的帮助下，后牙被整体向前移动（d~j）。获得远中磨牙殆面（e~m），并将12和22牙移至拔除的11和21牙的位置（i）。然后通过修复体重建来补偿大小差异（c，l）（修复体由Zitzmann教授制作）。

病理性早期牙缺失

当后牙未发育成熟就提前脱落时，必须考虑可用的空间和面部生长。最关键的情况是第二乳磨牙的早失，因为若第一恒磨牙向近中移位至缺牙间隙会缩短牙弓的长度，导致替牙间隙不足。尽管没有强有力的证据支持，但在拔牙后的最初几周，第一恒磨牙的中轴化会导致下乳磨牙的间隙缺失约2.5mm以及比2.5mm略小的上乳磨牙的间隙缺失。如果没有制订间隙维持方案，边缘拥挤的病例很容易转变为明显的需要拔牙的病例。在第二乳磨牙脱落的情况下，必须考虑到患者的依从性、口腔卫生、家庭情况和一般健康有关的因素来评估间隙保持器的使用。在空间分析、面部发育和牙龄的诊断中，正畸医生的作用至关重要。当空间存在时（即基础牙弓足够），可以不使用间隙保持器，特别是后牙牙尖交错紧密的方圆形面型患者（Splieth，2011）。在长头型患者中，第一乳磨牙早失后，上下第一磨牙都会向中轴线移位，但在方圆形面型患者中，这只发生在下颌（Alexander等，2015）。即使在预计拔除恒牙的情况下，仍可能需要使用间隙保持器来作为支持，以避免牙列的不对称发育，而这也将使未来的正畸治疗变得更久、更复杂，使患者更难接受。远中或近中磨牙关系的存在是使用间隙保持器的另一个原因，因为必须考虑到支抗的需要，以便将来矫正矢状面的差异（图5.4.4）。萌出顺序、牙根发育和第二前磨牙上的骨质厚度也是治疗计划中要考虑的因素。与第二乳磨牙相比，第一乳磨牙的

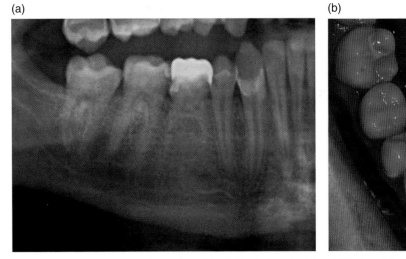

图5.4.4 如果乳磨牙和相邻恒牙之间的骨量相等（a），通过复合树脂重建确保𬌗面接触，并通过减少近远中尺寸来促进矢状面关系的矫正（b）。

早失对牙弓长度的影响并不明显。根据Tunison等（2008）的研究，有证据表明下颌的平均空间损失在牙列每侧为1.5mm，而上颌为1mm，但其临床意义必须与上述第二乳磨牙的因素一起进行评估。下颌和上颌牙移位的方式是不同的：在下颌，乳尖牙向远中移动到拔牙间隙，对牙弓对称性和牙齿中线有影响。在长面型并伴有牙拥挤患者中，间隙维持器是必需的，因为其空间损失很严重。在上颌，1mm的空间损失可由恒磨牙的近中移位引起（Splieth，2011）。

第一恒磨牙的早失比乳磨牙的早失要少。在必须拔掉第一磨牙的情况下，拔牙会对患者的骨骼和牙齿发育产生影响，因此必须向正畸专家咨询。潜在的后果包括：拔牙后的空间减少，第二恒磨牙和第三恒磨牙的发育与萌出加速，相邻牙齿的邻面龋或充填体减少，切牙的舌侧倾斜和后缩，以及咬合面的逆时针旋转。下颌的自发间隙关闭比上颌的可能性小，根据最近的一项Meta分析，拔除第一磨牙的最佳时机不是由患者的年龄决定，而是由第二磨牙的根分叉发育情况来决定的（Saber等，2018）。是否允许第二磨牙近中移动取决于空间分析和第三磨牙的存在，但也必须考虑到个体的矢状关系。在一些计划拔除上前磨牙的特殊情况下，可以考虑将其自体移植到缺牙部位作为一种治疗方案（Andreasen，1992）。

牙列拥挤导致的牙缺失

在早期的混合牙列中，牙槽内拥挤可能导致侧切牙不能萌出。一旦影像检查确认了侧切牙的存在，就必须开始进行正畸治疗以使得侧切牙正常萌出。在上颌骨轻度拥挤的情况下，非拔牙疗法有良好的预后，因为可以利用替牙间隙来获得空间且横向（骨骼/牙齿）或矢状面扩张也成为可能。对于横向或矢状面扩张的可能性较小的情况，必须对每个病例进行单独评估。当乳尖牙因为侧切牙的萌出而脱落时，会遇到更严重的情况。在这种情况下，需要拔牙的可能性更高，特别如果受影响的是下颌骨。是否采用拔牙疗法主要取决于软组织的平衡、下颌牙的倾斜度和牙龈的生物型。在这种情况下，尽管在未来一定会进行拔牙治疗，但仍建议进行影像学评估以核实恒尖牙和前磨牙的位置，因为阻生或埋伏牙的拔除风险会增加。目前对于因拥挤造成的单侧早失的处理方法还没有明确的共识。对于下颌早失的尖牙，正畸医生的主要目标应该是避免产生牙齿不对称或中线移动。在极度拥挤的情况下，如果已经决定将来要拔除恒牙，可以考虑拔除对侧的乳尖牙。当只有轻微的空间不足时，进行短期并积极的正畸治疗是理想的，其可为未来尖牙的萌出打开空间，避免进一步的不对称。使用这种方法是因为应避免拔除乳尖牙，否则将导致恒尖牙萌出区域的牙槽骨吸收。

先天性牙缺失

与咀嚼系统发育有关的一种常见畸形被称为牙发育不全。乳牙的影响比恒牙小，虽然近几十年来发病率有所上升，但这可能是由于更好的诊断手段（Al-Ani等，2017a）。根据近期的综述文章，一颗或多颗恒牙缺失的发病率为0.2%和16.2%（Rakhshan，2015a）。

环境和遗传因素都与缺牙的病因关系密切，而后者的作用更大（Al-Ani等，2017a，2017b）。被缺牙影响的患者会出现功能和美学缺陷，以及社会心理问题和与治疗有关的经济负担（Nunn等，2003；Anweigi等，2013）。

正畸医生在缺牙管理中发挥的作用根据患者的年龄和受影响牙齿的数量而有所不同。治疗的持续时间一般从乳牙开始到颅面发育结束。在进行最初的诊断之后，患者除了需要保证完成积极的治疗，还需要终生对保持器、种植体和修复体进行维护。正畸医生的作用根据病情的严重程度而有所不同。在初始阶段，必须观察牙槽骨的发育和功能。随后可以使用活动矫治器的正畸治疗，然后是一个更积极的治疗阶段，医生按照多学科小组商定的治疗方案重新定位牙齿。其目的是在颅面发育结束时达到最佳效果。患有缺牙症的患者往往给正畸医生带来巨大的临床挑战，因为在许多情况下，治疗时间会延长，而且治疗效果可能会受到影响。

缺牙患者治疗的复杂性在于，此类患者在功能和美学方面的缺陷会导致明显的心理、社会和经济问题。因此，治疗方法必须考虑到患者（和监护人）对问题、对需要长期佩戴保持器的看法，以及患者及其家庭所需承担的费用（Rakhshan，2015a）。由于治疗计划的复杂性，这些治疗应该由一个有经验的牙科专家团队来承担。

少数关于口腔健康相关的生活质量（OHRQoL）的研究证实，牙缺失这种情况可能对生活质量产生负面影响（Meaney等，2012）。

存在美学缺陷问题时应考虑缺牙的数量和位置、颅面生长情况、患者的年龄以及患者的心理发展和社会行动。最极端的牙缺失性发育异常是无牙症，即所有牙齿都不存在，而少牙症是指缺失6颗或更多颗牙齿的情况，而牙齿发育不全则是指缺失少于6颗牙齿（Nunn等，2003）。在患有牙齿发育不全的患者中，大多数表现为下颌第二前磨牙或上颌侧切牙缺失，其次是上颌第二前磨牙（Rakhshan，2015b）。

虽然在乳牙和早期混合牙列中轻微的牙齿不齐可被大多数人接受，但在社会心理发展的前期和青春期阶段却不太容易接受。患者的担忧与切牙区的牙齿缺失数量直接相关，而且主要与牙齿空缺和美观不足有关。在严重的情况下，尽早建立一个可接受的外观以助于社交，特别是在学校。从这个角度来看，正畸医生在跨学科团队起着枢纽作用，能够在生长结束前移动牙齿到前牙美学区域，确保为长期解决方案打造良好基础，并减少患者的负担（Schneider等，2016）。

患有少牙症的患者往往表现出严重的美学缺陷。在严重的情况下，还可能出现牙齿形状和大小的异常。面部的变化与特定的生长模式无关，而是与缺牙导致的牙齿功能适应性改变有关。牙齿的发育和萌出是影响牙槽骨发育的关键因素。通常情况下，正如机械平衡理论所描述的一样，牙周韧带在一侧施加应变，而骨膜在另一侧施加应变，这是维持骨平衡的关键因素（Southard等，1992；Frost，2003）。受缺牙影响的患者会出现牙槽骨缺失，其严重程度根据缺牙的数量不同而不同。维持骨量是治疗缺牙患者的一个关键因素，必须努力制订策略以保持骨的高度和宽度。后段牙槽骨发育不全可能导致下颌骨前旋，从而导致更低的前牙区面高、使得下颌突出，并伴有Ⅲ类错𬌗畸形倾向，嘴唇"卷曲"和突出的问题（Ogaard和Krogstad，1995）。在咬合加深的同时，后牙缺失也可能导致对颌牙的超𬌗和非工作面的干扰（Al-Ani等，2017a）。根据Laing等（2010）的说法，由于咬合面过小，牙发育不全的患者声称他们存在咀嚼困难。有学者假设，牙发育不全可能会造成功能上的限制，并影响患者幸福感和生活质量，但目前对这个问题的研究数量有限（Al-Ani等，2017a）。

通过应用矫治器和正畸加力装置，正畸医生可以影响骨改建和骨重建（Lindskog-Stokland等，1993；Ruf和Pancherz，1999）。牙移动不仅对修复基牙的最佳定位至关重要，而且还可能在缺牙处形成牙槽骨缺陷（Diedrich等，1996）。用于促进牙齿移动的临时骨支抗装置（TADs）已被证明能够保持骨质（Melsen等，2015a），能够保持骨高度则可以改善未来修复替换缺失牙齿的预后，因为其可以在植入种植体之前减少或消除了萎缩牙槽骨植骨的必要。

必须考虑以下变量：牙齿缺失的数量（多颗牙发育不全，4～6颗牙齿或单颗牙齿发育不全），颅颌面生长阶段（乳牙、混合牙或恒牙）和受影响的区域（前牙区或后牙区）。

无牙症

无牙症可作为症状的一部分，特别是外胚层发育不良的众多类型中的一种，但也可作为一种孤立的形式出现，尽管它主要是由遗传因素引起的（Mostowska等，2003）。尽管完全没有恒牙，但无牙症患者大多有正常的乳牙萌出。只有1%的恒牙缺失患者也缺乏乳牙（Yonezu等，1997；Al-Ani等，2017a）。由于低面高完全取决于牙齿萌出时牙槽骨的垂直发展，因此应尽可能长时间地保留乳牙，避免乳牙的正常磨

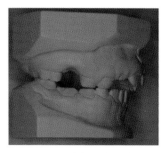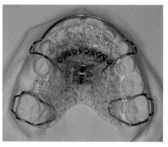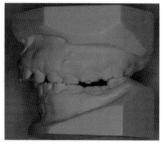

图5.4.5 7.2岁的女孩，其55牙过早脱落。由于远中磨牙的关系，间隙保持器是必需的。

耗至关重要。要做到这一点，最好的办法是尽早为儿童提供一个只接触前牙咬合面的咬合板。这样做，可以减少咬肌和颞肌的最大活动量，使后牙的被动萌出得以加强。如果失去了牙齿，应该在软组织上附着一个激动器以重建一个大于息止间隙的咬合空间，并在夜间佩戴。同时，可能有必要使用经皮质骨的植入体，以防止白天的过度咬合（图5.4.5）。

后牙区的少牙症和缺牙症

对于少牙症，一旦发现有这种情况，就应立即计划治疗。重要的是要预见到可以用种植体或固定义齿进行代替。在以后要植入替代牙的情况下，始终要避免乳牙的过度负荷以减少牙根吸收，并尽可能长时间地保留乳牙。就像无牙症的情况一样，可以使用前牙咬合板来减少咬合负荷。

如果预见要进行间隙关闭，建议首先对乳磨牙进行近中和远中修整，或只修整一侧，这取决于计划的间隙关闭类型。因此，在这个混合牙阶段，正畸医

生主要可以促进牙槽骨的垂直发育，并通过影像学观察乳牙根部无继承牙，以及策略性的缩小乳牙以获得所需的区域来允许牙齿移位。当患者出现矢状向差异时，可以使用一个可移动的装置（如激动器），但要注意的是丙烯酸树脂必须修剪，以允许恒牙的萌出，并将咬合负荷均匀地分布在现有的乳牙上。

一旦恒牙萌出，就可以开始对可用的牙齿进行主动移动。对于Ⅰ类或Ⅱ类错𬌗畸形和下前牙发育不全的患者，有计划的间隙关闭应该从下牙弓开始，去除乳牙的远中根并用近中根作为支抗（图5.4.6）。有学者建议首先移动牙根，以避免拔牙后牙槽嵴的塌陷，而且已经证明牙齿可以移动到牙槽嵴减少的区域（Lindskog-Stokland等，1993）；这也减少了常见的当牙齿移动到萎缩的牙槽骨过程中牙根吸收发生的可能性。一旦完成近中根的间隙关闭，就可以拔除近中根，并在尖牙远中放置TAD（最好是带托槽头的），作为直接或间接支抗（图5.4.6）。

在上后牙发育不全的情况下，也可

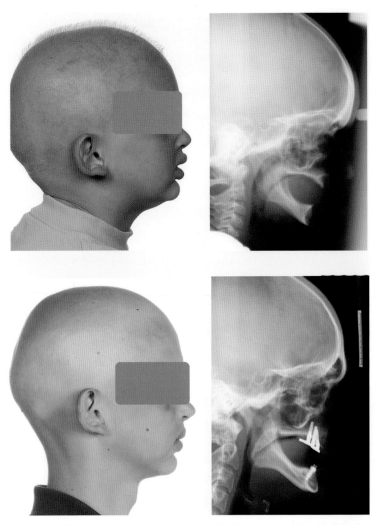

图5.4.6 6岁（上）和18岁（下）的外胚层发育不良患者。通过早期植体的使用，确保了适当的垂直空间的维持。资料来源：由Dr. H. Gjorup提供，University Hospital，Aarhus University，Denmark。

以进行乳牙磨小，但由于远中乳牙牙根的拔除更为复杂，故不宜使用。

在所有下前磨牙都发育不全的情况下，第二乳磨牙应通过向近中移动后牙来替代，第一乳磨牙可作为初始移动的支抗。

在没有上颌第三磨牙的情况下，因为失去了上颌第二磨牙的拮抗牙所以一般要避免间隙关闭。间隙关闭的优点是可以减少所需的种植体数量，改善长期预后，减少患者的经济负担。

当乳磨牙与骨粘连并伴有会影响邻牙的边缘骨高度的低咬合时，就必须通过手术松动乳牙，如果没有预期的反应时，就应将其拔除。如果骨粘连的乳磨牙被保留的话，不断加剧的低咬合将使拔牙更具有创伤性，必须进行翻瓣和去骨。这将导致牙槽骨的缺损，而牙槽骨的维护对于未来的种植是至关重要的。因此，在一出现牙槽嵴高度降低和邻牙向骨粘连牙倾斜的迹象时就应拔除乳磨牙。

如果乳磨牙骨缘的垂直位置与邻牙持平，可以尽可能地保留，但是为了近远中向对称我们仍然需要进行邻面缩减（图5.4.7）。

在下颌第二前磨牙发育不全的情况下，理想的正畸治疗时间通常是青春期早期，因为剩余的发育中的恒牙大部分正在萌出，大部分面部已经开始发育。

前牙区的少牙症和缺牙症

当前牙区缺牙时，患者（和监护人）的主要诉求集中在美学和语言障碍上。尤其是上下颌都受影响的情况下，因为缺乏舌头前止点（图5.4.8）会增加发音异常的发生，而且可能出现社会心理问题。只要横向缝间骨生长仍然存在，避免任何会限制上颌骨自然横向生长的修复体是最重要的。如果使用钛板，必须加入膨胀螺丝以复制横向尺寸的自然增长。如果预计采用固定的临时替代物，应避免经骨缝连接（图5.4.9）。

在少牙症影响下切牙的患者中，治疗主要是以维持骨量为目的，因为下前牙槽嵴的塌陷在垂直和颊舌两侧都会发生（Carlsson等，1967；Tallgren，

1972），减少了用种植体或固定修复体替代缺失牙的可能性。另一个限制因素是下切牙区域植骨的预后较差。因此，更建议将切牙向中线移动，将间隙留在尖牙的近中区域，或者以完全封闭间隙为目标（图5.4.10和图5.4.11）。在边缘嵴下方2～3mm处植入短的经皮质骨螺钉可以减少骨质萎缩。在这些情况下，粘接桥是创伤最小的解决方案，但由于牙槽骨的垂直发育贯穿整个生命周期（Fudalej等，2007），更建议将恒牙前移而不完全关闭牙间隙。根据患者的需要，以正畸移动牙齿或用粘接桥来关闭间隙的最终牙移动操作，均应该在生长高峰期之后进行。有学者建议用尖牙和前磨牙代替下切牙，但这是一个很少被接受的解决方案，因为这三者之间的形态相似度很低。下切牙的缺失往往与前磨牙的缺失有关，在这种情况下，由于有大量的多余空间和下前牙区回缩的风险，因此不建议对切牙进行间隙关闭。

在上颌侧切牙发育不全的情况下，决定是关闭间隙允许尖牙中轴化（尖牙替代），还是为最终的修复或种植方案打开空间时，必须考虑几个要点。一般来说，必须对患者进行整体评估。当牙间隙、中轴化或第三类错𬌗和大的尖牙同时存在时，就需要为将来的种植体或粘接桥打开空间。这种打开适用于大的间隙缺陷、上颌骨后缩或轻度Ⅲ类骨性错𬌗的情况。当第一前磨牙是双根时，用第一前磨牙替代恒牙是不可能的，因

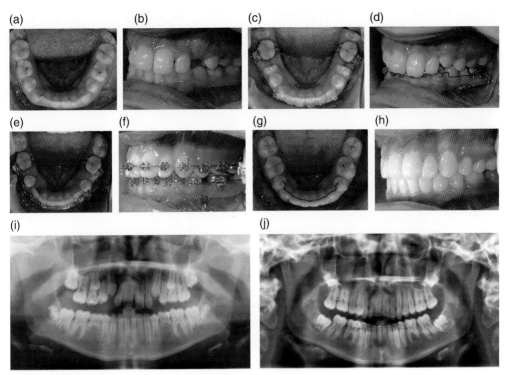

图5.4.7 拔除75和85牙，由于它们的牙根短和后牙区拥挤（a，b和i）。首先去除远中牙根（c和d），并在微型种植体的帮助下将第一磨牙近中移动（c~f）。最终的咬合包括极端的近中咬合和后牙区的拥挤得到解决（g，h和j）。资料来源：Melsen等（2015b）。

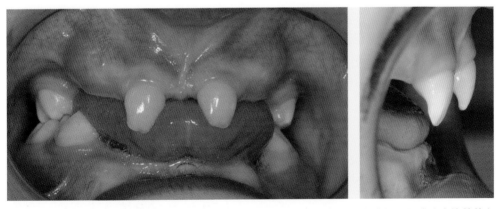

图5.4.8 患有外胚层发育不良的5岁男孩。前牙区没有牙齿，减少了说话和吞咽时舌头的前伸向阻挡。

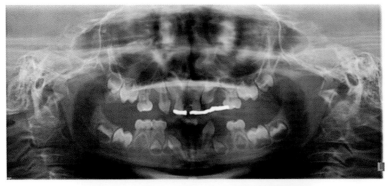

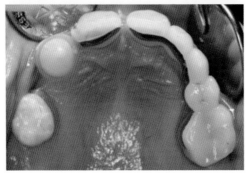

图5.4.9 为了确保舌头的前伸限制并改善美观程度，可以采用固定修复体重建。应尝试不连接左右两半部分颌骨，以允许自然横向生长。

为随着牙齿的中轴化，牙根骨开窗的风险会增加。此外，尖牙的颜色也可能与此有关，尽管现代漂白技术可以达到可接受的外观效果。单颗切牙的发育不全仍可能带来尖牙和侧切牙之间在大小与颜色上的差异。

这可能会造成不和谐的微笑线。另外，对于成长中的青少年，为了打开间隙的选项，不得不采用临时性的修复方案。这种方案在成长速度减缓前都是最佳的解决方案。

用种植体替代切牙的最佳年龄目前还没有界定，因为牙槽骨可能永远不会完全停止生长。

然而，通过尖牙中轴化达成的间隙关闭确实提供了一个完整的解决方案。一旦正畸治疗结束，并进行了前牙的义齿安装，患者只需维持此结果，不需要进一步的积极治疗。在上腭突出的情况下，可以通过利用上侧切牙发育不全所提供的间隙来减少前牙覆盖；尖牙将取代侧切牙且磨牙间最终将形成远中关系（Kokich，2005）。

Zachrisson及其同事展示了一系列病例，并提供了达到自然微笑的尖牙替代技巧（图5.4.12）（Rosa和Zachrisson，2010；Rosa等，2016）。他们还表明10年后的预后情况是稳定的，而且牙周组

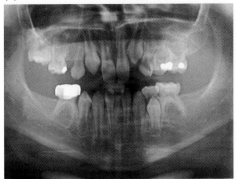

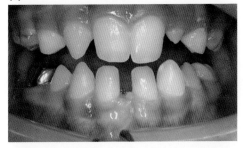

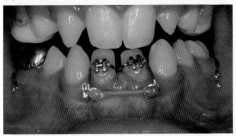

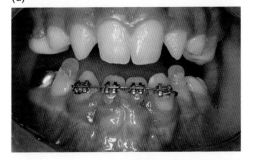

图5.4.10 （a~d）牙根和牙齿移动保持牙槽骨的高度与宽度。切牙的牙根首先被移动，然后尖牙被向前移动。（c，d）前磨牙上的小咬合块允许后牙逐渐挤压，从而保持垂直高度。

织健康。然而，最近的一项调查比较了牙医和非专业人士对尖牙替代和种植的吸引力，结果显示，牙医在间隙关闭和种植选项之间并没有特别偏爱间隙关闭，但非专业人士更喜欢尖牙替代方案（Schneider等，2016）。

间隙关闭的一个关键考虑因素是治疗时间的长度。虽然使用TAD允许了对相容力学系统的应用（Kanavakis等，2014），但治疗时间仍然很长从而导致更高风险的牙根吸收。间隙扩张患者的主要关注点是在种植体植入时机成熟之前采用的保留策略，因为资料已经多次证明，早期的种植体植入将导致种植体下陷，进而导致美学缺陷和生物学影响（Thilander等，2001；Fudalej等，2007）。另一个问题是，一旦间隙被打开，就会出现牙槽嵴吸收的风险。然而，根据Kokich的说法，由于有牙槽上纤维所施加的剩余承载力，通过正畸移动牙齿获得的牙槽嵴是比较稳定的（Southard等，1992；Kokich，2005）。

骨维持性能在迷你种植体中已得到了证明（Melsen等，2015a）。用于后牙中轴化的水平放置的TAD若在治疗结束后留在原位，将有助于保持骨密度，以及牙槽突的高度和宽度。基于这些观察，Ciarlantini和Melsen（2017）描述了一个间隙保持问题的临时解决方案，就是将一个桥体固定在水平放置的TAD上，从舌侧面插入到上颌后牙区。支架前端可以插入全尺寸的钢丝，以支持桥

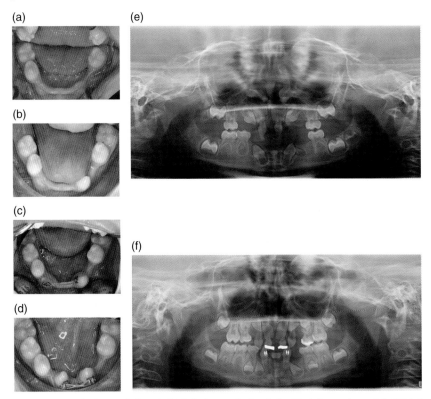

图5.4.11 患有外胚层发育不良的男孩（a，b）在5岁和7岁时（e，f）。手术暴露后，43牙被移入牙弓（c），保留了前牙区牙槽骨的宽度和高度（d，f）。

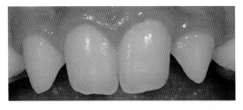

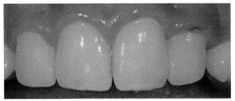

图5.4.12 在侧切牙增生的情况下，可以将尖牙向近中移位，根据牙龈暴露情况，通过复合树脂重建（下）或贴面达到最终的伪装效果。资料来源：由Zitzmann教授提供。

体（图5.4.13）。

关于牙发育不全或缺牙症患者的最佳治疗方法，目前的文献中没有提供一个基于循证的最佳解决方案。一篇被公认的文章总结到对先天性缺失侧切牙的患者，通过有组织的多学科方法来完成治疗是最好的（Johal等，2013）。可提供的选择很多，包括间隙关闭、用尖牙替代和种植修复体。考虑到长期维护的要求、社会心理因素和患者及其家庭的经济负担，必须为每名患者定制治疗方案。

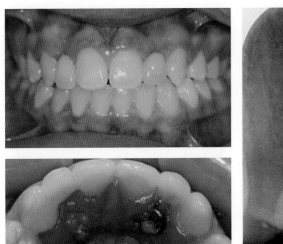

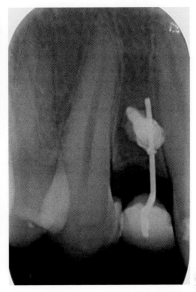

图5.4.13　在为间隙扩张而进行的正畸治疗在结束时，如果侧切牙缺失，必须保留牙槽骨，直到最后重建。可以使用含有全尺寸不锈钢臂的迷你种植体，携带一颗牙体。其优点是双重的：它提供骨质维护，并且不需要制备邻牙。资料来源：由Dr. Ciarlantini提供。

第6章

口腔健康状况的管理
Management of Oral Health Conditions

6.1

侵袭口腔黏膜的病毒性因素
Viral Causes Affecting the Oral Mucosa

Michael M. Bornstein¹, Cynthia K. Y. Yiu², Valerie G. A. Suter³

¹ *Oral and Maxillofacial Radiology, Applied Oral Sciences, Faculty of Dentistry, The University of Hong Kong, Hong Kong, China*
² *Paediatric Dentistry, Faculty of Dentistry, The University of Hong Kong, Hong Kong, China*
³ *Department of Oral Surgery and Stomatology, School of Dental Medicine, University of Bern, Bern, Switzerland*

引言

牙医在检查受口腔黏膜病变侵害的儿童时，其主要目的是做出正确的诊断并且选择恰当的治疗方式。当医生未能发现口腔病变，或未能得出初步诊断结果（包括潜在的鉴别诊断）时，可能会忽视重要疾病的发生，并选择不当的治疗方式（Rioboo-Crespo等，2005）。这对病毒感染而言尤其重要，因为其后遗症的严重程度差异很大——可以从无关紧要到可能致命，且具有较大的个体差异（Lynch，2000）。此外，暴露在医学致病因素中的儿童往往更易受到更严重的病毒感染的影响。一般来说，病毒感染对儿童和成人的影响不同，因为儿童是病毒高效复制和感染性传播的理想宿主（Sällberg，2009）。这是由于在新生儿或儿童体内，特异性免疫尚未发育成熟。此外，由于卫生条件的缺乏，儿童往往比成人更容易进行感染性体液的交换。

口腔黏膜及口周区域的病毒性疾病在口腔诊疗中很常见，但这一领域的研究十分有限（Slots，2000）。与龋齿和牙周病发病率的流行病学研究不同，对儿童病毒感染的发病率、表征和治疗原则的研究是不足的（Rioboo-Crespo等，2005）。众所周知，病毒是人类口腔中重要的致溃疡和致瘤因子，它们或在口腔中直接产生症状，或在牙科治疗过程中传播，导致系统性表征。本节将重点讨论儿童中最常见的病毒感染，同时也将讨论可能通过牙科治疗传播的病毒相关的口腔疾病。

侵袭口腔黏膜的儿童常见病毒感染

口腔、口咽部和唾液腺的软组织易受多种病毒感染，其中一些感染具有部位特异性。侵袭儿童的最常见的病毒是疱疹病毒、人乳头瘤病毒和柯萨奇病毒。

疱疹病毒

疱疹病毒科的8个"成员"（也被称为人类疱疹病毒）通常感染人类

（Dreyfus，2013），几乎100%的成年人群感染过其中的至少一种。引起最多健康问题的5种病毒是1型和2型单纯疱疹病毒（HSV-1和HSV-2）、水痘-带状疱疹病毒（VZV）、EB病毒（EBV）和巨细胞病毒（CMV）。

单纯疱疹病毒

HSV-1（HHV-1）通常引起腰部以上的感染，并在口腔和口咽部造成局部感染；而HSV-2（HHV-2）通常引起生殖器感染。口周区域的HSV-1感染可造成两种形式的黏膜病变：①原发性：在年轻患者中常表现为疱疹性龈口炎，但通常无临床症状；②继发性：由病毒的再激活引起，表现为复发性唇疱疹（热病性疱疹或唇疱疹）。

原发性疱疹性龈口炎是原发性HSV-1感染最主要的临床表现，15%的儿童在出生后的头9年中都感染过该疾病。它最常见于1~4岁的学龄前儿童，

且严重程度高度可变。85%的患者在发病的第一天出现口腔病变，并可能持续7~18天之久。口腔病变通常影响嘴唇、舌头、牙龈（图6.1.1）、口腔黏膜、硬腭和软腭。与局限于角化黏膜的复发性疱疹病变不同，原发性HSV-1感染同时影响角化和非角化的口腔黏膜。口腔黏膜病变表现为1~2mm的小水疱，其很快破裂并融合形成浅而疼痛的溃疡，后者被一层黄灰色的假膜覆盖，周围有红晕（图6.1.2）。这些溃疡在10~14天逐渐愈合，不留下瘢痕。这些口腔黏膜病变症状还常伴有发热、嗜睡、食欲不振、易怒和唾液过多的症状（Arduino和Porter，2008）。在病毒感染黏膜表面并进行局部复制后，HSV-1进入感觉神经末梢，并通过轴突逆行传输到神经元细胞体，最终导致这些神经元的潜伏感染。三叉神经节是病毒潜伏的主要部位，病毒终身存在于此处，并将其作为未来复发性疱疹感染的病毒储存库。

(a) 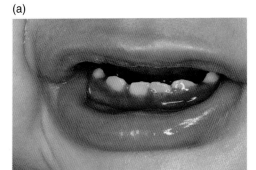 (b)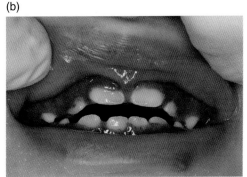

图6.1.1　20个月大的男孩，患有原发性疱疹性龈口炎，其表现为（a）上颌和（b）下颌牙龈的特征性大面积炎症，呈粉红色，明显肿胀。

(a)

(b)

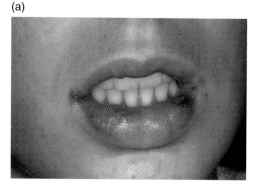
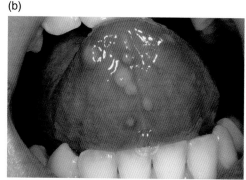

图6.1.2　16岁女孩，患有原发性疱疹性龈口炎，表现为特征性的1~2mm大的水疱，很快破裂并融合成浅而痛的溃疡，由黄灰色的假膜覆盖，周围有红晕，位于（a）嘴唇和（b）舌头。

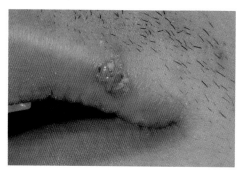

图6.1.3　20岁患者，HSV-1感染再激活，表现为左上唇疱疹，有典型的水疱性病变。在该阶段，这些病变具有高度的感染性。

HSV-1在感觉神经节中的再激活会导致皮肤和黏膜的复发性疱疹感染。再激活可以是自发的，也可以由一些因素引发，如发热、紫外线照射、普通感冒、情绪紧张、疲劳、创伤、免疫抑制、化疗和女性生理周期（Arduino和Porter，2008）。病变通常发生在面部黏膜与皮肤的交界处，尤其是嘴唇（图6.1.3）。一些前驱症状，包括复发部位的感觉异常、压痛、疼痛、烧灼感及瘙痒感，被经常报道。复发性感染的病变症状通常是红色斑丘疹，其随后会迅速变为水疱，且在此阶段具有高度传染性。随后，这些病变形成脓疱性痂和溃疡，通常在7~10天痊愈（Leung和Barankin，2017）。

HSV-1从活动性唇疱疹病变部位，尤其是在水疱和溃疡阶段中大量脱落。尽管在结痂阶段也可能发生病毒传播，但在上述阶段，口腔从业者从患者处被HSV-1感染的风险是最大的。从患者处初次接触病毒而（初次接种）导致带状疱疹性龈口炎的可能性不大，但口腔从业人员患疱疹性瘭疽或眼部疱疹感染的风险较高（Lewis，2004）。疱疹性瘭疽，又称疱疹性甲沟炎，以局部疼痛、刺痛或灼烧感为前驱特征，随后出现急性水疱状糜烂，累及一个或多个手指的远节指骨。眼部的HSV-1感染可引起多种病变，其中最具破坏性的可能是单纯疱疹病毒性角膜炎（HSK）。HSK病灶的复发可伴随患者的一生，并经常引起进行性角膜瘢痕，导致视力损害（Rowe等，2013）。由牙科高速手机和超声波仪器产生的气溶胶是HSV-1向牙医传播的重要途径。因此，在对所有患者进行治疗时，戴好手套、面罩和护目用具是很重要的，对有活动性HSV-1病变的患者最好推迟治疗。同样，牙医和洁牙师在自己患有活动性HSV-1时也不应向患者提供治疗（Scott等，1997）。

阿昔洛韦是治疗HSV和VZV感染的一线药物（Piret和Boivin，2016），而其他核苷酸类药物如伐昔洛韦和泛昔洛韦也被讨论过参与治疗此类感染。根据疾病表征和患者状况（免疫功能正常或免疫功能低下），现已存在局部、口服或静脉注射的给药途径（Levin等，2016）。免疫功能低下的患者若长期服用阿昔洛韦来治疗严重感染，则会导致耐药性的产生。潜在的抗HSV病毒的新型药，如脂质结合的核苷酸类似物（布林西多福韦）和解旋酶-引物酶抑制剂目前正在研究。

水痘-带状疱疹病毒

VZV（HHV-3）与HSV有许多相似之处，因为它也与水疱性病变、神经元组织感染和神经节的潜伏感染有关，而且原发感染也发生在黏膜表面。然而，VZV的传播不像HSV那样需要密切的、皮肤间的接触，而通常是通过气溶胶途径发生（Schleiss，2009）。VZV感染最常见的临床表现是水痘，其次是带状疱疹。水痘更常见于儿童，而在成人中则更常出现带状疱疹。

水痘的临床特征是在出现嘴唇、腭部和口腔黏膜的口腔水疱及溃疡之前有一个前驱疾病期（Pinto和Hong，2013）。口腔中水疱破裂后，留下浅层的圆形溃疡，周围有红晕。随后的皮疹通常是瘙痒和黄斑丘疹，会形成水疱和破裂后的脓疱，留下坚硬的、棕色结痂的病灶。痂壳最终剥落，留下轻度至中度的瘢痕（Pinto，2005）。这种疾病具有自限性，一般持续5～10天。然而，免疫功能低下的患者会有累及中枢神经和呼吸系统的风险，导致这种疾病在该人群中的死亡率较高（Clarkson等，2017）。对原发性VZV感染的治疗常常只是对症的，但现已存在一种针对VZV的疫苗，可给11～24个月大的婴儿接种。

带状疱疹是VZV继发感染后出现的病症，通过病毒再激活产生，往往发生在中老年时期。某些以免疫抑制为特征的情况使人更容易患带状疱疹，如造血或淋巴系统恶性肿瘤、人类免疫缺陷病毒（HIV）血清阳性、化疗和移植（Lynch，2000）。典型的病变发生在胸部皮肤区，但当其出现在口面部时，可按三叉神经分支走行分布。当病变发生在口腔黏膜时，其临床特征为单侧水疱和溃疡（图6.1.4）。带状疱疹后遗神经痛（PHN）大约在30%的带状疱疹患者中发生，以局部、非常严重的锐痛为特征（McCullough和Savage，2005）。

此类情况通常见于老年和免疫力低

下人群，可能对生活质量产生负面影响（Feller等，2017）。

VZV是工业化国家中最广泛的、可通过疫苗预防的儿童传染病。由于VZV造成的疾病会给医疗资源造成负担，一些国家已将VZV疫苗接种纳入其推荐的儿童国家免疫接种计划（Gabutti等，2016）。美国是第一个建议普及疫苗接种的国家。在欧盟，水痘疫苗的推广情况仍存在差异：一些国家建议在国家或地区层面对儿童进行统一接种，一些国家只建议在高风险人群中进行接种，还有一些国家没有任何相关建议（Carrillo-Santisteve和Lopalco，2014）。

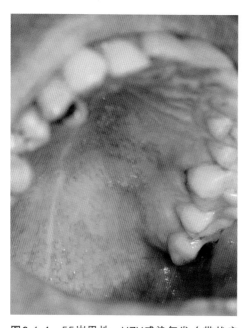

图6.1.4　55岁男性，VZV感染复发（带状疱疹），表现为单侧水泡和左侧硬腭上的溃疡，是在三叉神经（V2，左侧）分支后出现的。

EB病毒

EBV（HHV-4），是传染性单核细胞增多症的病原体，但它也与肿瘤发展有关，如Burkitt's淋巴瘤、鼻咽癌和口腔毛状白斑（Gondivkar等，2012）。传染性单核细胞增多症（又称"接吻病"）主要通过密切接触（共用吸管、接吻和其他形式的唾液交换）传播。多数原发感染的儿童无症状，但在年轻的成人中可能出现口腔和全身症状。传染性单核细胞增多症的口腔病变特征性地包括咽炎和软腭、口咽部的瘀斑出血，同时伴有发热和颈部淋巴结病（Lynch，2000）。传染性单核细胞增多症的常见口咽部病变无需治疗，可自行缓解。然而，成人的症状可能会更严重。多数情况下，传染性单核细胞增多症是一种良性、急性、自限性疾病，但慢性的EBV感染可能罕见地导致严重甚至致命的情况（Okano和Gross，2012）。

巨细胞病毒

大部分CMV（又称HHV-5）感染是无症状的，但有不到10%的患者出现流感样症状。CMV作为获得性免疫缺陷综合征（AIDS）中唯一的致溃疡病毒因子，常在黏膜溃疡病例中发现（Itin和Lautenschlager，1997）。当一个婴儿出生时就携带CMV病毒，这种情况被称为先天性CMV感染。CMV是世界上最常见的造成先天性感染的原因。有症状的婴儿患有永久性后遗症，包括感音神经性耳聋和神经发育迟滞的风险更高（James和Kimberlin，2016）。

8型人类疱疹病毒

近40年前，艾滋病毒/AIDS的出现导致HHV-8共感染引起的疾病的发病率增加，特别是Kaposi肉瘤和多发性Castleman病。随着时间的推移，高效艾滋病治疗方法的发展使得HHV-8相关疾病的发病率下降，使其多在未被诊断或未被治疗的艾滋病患者中发现。由于其稀有性，若无合适的临床信息，其中的一些疾病可能很难被识别（Auten等，2017）。

人乳头瘤病毒

人乳头瘤病毒（HPV）是一种小型双链DNA病毒，是世界上已知最常见的性传播疾病。HPV有超过100种，每种类型的感染风险都不相同。许多感染只是短暂的，在临床上并不重要，但特定种类的重复感染会给男性和女性都带来很大的负担，导致HPV相关的恶性肿瘤（Pringle，2014）。

低风险基因型的临床感染表现为口腔鳞状乳头瘤、寻常疣（普通疣）、尖锐湿疣（性病疣）或局灶性/多灶性上皮细胞增生症（Heck病）。临床上，若HPV感染出现在1岁以下的儿童中，可推测是由母亲所感染病毒的垂直传播造成的；若感染出现在青少年中，则可推测为由初次性行为传播。

口腔鳞状乳头瘤

口腔鳞状乳头瘤发生的年龄范围很广，表现为鳞状上皮的外生性、无蒂或带蒂性生长，并有乳头状突起。病变可因角质化的程度呈现粉色或白色，常见于硬、软腭（图6.1.5和图6.1.6）、悬雍垂和嘴唇（Clarkson等，2017）。由于特征众多，口腔鳞状乳头瘤在临床上和病理上都很难与尖锐湿疣或寻常疣区分。鳞状乳头瘤被认为由低风险型HPV引起，其经常检测到的基因型是6型和11型（Pringle，2014）。

寻常疣（普通疣）

疣主要由2型和4型HPV引发。寻常疣在外观上与鳞状乳头瘤相似，往往发生在上皮角化、与皮肤相似的黏膜区域，比如牙龈和硬腭。在儿童中，皮肤上的疣最常见于手和手指（图6.1.7），也见于嘴唇（图6.1.8），在口腔中较少见。口腔疣通常无症状，但可能持续发生，且应给予治疗，以免发生自身病毒转移或将病毒传播给其他儿童。疣很少自动消退（Feller等，2017）。通常情况下，口内疣是由自身病毒转移造成的。有人强调，在诊断口腔疣时应保留病变部位，以显示皮肤寻常疣的组织学特征。在临床检查中，疣通常难以和鳞状乳头瘤或尖锐湿疣区分开来（Syrjänen，2002）。

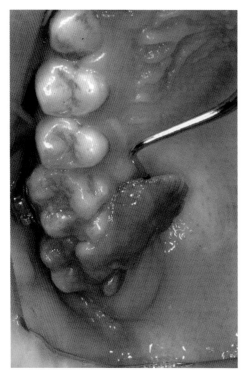

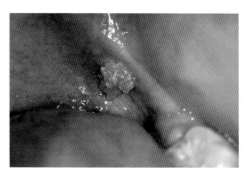

图6.1.6　12岁女孩，特征性口腔鳞状乳头状瘤，表现为位于左侧腭咽褶皱处的外生性的、有蒂、粉红色的赘生物，有乳头状突起。

确诊该疾病时，它可能预示着性虐待。在口内，尖锐湿疣通常表现为唇黏膜、软腭和舌系带上存在一组多发性粉红色结节。

上皮细胞增生症（Heck病）

　　局部上皮增生是一种无症状的良性黏膜病，多在某些地区的特定群体中出现。它通常发生于儿童和青少年时期。临床上，上皮增生的典型特征是多发的无痛软性无蒂丘疹、斑块或结节，它们可能聚集形成更大的病灶（图6.1.9）。

图6.1.5　15岁男孩，特征性口腔鳞状乳头状瘤，表现为右腭第二磨牙区域产生外生性、有蒂、粉红色的赘生物。

尖锐湿疣（性病疣）

　　尖锐湿疣通常被认为是一种性传播疾病，累及肛门的皮肤和黏膜。当儿童

(a)

(b)

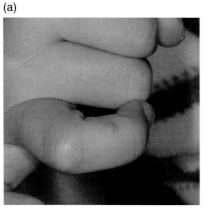

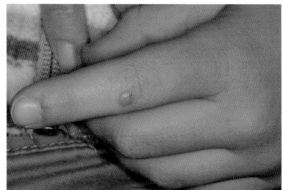

图6.1.7　7.5岁女孩，（a）右手无名指和（b）左手食指上有寻常疣。

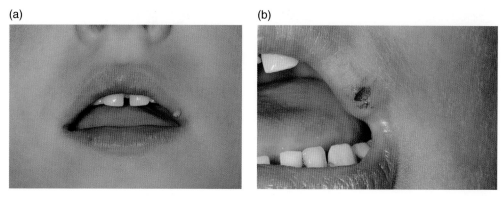

图6.1.8　5岁女孩左上唇有一个普通疣，经组织病理学证实为寻常疣。（a）最初表现，（b）用CO_2激光切除后。

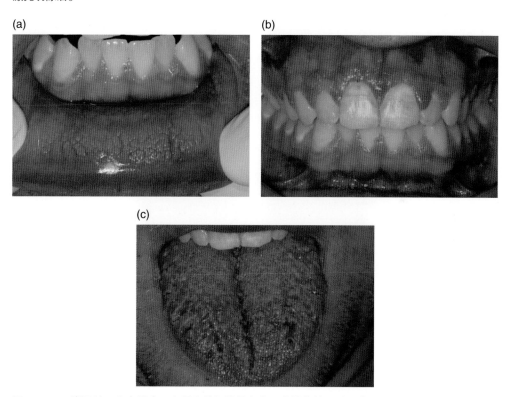

图6.1.9　21岁男性，上皮增生，表现为特征性的多个无痛性软性固着丘疹和结节性、外生性病变，这些病变在（a）嘴唇、（b）牙龈和（c）舌头上形成更大的表征。

HPV中的13型和32型与此有关，且在大多数病变中被检测到。上皮增生有时会自行消退，但因其会损害面部美观、干扰口腔闭合，而通常需进行治疗（Said

等，2013）。

潜在的恶变和恶性疾病

全世界约有5%的癌症主要归因于所

谓的"高危HPV"，包括16型、18型、31型、33型、35型、39型、45型、51型、52型、56型、58型和59型HPV（de Sanjosé等，2018）。

这些高风险类型与肛门和口咽部的鳞状细胞癌（SCCs）有关。口咽部的SCCs发病率正在增加，其应该是由于与HPV相关的SCCs的增加，尤其是在中老年白人男性中。性行为也是风险因素之一（Pytynia等，2014）。

HPV感染对口腔潜在恶性疾病的恶性进展具有重要意义，但我们仍然不清楚发生恶性进展的风险大小是否与病毒量相关。在口腔扁平苔藓、口腔白斑病和对照组中对常见的高危和普通HPV的DNA含量进行研究，发现与对照组相比，患者的HPV-16/18 DNA含量更高。然而，高危HPV数量在口腔潜在恶性疾病的恶性进展中的临床意义还有待进一步阐明（Chen和Zhao，2017）。

接种疫苗进行初步预防为实际解决HPV相关的癌症问题提供了有效的解决方案。在许多国家，HPV疫苗现已被纳入免疫接种计划。然而，人们对HPV疫苗安全性信心下降，并影响了疫苗的接种。然而，近期的研究表明接种疫苗并不会增加发生严重不良事件的风险，且接种HPV疫苗的风险-收益情况非常好（Phillips等，2018）。此外，只有一些国家在青春期男孩和女孩中普遍实施了HPV疫苗接种计划。许多人认为，仅针对女性的疫苗接种计划可以通过群体免疫保护男性，同时男同性恋者可通过有针对性的疫苗接种计划得到保护。而此观念受到了该领域专家的反对，他们指出最有效、最实用、最符合伦理且潜在成本效益最高的解决方案是普及HPV疫苗接种，这样也许可以控制住HPV相关疾病在男性和女性中的传播（Prue等，2017）。

柯萨奇病毒

柯萨奇病毒主要引起两种与口腔黏膜相关的临床疾病：①手足口病和②疱疹性咽峡炎。手足口病在婴幼儿中很常见。它常引起发热、小水疱（会导致口腔内疼痛的浅层溃疡）、手脚的水疱性病变（图6.1.10）（主要分布在手指和脚趾的背面和侧面，周围有红晕）（Pinto，2005）。造成的皮肤病变最终会破裂，产生溃疡并结痂（Lynch，2000）。

大多数患儿在1～2周就会康复。手足口病最常见的原因是感染了柯萨奇病毒A16。柯萨奇病毒属于小RNA病毒科中的一组非脊髓灰质炎肠道病毒，同时其他类型的肠道病毒也可能导致手足口病。感染了手足口病的患者可以通过咳嗽、打喷嚏传播感染，直接接触患者的水疱液或粪便也可被感染（Lynch，2000）。

手足口病经常与足口病（又称口蹄疫）相混淆，后者影响的是牛、羊和猪。但这两种疾病是由不同病毒引起

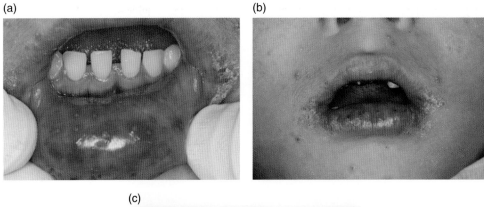

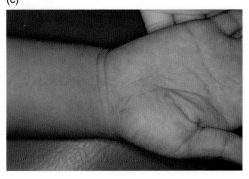

图6.1.10　（a）5岁男孩，患有手足口病，表现为前庭下黏膜多处浅表性糜烂和小水疱性病变，周围有红斑晕。（b）牙龈正常，不受影响，与源于HSV-1感染的疱疹性龈口炎的病变不同。嘴唇上和嘴唇周围的皮肤的病变表现可以破裂，形成糜烂和结痂。（c）在手掌上，水疱状病变小而不连续，通常不会破裂。

的，二者间并无关系。人类不会感染动物疾病，动物也不会感染人类疾病。

　　疱疹性咽峡炎由A型柯萨奇病毒引起，与手足口病相同，感染通过被污染的唾液飞沫或粪口途径传播。相比于成人，疱疹性咽峡炎在儿童中的发病率更高。接触病毒后，感染者会出现短暂的、非特异性的发热和不适症状，随后会出现带有红斑的咽炎和吞咽困难。出现这些症状后，会产生分布在软腭、扁桃体柱和咽喉的水疱疹。水疱迅速破裂后，形成由假膜覆盖的浅层溃疡，周围有红晕，类似于复发性口腔溃疡。病变

在1周内会自行消退，期间没有任何其他明显症状（Lynch，2000）。

较少或间接侵袭口腔黏膜的儿童病毒感染
腮腺炎病毒

　　流行性腮腺炎是一种在儿童中较为常见的感染性疾病，由腮腺炎病毒引起，属于副黏病毒科。流行性腮腺炎的典型特征是腮腺肿胀。然而，腮腺炎病毒不仅感染唾液腺，也感染其他腺体，包括胰腺和生殖腺，后者可能导致男性不育（Sällberg，2009）。它具有高

度的嗜神经性，可引起中枢神经系统的感染，导致无菌性脑膜炎和病毒性脑膜炎。流行性腮腺炎可以通过疫苗预防——常规的疫苗接种已被证明可十分有效地降低其发病率。目前，大多数发达国家都在推行这种方法。自引入腮腺炎疫苗以来，流行性腮腺炎的感染年龄已从儿童期转向青春期和青少年期——也是疾病并发症和后遗症的高发年龄。尽管疫苗已经大大减少了流行性腮腺炎的病例数，但该疾病的暴发也在继续发生。最常见的情况是，人们与流行性腮腺炎患者有长期的密切接触，如在同一个班级上课、参加同一个运动队或住在同一个宿舍（Scully和Samaranayake，2016）。

麻疹

麻疹是一种传染性很强的疾病，由麻疹病毒引起，属于副黏病毒科。当感染者咳嗽或打喷嚏时，该病毒将通过空气传播。麻疹开始时，患者产生发热症状，随后是咳嗽、流鼻涕和眼睛发红，最后爆发一连串红色小点（斑丘疹）。斑丘疹的发作从头部开始，然后扩散到身体的其他部位，经常引起瘙痒。麻疹的口腔黏膜表征被称为柯氏斑（Koplik斑），早于皮肤病变出现，被认为是麻疹的病理特征，但由于这一症状仅短暂存在，所以很少被观察到。在患者达到最大传染性之前，识别这些斑点有利于帮助医生控制疾病的传播（Clarkson等，2017）。

麻疹可以通过可预防麻疹、流行性腮腺炎和风疹（德国麻疹）的三联疫苗，即MMR疫苗来预防。美国疾病控制与预防中心（CDC）建议儿童接种两剂MMR疫苗，第一剂在12～15个月，第二剂在4～6岁。青少年和成人应保持接种最新的MMR疫苗。MMR疫苗是非常安全和有效的（CDC，n.d.–b）。然而，疫苗接种计划在国际上并未标准化，甚至在高度发达的国家，疫苗仅是在自愿的前提下接种。2017年，欧洲有21315例麻疹病例和35例与麻疹有关的死亡记录（Kmietowicz，2018），突出了与这种可预防疾病做斗争时的关键点。

人类免疫缺陷病毒

艾滋病是艾滋病毒感染后引起的疾病中最严重的一种。病毒感染过程中，CD4细胞是艾滋病毒的主要目标，它们被大量杀死和替换，直到免疫系统无法进一步产生免疫反应，造成严重的免疫缺陷。没有接受治疗的艾滋病患者通常会经历疾病发展的三个阶段。第一阶段是急性艾滋病感染，患者会出现持续几周的类似的流感的症状。急性HIV感染者的血液中含有大量病毒，具有高度传染性。第二阶段是临床潜伏期，这时HIV不活跃或处于休眠状态。在这一阶段，HIV病毒仍具有活性，但其增殖水平有限，且患者可能没有任何症状或不适感。若不进行治疗，这个阶段可以持续10年甚至更久，但有些患者的病程进展会更快。在该阶段末尾，感染患者体内的病毒含量开始上升，CD4细胞数量开始下降。自此患者进入第三阶段，即艾滋病阶段（CDC, n.d.–a）。

艾滋病的确诊意味着患者免疫系统已受到损害，会导致机会感染或继发性癌症（McCullough和Savage, 2005）。一些与HIV感染相关的口腔病变已被确定含有病毒病因。艾滋病的早期阶段包括口腔和外阴阴道念珠菌病、肺炎球菌感染、结核病及HSV、VZV的重新激活。毛状黏膜白斑病（HL），一种由EB病毒引起的、累及舌头边缘的上皮增生性疾病，是HIV感染的主要口腔表征（Braz-Silva等, 2017）。它是一种口腔上皮的白色病变，在艾滋病流行前没有针对这种病变的相关描述（图6.1.11）。它具有典型的组织病理学特征。虽然HL最初与HIV、免疫抑制和艾滋病进展有关，但HL也可见于其他形式的免疫抑制患者，如器官移植患者、淋巴增生性疾病患者和类固醇吸入剂的使用者。它也存在于少量免疫功能明显正常的个体中（Greenspan等, 2016）。艾滋病患者的恶性肿瘤通常与病毒有关，包括EB病毒淋巴瘤、与HHV–8相关的卡波西肉瘤以及源于乳头瘤病毒的宫颈癌和肛门癌。

由于对HIV阳性的母亲及其婴儿进行了专门的抗逆转录病毒治疗，并避免这一人群中的母乳喂养，HIV感染在发达国家的新生儿中已被清除。然而，接触

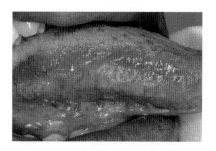

图6.1.11　29岁男性，最近被诊断为HIV，患有HL，在舌头的右外侧边缘有白色的、类似凝乳的图案。

HIV病毒的未受感染的儿童似乎更加易感。目前还不清楚这是否是由于他们与其HIV阳性母亲和母体衍生的病原体接触，还是子宫内直接接触HIV的免疫学后果（Afran等, 2014）。

结论

口腔健康相关的病毒感染主要导致口腔溃疡或口腔肿瘤，且可能仅限于急性感染，但在病毒感染基础上的复发甚至恶性肿瘤依然存在。感染的急性期通常是痛苦的，也因此对于儿童和婴儿十分重要，因为疼痛引起的食欲不振会导致营养不足。牙科保健从业者应熟悉常见的儿童软组织病变，以提供恰当地诊断、处理和转诊——最好是转给熟悉患者病史的家庭医生或儿科医生。此外，疫苗接种计划正在越来越好地预防多种严重的儿童病毒性感染。这无疑改变了病毒性感染危害全世界儿童的现状，但儿童病毒性感染在发展中国家仍然是一个严峻的健康问题，且在高度发达的国家也常有特定病毒性疾病暴发的报道。

6.2

非感染性肿胀：囊肿、肿瘤和舌下囊肿
Non-infective Swellings: Cysts, Tumours and Ranulas

Valerie G. A. Suter[1], Michael M. Bornstein[2]

[1] Department of Oral Surgery and Stomatology, School of Dental Medicine, University of Bern, Bern, Switzerland
[2] Oral and Maxillofacial Radiology, Applied Oral Sciences, Faculty of Dentistry, The University of Hong Kong, Hong Kong, China

引言

　　肿胀可以出现在口外、口内或在二者兼有。如果排除了感染性来源，非感染性肿胀则可以由良性或恶性病变引起。良性病变在儿童中更为常见，但及时识别少见的恶性实体肿瘤也格外重要。除了系统的临床检查外，医生可以采用更多的诊断工具，同时要依据实际情况选取最合适的工具。放射影像可以显示硬组织或软组织，有助于识别肿胀的来源和性质。穿刺抽吸有助于识别液体成分，并将肿胀与实体瘤区分开来。切开或切除性活检是进一步辅助诊断和制订治疗方案的方法，其甚至可以与治疗同时进行。

软组织中的肿瘤、囊肿和外渗/潴留现象

　　"黏液腺囊肿"是一个笼统的术语，经常用于描述外渗和潴留现象，其大小可以从几毫米到超过2cm不等（Wu等，2011；Bezerra等，2016）。疼痛通常与外渗现象无关，但肿胀处会干扰正常的进食、说话功能——这也经常是患者初次就诊的原因。

　　黏液外渗现象常常影响儿童。这一现象由小唾液腺导管受损引起，导致唾液不能正常流入口腔并积聚在周围的软组织中，导致局部肿胀（图6.2.1a）。经临床检查，肿胀存在于黏膜下且边界清晰。一般通过数字化检测可以发现它的位置。通常，在正常覆盖的黏膜中可以看见一种浅蓝色光泽（图6.2.1b），或者也会呈现不明显的粉红色。有时，机械性刺激会引起组织过度角化，在肿胀处或其旁边可以观察到白斑。由咬伤引起的局部创伤也是常见的外渗现象形成的病因，这也是为什么外渗现象最常发生在下唇（Martins-filho等，2011；Wu等，2011；Bezerra等，2016）。在儿童中，长期咬唇、习惯性吮吸和副功能运动很常见，这可能解释了为什么黏液外渗现象在这一人群中的发病率最高（Martins-Filho等，2011）。黏液外渗也不常在舌头、口腔黏膜和腭部出现（Yague-García

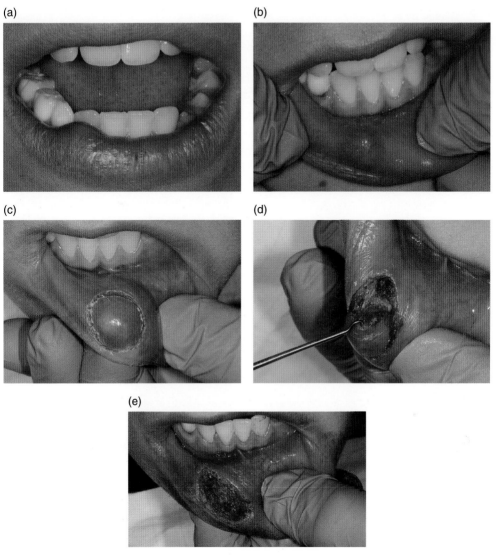

图6.2.1　13岁男孩的右下唇有肿物。（a）口外观。（b）黏膜下肿物发蓝发亮。（c）用CO_2激光划定病灶边界，进行切除性活检。（d）正在用CO_2激光进行切除性活检，没有任何出血。（e）切除活检后，伤口留有开放性肉芽。标本送去做组织病理学检查，已证实是下唇小唾液腺的渗出囊肿。

等，2009；Martins-Filho等，2011；Wu等，2011；Bezerra等，2016）。当存在于舌腹时，它们被称为Blandin-Nuhn黏液瘤，与在同处发现的"浆液黏液唾液腺"的名称相对应。

如果临床特征与黏液外渗的病症相符，则可以进行切除性活检（图6.2.1c～e）。但重要的是，在进行治疗的过程中需应用组织病理学分析以确认诊断结果并排除其他的良性或恶性病变。相关文献中描述了一些与小唾液腺有关的黏膜相关淋巴组织（MALT）

淋巴瘤的罕见病例，其临床表现类似于黏液瘤（Ryu等，2009；Bombeccari等，2011）。通常情况下，邻近的唾液腺也需被切除以减少疾病复发风险。用于切除的传统工具是手术刀、电刀和激光（CO_2激光、二极管激光、KTP、Er,Cr:YSGG激光）（Yague-García等，2009；Wu等，2011；Romeo等，2013）。可替代上述工具的技术包括冷冻手术（Moraes等，2012年）和微囊化技术（Giraddi和Saifi，2016年）。微囊化技术涉及将缝线穿过病变部位，同时压迫病灶，使组织液外渗，并缝线打结保持10天。这种微创技术虽能被儿童广泛地接受，但有更高的复发风险，且不能提供合适的组织病理学诊断。只有非常小而浅的外渗现象能在没有进一步治疗的情况下得以痊愈。

如果唾液导管被阻塞，则黏液滞留在管内，导管将被撑开，引起滞留现象。典型的发病位置是口底（图6.2.2）。这个位置的黏液囊肿被称作舌下囊肿（蛤蟆肿），因为它们看起来和

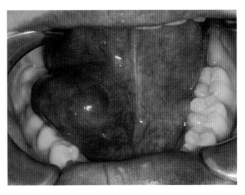

图6.2.3 一名13岁男孩右侧口底的舌下囊肿。

小青蛙相似（在拉丁语中，"ranula"一词意为小青蛙）（图6.2.3）。与在邻近空间中延伸得更大的颈部蛤蟆肿形成对比，局限在口底的黏液瘤被称为单纯性黏液瘤。下颌舌骨肌以上的蛤蟆肿可以在口内切除，而低于下颌舌骨肌的舌下囊肿则需要口内和口外联合。然而，颈部蛤蟆肿不需要被彻底切除。出于这个原因，在手术干预之前，有必要将舌下囊肿与肿瘤或囊肿区分开来。利用CT、MRI或超声进行额外检查可能会有所帮助。由于辐射剂量较低，超声和MRI在儿童中更为常用（Kurabayashi等，2000；Brown和Harave，2016）。在下颌下部空间中囊肿样病变的放射学表征和位于舌下间隙的典型"尾状征"都高度提示了颈部蛤蟆肿的存在。

源自甲状舌管残余物的囊肿可以沿着从舌盲孔到甲状腺下区的迁移途径产生。它们通常表现为位于颈部中线的坚实肿块，很少出现在侧面，约有1/4位于甲状腺上方。这类囊肿在儿童中较为多发（Thompson等，2016）。

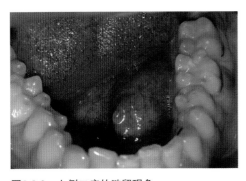

图6.2.2 左侧口底的潴留现象。

恶性肿瘤在儿童头颈部很罕见（每100万人中有1例）。软组织恶性肿瘤包括淋巴瘤、神经外胚层肿瘤、甲状腺恶性肿瘤和软组织肉瘤（Qaisi和Eid，2016）。尽管如此，任何在儿童身上发现的、未确定性质的肿胀或肿块，应用适当的放射技术或组织活检进行检测，并紧接着进行组织病理学或细胞学分析。此外，作为治疗病变的切除性软组织活检也应进行组织病理学分析，因为临床症状和体征并不具有结论性，可能会因此漏检恶性肿瘤。

儿童颌骨囊肿、牙源性肿瘤及治疗

囊肿是内衬上皮细胞膜充满液体的腔体。颌骨囊肿起源于牙源性或非牙源性的上皮残余。它们通常生长缓慢，只要包含在颌骨内就不会出现临床症状。当皮质骨板被穿透，则会出现肿胀。囊肿在晚期才被发现的情况并不少见。与脓肿不同的是，脓肿通常是波动的，而穿透皮质骨板的囊肿则在触诊时更坚实。为了确定肿胀的来源，放射影像学检查是很有必要的。当怀疑是颌骨囊肿时，标准的影像学检查是拍摄全景片，而上颌骨前部更宜使用咬合翼片。在某些情况下，根尖片很有帮助，但由于其尺寸有限，往往不能完整反映一个颌骨囊肿。使用CBCT的三维放射影像有助于确定囊肿与重要解剖结构的关系，如下牙槽神经、上颌窦或邻近的牙齿。这对制订精确和个性化的治疗方案有指导意义，且能避免手术后的并发症。现在不同的CBCT设备有高速或低剂量的检测方案，这可以减少电离辐射量，尤其是对儿童（Oenning等，2018）。与制造商的建议相比，儿科CBCT应用的低剂量方案可以降低50%辐射量（Hidalgo Rivas等，2015）。

根尖囊肿

总的来说，根尖囊肿是最常见的囊肿类型。在儿童中，其发病率因地理位置而异：在一些地区，它们是儿童中最常见的囊肿（Jones等，2006；Soluk Tekkesin等，2016），而在其他地区，含牙囊肿更为常见（Ochsenius等，2007；de Souza等，2010；Lo Muzio等，2017）。根尖囊肿在龋齿发病率高、社会经济发展程度低的国家最常见（Lo Muzio等，2017）。13～17岁的儿童受其影响最大（图6.2.4）（Soluk Tekkesin等，2016）。

根尖囊肿主要出现在儿童恒牙的上前牙区（Soluk Tekkesin等，2016）。这可能是因为牙外伤最常伤及前门牙（图6.2.4）。如果患有牙髓坏死的牙齿在早期没有得到合适的治疗，炎症则会引发根尖囊肿。为了治疗根尖囊肿，必须对患牙进行根管治疗，或在一些少见的情况下，如当其被认为不值得保留时，应予以拔除。在根管治疗后，根尖囊肿被清除，若囊肿扩大，可先进行减压（Allon等，2015）。为了确定诊断结

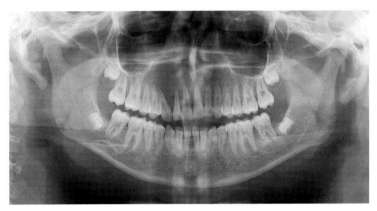

图6.2.4 全景片显示，右上颌骨有明显的骨质溶解，涉及11-15牙的根尖，并伴有右上颌窦底移位。患者是一名13岁的女孩，有已知的牙外伤史。

果，在任何情况下都必须进行组织病理学分析。

含牙囊肿

在成人的年轻人群中，相当部分的含牙囊肿与下颌第三磨牙有关。受第二大影响的牙齿是上颌尖牙（图6.2.5），其次是下颌前磨牙。因此，在儿科人群中，混合牙列受含牙囊肿的影响最大（Soluk Tekkesin等，2016）。含牙囊肿也可能与多生牙或牙瘤有关（Kaugars等，1989；Lin等，2013；Mossaz等，2014）。治疗方法通常是对囊肿进行切除，随后进行组织病理学分析。除了第三磨牙，儿童的牙齿通常值得保留。移除囊肿后，牙齿有可能自发萌出，在其他情况下，需要进行正畸治疗。

萌出囊肿

萌出囊肿先前被归类为含牙囊肿的一个亚类，但现在被认为是一个独立的类型。这类囊肿呈柔软的半透明病灶，其内充满血液或其他液体，覆盖在正在萌出的牙齿上（图6.2.6）。它们通常呈深蓝紫色。萌出囊肿通常出现在儿童中，与乳牙和恒牙都有关。在一组66个病例中，乳牙中的上颌第一乳磨牙和恒牙中的上颌中切牙受影响最大（Sen-Tunç等，2017）。该病的病因尚不明确，且现存研究针对萌出囊肿是否由早期龋齿、创伤、萌出空间不足或感染引起，仍存在争议。由于大部分萌出囊肿并无症状，故若在其发生时告知父母并持续监测，直到孩子牙齿萌出即可。通常，囊肿会在牙齿萌出的同时消退。如果出现咀嚼不适或有面部美学问题，可以通过切开和引流内容物或切除并暴露牙冠来治疗萌出囊肿。

牙源性角化囊肿

牙源性角化囊肿具有囊肿和肿瘤的特征。它是颌骨内的一个良性、充满液

(a)

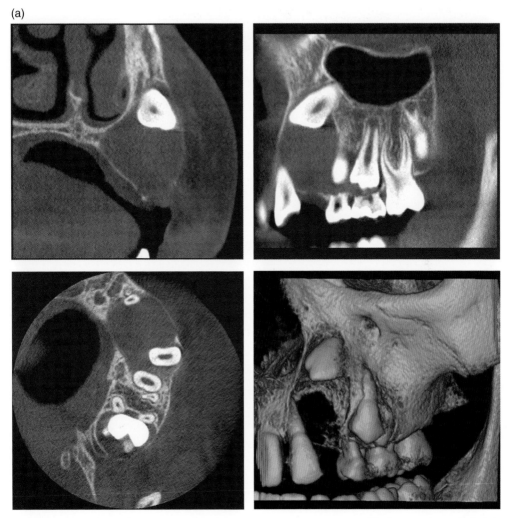

图6.2.5　CBCT（3D Accuitomo 170，Morita Corp.，Kyoto，Japan；视野6cm×5cm，体素大小125μm）显示10岁女孩的左上颌外侧有一个溶骨性、分界清楚的病变，23牙移位。囊肿切除术后的组织病理学检查证实是含牙囊肿。对该女孩进行术后监测，术后1.5年，23牙自行萌出。（a）CBCT发现最初的骨质溶解。（b）移位的23牙。

体的空腔，具有囊肿的特性，且治疗方法与其他囊肿相似，但它也具有肿瘤的特质（如侵袭性），有时甚至具有破坏性生长模式，在术后经常复发。2005年，世界卫生组织（WHO）的一个共识小组将角化囊肿重新归类为牙源性角化囊性瘤，因为它具有肿瘤特性且PTCH基因存在突变（Philipsen，2005；Wright和Vered，2017）。但是，随着第四版WHO头颈肿瘤分类的出台，它又被恢复为囊肿，被称为牙源性角化囊肿（El-Naggar等，2017）。需要注意的是，这并不意味着共识小组认为牙源性角化囊肿不具有肿瘤特性（Wright和Vered，2017）。

(b)

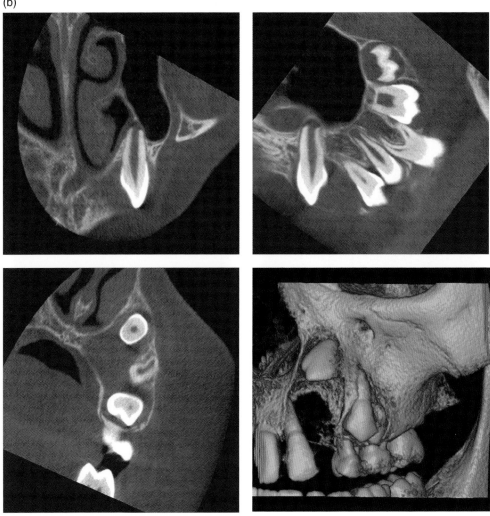

图6.2.5（续）

　　牙源性角化囊肿由起源于牙板的上皮细胞或口腔上皮的基底细胞而来，其组织病理学特征是内衬有角化上皮。相当多的牙源性角化囊肿在10～20岁被确诊（图6.2.7），个别病例见于10岁以下儿童（Shear和Speight，2007）。该病的可能症状包括肿胀、疼痛和感觉异

常，但它们在达到很大体积前往往没有症状。在扩大之前，牙源性角化囊肿通常在颌骨的骨髓腔内生长。下颌角处最常患病。当确诊为牙源性角化囊肿时，筛查其他颌骨病变和可能与痣样基底细胞癌综合征（Gorlin-Goltz综合征）（图6.2.8）有关的临床症状非常重要。这种

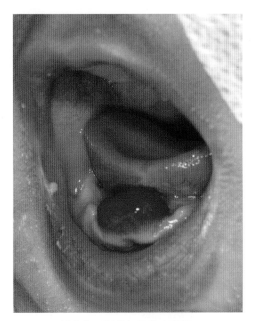

图6.2.6　新生儿下颌前部的萌出囊肿。

综合征是常染色体显性遗传，伴随有PTCH 1（patched 1）基因的突变，它是一个位于9q22.3号染色体上的肿瘤抑制基因。在患者20岁之前，这种病症会涉及出现多发性皮肤痣样基底细胞癌和颌骨的多发性牙源性角化囊肿。特征性的骨骼异常包括鼻根宽大、头部额叶和顶叶突起、双裂纹和椎骨异常。在颅内，大脑镰可能已钙化，蝶鞍则表现出非典型的形态。该综合征可能还与眼部异常或唇腭裂有关（Bresler等，2016）。

对于综合征型和非综合征型的牙源性角化囊肿有许多不同的治疗方法。最保守的方法是采用造袋术减压，而最彻底的方法是全块切除。其他方法包括使用或不使用卡诺氏液的切除术，以及在切除术后结合使用造袋/减压术（Antonoglou等，2014）。

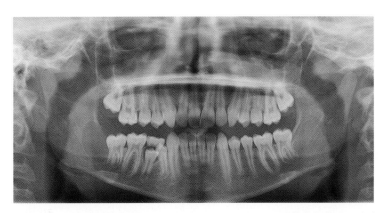

图6.2.7　14岁男孩的全景片。17、27、44、45和47牙没有完全萌出。在右下颌后部，有明显的分界清楚的骨溶解现象。组织病理学分析显示，存在一个牙源性角化囊肿。没有痣样基底细胞癌综合征的迹象。

(a)

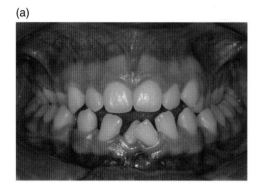

(b)

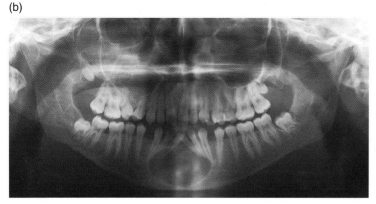

图6.2.8 17岁女孩，有多处溶骨性病变和牙齿移位。（a）口内视图。（b）全景片，13-18牙区域/右上颌窦有溶骨，18牙移位；28牙区域/左上颌窦有溶骨，28牙无移位；下颌骨中央前部有溶骨，31、32、33、41、42和43牙根移位；48牙无移位，牙冠后方有溶骨。所有的组织活检都证实了牙源性角化囊肿的存在。该患者和她的母亲都患有Gorlin–Goltz综合征。

成釉细胞瘤

　　成釉细胞瘤是良性但局部具有侵袭性的肿瘤，其源于参与牙齿形成的上皮细胞。下颌骨后部是受影响最大的部位（图6.2.9）。如果在常规检查中没有偶然发现，长大的成釉细胞瘤会表现为一个坚实的肿块。

　　单囊型成釉细胞瘤多见于高加索人种儿童。这种类型的成釉细胞瘤的临床及影像学特征与含牙囊肿相似（图6.2.9）。为了保障年轻人群的生活质量，不同的医生都倾向于采用较为保守的治疗方案（如简单的肿瘤摘除和刮除，但不切除）。在儿童群体中，复发不应被认为是治疗失败（Jundt和Reichart，2008；Seintou等，2014）。

(a)

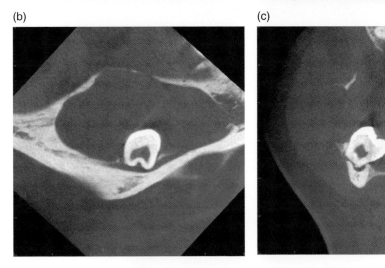

(b)　　　　　　　　　　　　　　　　　　(c)

(d)

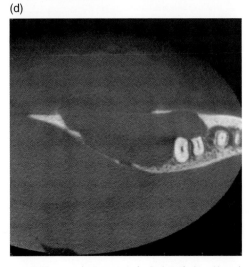

图6.2.9 17岁女孩，右下颌骨第二/三磨牙和升支有成釉细胞瘤。第三磨牙被挤压，向下颌角移位。右下颌神经管在病变的下缘仍可看到其部分走向。（a）全景片。（b）矢状面CBCT，描述了移位的第三磨牙和下颌神经管（c）冠状面CBCT，再次显示第三磨牙，下颌神经管受压，病变的皮质分界线在颊骨侧和舌侧消失。（d）横轴向CBCT切面，显示病变向下颌下腺窝延伸，以及牙根吸收，特别是在47牙的近中根尖顶点。

6.3

接受血液学或肿瘤学治疗患者的口腔问题
Oral Problems in Patients Undergoing Haematology or Oncology Treatment

Adrian M. Ramseier[1], Jakob Passweg[2], Tuomas Waltimo[1]

[1] Department of Oral Health & Medicine, University Center for Dental Medicine Basel, University of Basel, Basel, Switzerland
[2] Department of Hematology, University Hospital Basel, Basel, Switzerland

引言

循环血细胞形成和功能的破坏会引发免疫系统、凝血和氧气运输方面的变化。虽然贫血很常见，但它在牙科中影响不大，因为通常情况下，它不严重，而且很快就能得到治疗。

恶性血液肿瘤很罕见，发病率约为30/10万（Sant等，2010）。对于没有防御能力的患者，口腔常受其影响，特别是在缺乏中性粒细胞的情况下，并发症很常见。一般来说，重症血液病患者在大学医学中心接受牙科治疗。

口腔内感染也可能是血液疾病的初始表现。若在其他健康状况下或存在瘀斑时出现，应特别注意。

由于相关疾病的广泛传播，针对人体凝血和感染防御功能的药物作用与副作用都经常发生。这与糖皮质激素的应用、与房颤有关的抗凝治疗等治疗方式相关。这些药物的作用与牙科治疗方案的选择密切相关。不过，在儿童和青少年中，抗凝药物很少应用——因此本章不涉及这个问题。大剂量的局部放射也很少在儿童口内进行，所以在此也没有讨论。

我们从阐述基本概念开始，接着研究与口腔黏膜相关的与化疗、全身和干细胞移植有关的具体问题。

生理性止血

阻止血液从受伤的血管中流出是一个复杂的过程，其中有许多因素相互作用。成功的生理性止血过程包括以下3个阶段：①血管收缩以减少血流；②通过血小板的黏附、激活和聚集形成血小板栓；③通过多个蛋白质的级联反应进行血浆凝固，形成稳定的血凝块。当血小板与暴露的结缔组织中的胶原蛋白接触时，前者由血管性血友病因子，一种既能附着在胶原蛋白，又能附着在血小板上的蛋白质，介导附着在后者上。

自此，血小板被激活。通过释放细胞因子，更多的血小板被募集，同时凝血级联反应启动。通过几个中间阶段，凝血酶原在内部（激活因子）和外部

（受伤的内皮下组织中的组织因子）的作用下转化为凝血酶，凝血酶又将纤维蛋白原聚合为纤维蛋白。这导致网状的血小板以及红细胞的聚集，从而形成一个稳定的血凝块。其他因子则负责防止生理性血栓形成过大或自发形成。

细胞生理性止血障碍（血小板）

血小板计数低下（血小板减少症）和血小板计数功能障碍（血小板细胞病变）可以是先天的或后天的。表6.3.1概述了血小板减少症的可能病因。

儿童中最常见的分离性血小板减少症是免疫性血小板减少症（ITP）（Ishii，2017）。血小板减少症也可能发生在正常骨髓被白血病细胞替代后（如急性白血病）或骨髓衰竭，同时也可能是遗传性的。

非甾体抗炎药（NSAIDs）可以抑制血小板的聚集。服用阿司匹林时，除非是产生新的血小板，否则这种聚集是不可逆的。

皮肤和黏膜上小的瘀斑出血是血小板损伤的典型标志，其经常发生在下肢（重力性）或口腔内。在严重的血小板减少的情况下，它们可以变成融合性的（瘀斑）。只有当血小板计数为（20~30）×10⁹/L时才开始自发出血（Scully，2014）。根据疾病的严重程度，它可以由轻微创伤、牙龈出血或皮肤出血导致。

正常的血小板计数为（150~450）×

表6.3.1　血小板减少症的病因（Hoffbrand和Moss，2016）

血小板生成异常
选择性巨核细胞抑制
罕见的先天性缺陷
药物、化学品、病毒感染
骨髓部分衰竭
细胞毒性药物
放疗
再生障碍性贫血
白血病
骨髓增生异常综合征
骨髓纤维化
骨髓浸润（如癌、淋巴瘤、Gaucher's病）。
多发性骨髓瘤
巨幼红细胞性贫血
HIV感染

血小板的消耗增加
免疫
自身免疫性疾病
特发性疾病
系统性红斑狼疮、慢性淋巴细胞性白血病或淋巴瘤
感染：幽门螺旋杆菌、人类免疫缺陷病毒（HIV）、其他病毒、疟疾
药物源性，如肝素
输血后紫癜
胎儿–母亲异体免疫性血小板减少症
弥散性血管内凝血
血栓性血小板减少性紫癜

血小板的异常分布
脾脏肿大，例如肝脏疾病

稀释性损失
将储存的血液大量输给出血的患者

10⁹/L；当血小板计数值 >100×10⁹/L时，其被认为是实施手术干预的理想状态。当计数 >50×10⁹/L且现存血小板功能良好时，牙槽外科手术通常可以在没有出血并发症的情况下进行（Henderson等，2001），压迫、伤口缝合和局部止血等措施通常已经足够。当血小板计

数 $< 30 \times 10^9/L$ 时，可能会发生自发性出血。在这种情况下，应仔细考虑手术治疗的指征，并与血液科合作进行手术。通过输注血小板浓缩物可以改善止血状况。这一方法在患者血小板计数 $< 50 \times 10^9/L$ 的牙槽外科手术期间，以及患者血小板计数 $< 100 \times 10^9/L$ 的颌面外科手术情况下被推荐使用（Scully，2014）。

血小板输注的成功率需要检查：在输注前后测量血小板数量是非常重要的。对血小板输注反应不充分的患者需要格外重视。在这种情况下，可以在继续进行输注的同时进行治疗性干预。

血浆凝血功能障碍

先天性凝血功能障碍包括血友病A（Ⅷ因子缺乏）和更为罕见的血友病B（Ⅸ因子缺乏）。只有男性会患血友病B。在这种情况下，可能会出现自发性出血和危及生命的术后出血。缺少的凝血因子可以添加；然而，并没有足够的、来自随机对照试验的证据来评估最有效和最安全的血友病治疗方法，以避免血友病患者或其他先天性出血性疾病患者接受手术治疗时出现大出血（Coppola等，2015；Spivakovsky等，2015）。

在血管性血友病中，血管性血友病因子缺失或功能异常，造成血小板功能受损。血管性血友病被分为若干亚类，与轻微至严重的出血性疾病有关。

免疫系统/粒细胞功能障碍

人体防御系统包含多种细胞，所有的这些细胞都属于白细胞。各种细胞均由一种多能造血干细胞分化而来，其能分化为具有不同功能的不同细胞系。

- 中性粒细胞启动非特异性免疫系统抵御细菌和真菌。嗜碱性粒细胞参与超敏反应（哮喘、荨麻疹、过敏性鼻炎和过敏性休克）。嗜酸性粒细胞在防御寄生虫方面起作用。

- 淋巴细胞又分为T细胞、B细胞和NK细胞，T细胞具有区分外来和自身细胞的重要功能，B细胞主要负责生产抗体（浆细胞、记忆细胞），而NK细胞则在保护机体免受病毒和肿瘤细胞伤害方面发挥重要作用。

- 单核细胞可迁移到组织中，并在相应组织中分化为巨噬细胞。它们可以识别、摄入（吞噬作用）、降解外源性物质，并呈递到细胞表面，使其他防御细胞被激活（抗原提呈）（Kasper等，2015）。

原因

血液病

异常的免疫反应可能有多个不同的病因。细胞分化障碍可能出现在个别或所有的细胞系中。这可能导致受影响的细胞系功能下降，如细胞缺乏（淋巴细胞缺乏症：T细胞和B细胞，中性粒细胞缺乏症），或细胞产生过多（可能取代

表6.3.2 世界卫生组织（WHO）血液系统恶性肿瘤的分类（简略版）

亚型	公认的细胞起源
髓系肿瘤	
急性髓系白血病（AML）	
AML伴重现性遗传性异常	早期骨髓祖细胞
AML不伴重现性遗传性异常	
治疗后相关AML	
骨髓增生性肿瘤	
慢性粒细胞白血病	造血干细胞或早期骨髓祖细胞
真性红细胞增多症	
原发性血小板增多症	
慢性嗜酸粒细胞白血病	
原发性骨髓纤维化	
骨髓增生异常综合征	早期骨髓祖细胞
淋巴性肿瘤	
不成熟B细胞和T细胞肿瘤	
B细胞系急性淋巴细胞白血病/淋巴瘤	早期B细胞祖细胞
T细胞系急性淋巴细胞白血病/淋巴瘤	早期T细胞祖细胞
成熟B细胞肿瘤	
慢性淋巴细胞性白血病/小淋巴细胞性淋巴瘤	非生发中心B细胞
套细胞淋巴瘤	初始B细胞
滤泡性淋巴瘤	生发中心B细胞
Burkitt淋巴瘤	生发中心B细胞
弥漫性大B细胞淋巴瘤	生发中心或非生发中心B细胞
浆细胞瘤及相关实体	
多发性骨髓瘤	非生发中心B细胞
淋巴浆细胞性淋巴瘤	成熟B细胞
成熟T细胞和自然杀伤细胞瘤	成熟B细胞或自然杀伤细胞
霍奇金淋巴瘤	生发中心或非生发中心B细胞

（Aster和Bunn，2017）

骨髓中其他细胞系的增殖）。表6.3.2提供了一份血液病的清单。

药源性免疫系统紊乱

免疫系统紊乱可能是许多化疗药物和免疫抑制剂使用造成的（可能符合治疗目的，也可能产生副作用）。糖皮质激素（如地塞米松和泼尼松），需要特别关注，而其他免疫抑制剂［如环孢素A（山地明）、他克莫司（普乐可复）和叶酸拮抗剂甲氧苄啶（甲氨蝶呤）］也可产生这种作用。

物理损害

造血功能可因治疗性或意外性的辐射而受到阻碍。干细胞和淋巴细胞尤其容易受损。因此，在辐射后的早期阶段就可以观察到淋巴细胞的减少，而粒细胞、血小板和红细胞的数量只随着干细胞的损伤而减少。

口腔临床表现

有时，血液病会被牙医发现，其在口腔中的表征可引起怀疑并提示该患者需进行额外检查。

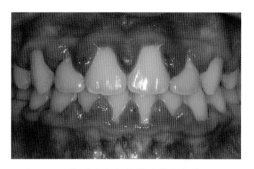

图6.3.1　牙龈肿胀和急性骨髓性白血病。

- 非牙龈炎引起的口腔黏膜出血可能是由多种原因引起的凝血功能异常的表现。瘀斑出血和口腔黏膜其他地方的出血是血小板增多症的典型症状（Hoffbrand和Moss，2016）。

- 患急性骨髓性白血病时，一定会出现牙龈肿胀的症状（图6.3.1）（Kasper等，2015）。有时用环孢菌素A和他克莫司治疗后也可看到此症状。

- 从频率、表征或罕见微生物出现的角度来看，异常感染可能是免疫抑制存在的标志。念珠菌感染很常见（图6.3.2），而非白色念珠菌的种类（如热带念珠菌、克鲁斯假丝酵母菌和副嗜血杆菌）也越来越多。需要注意的是，这些菌种往往可对常见的治疗方法产生抗药性。白血病的典型症状是病毒的再激活，比如带状疱疹和单纯疱疹（HSV）的激活（Ramseier等，2015）。口腔内溃疡和大面积牙周病是HSV的典型表现。所有这些感染都会引起严重的疼痛。

- 淋巴结肿大和贫血（可通过黏膜苍白

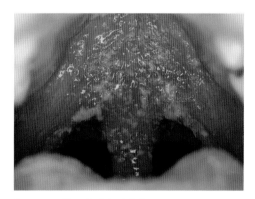

图6.3.2　鹅口疮（念珠菌）。

识别）可能指向血液病。病史中记录的发烧和盗汗也可能是血液病的症状。

临床意义

当免疫缺陷存在时，临床干预后可能出现微生物的血液传播。故治疗时应与血液科医生或家庭医生一起决定是否需要使用预防性抗生素或是否只是推迟治疗。

在通过化疗或造血干细胞移植（HSCT）进行血液病治疗之前，应进行重点筛查。理想的情况下，可以首先治疗已定位的感染病灶；但是，由于免疫缺陷和伤口愈合程度有限，或者由于治疗恶性肿瘤的紧迫性，这并不总是可行的。

对于接受过异体干细胞移植的患者，应始终与主治血液科医生阐明有关的免疫反应情况：在适当的时候，应在洁牙、龈下刮治、龋齿治疗和拔牙之前给予预防性抗生素，否则只能推迟治疗。

在化疗过程中，有时伴随着全身辐射照射，经常发生唾液分泌不足的情况。其结果可能是机体对龋齿、牙龈炎、牙周炎、黏膜疾病和真菌感染的易感性增加（Bagattoni等，2014；Buglione等，2016）。

异体干细胞移植后，可能发生急性和慢性排斥反应［移植物抗宿主病（GvHD）］。口腔黏膜显示出典型的苔藓样变化，伴或不伴有红斑病变、溃疡或黏膜病变。通常情况下，也会同时发生唾液分泌不足的症状，龋齿、牙周炎和黏膜感染的风险也相应增加。长期的影响包括口腔黏膜的继发性恶性肿瘤。因此，需要定期对口腔黏膜进行彻底检查。为了排除和监测恶性肿瘤，提示需要活检取样的指征也应该是宽泛的（Elad等，2015）。

贫血

贫血是指血液中的血红蛋白浓度降低。常见的原因是由慢性出血引起的维生素B_{12}、叶酸和铁的缺乏，例如女性生理周期流血过多或如肿瘤一样的慢性疾病。其他原因包括先天性血红蛋白合成障碍，如镰状细胞性贫血和地中海贫血。

临床意义

贫血对牙科治疗几乎没有影响。以下表征表明可能患有贫血，有必要向家庭医生进一步说明情况：工作和学习能力下降、虚弱、心悸、压力下的呼吸困难，以及皮肤或黏膜苍白。在缺铁的情况下，可能会出现角膜炎、舌部灼烧感或吞咽困难（Plummer-Vinson综合征）。维生素B_{12}和叶酸缺乏会导致舌部灼烧感、味觉受损和伴舌乳头消失的营养性舌炎。

黏膜炎

黏膜炎是一种由化疗和放疗引起的胃肠道黏膜的炎症。在口腔区域接受造血干细胞移植或辐射的患者尤其易感。

口腔黏膜炎伴有红斑，有时还伴有溃疡和剧烈疼痛。它是癌症治疗中最常见的副作用之一，且常常是减少治疗剂量或不得不推迟治疗的原因。它也可能使得通过安插胃管获取肠外营养成为必要。

尽管近年来取得了相当大的研究进展，但黏膜炎的发病机制还不完全清楚。这一发病过程可以分成5个阶段：启动、初级损伤反应、信号放大、溃疡和愈合（Sonis，2004）。这是一个来自黏膜和黏膜下层的细胞间的复杂相互作用，由多种细胞因子调控，如由肿瘤坏死因子α（TNF-α）、白细胞介素-6（IL-6）和白细胞介素-1b（IL-1b）和环氧化酶2（COX-2）调节。口腔微生物也发挥了一定作用（Sonis，2011；Al-Dasooqi等，2013；Villa和Sonis，2015；Cinausero等，2017）。

治疗和预防口腔黏膜炎的方法有很多。对于接受造成高发黏膜炎的化疗或HSCT治疗的儿童，建议使用冷冻疗法和低水平光动力疗法（LLLT），而对于接受造成高发严重黏膜炎的HSCT治疗的配合度较高的儿童，建议使用角质细胞生长因子疗法（KGF）（Lalla等，2014；Villa和Sonis，2016；Sung等，2017）。

- 冷冻疗法包括用冰块冷却患者口腔黏膜，同时让其通过短期输液接受化疗。由于被冷却的黏膜的血管收缩，到达该处的细胞毒性物质会更少。因此，该方法只适用于短期输液和半衰期短的化疗药物。并且，该方法价格低廉且容易获得（Sung等，2017）。

- LLLT［也称为光生物调节（PBM）］是对光（如可见光、近红外光或红外光）的治疗性使用，它被内源性发色团吸收，通过光化学和光物理效应引发非热、非细胞毒性的生物化学反应，导致生理改变（Bensadoun和Nair，2012，2015；Zecha等，2016a，b）。然而，该方法很烦琐，而且不具有普适性。

- KGF（如帕利夫明）是一种上皮细胞生长因子。由于没有关于其使用的研究，且其有可能使口腔黏膜增厚并造成长期损害，所以只建议在有严重黏膜炎损害风险的特定病例中应用（Sung等，2017）。

对于所有儿童，应保证良好的口腔卫生。专业的洁牙可以减少黏膜炎的疼痛（Kubota等，2015）。

移植物抗宿主病

尽管进行了免疫抑制治疗，但在异体HSCT后，几乎25%的病例会发生移植物抗宿主疾病，而口腔是最常受其影响的器官之一（Flowers等，2002；Meier，2011），这会显著降低生活质量。口腔GvHD的特点是唾液减少、苔藓样角化过度产生条纹或斑块，伴或不伴有红斑变化（图6.3.3）。此外，患者还可能发生溃疡和浅表的黏液性病变。前者可能非常疼痛。在某些情况下，严重硬化症的发生是一种晚期效应，限制了口腔或下颌的运动，减少了舌头的活动性。持续存在的慢性GvHD与患鳞状细胞癌风险的增加有关。病毒因素如HPV可能在该型癌症的病因和发病机制中具有重要意义。

治疗

如果口腔黏膜异常，如患有口疮和GvHD，则患者往往不能耐受含有月桂醇硫酸钠或薄荷醇的产品，因为它们会引

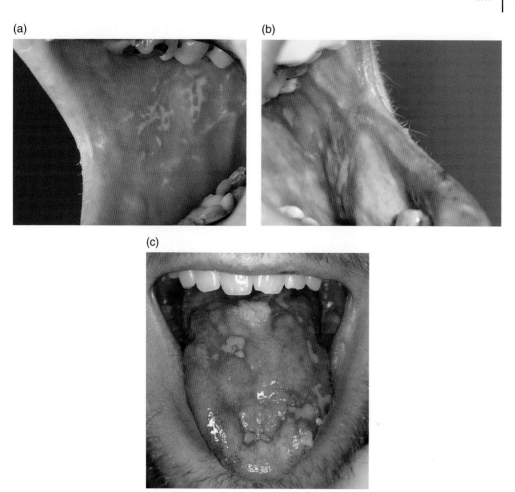

图6.3.3 （a~c）移植物抗宿主病。

起疼痛。患者大多避免使用这些产品，同时也避免食用辛辣食物。他们可能不得不使用不含十二烷基硫酸钠的牙膏。同时，建议使用对口腔黏膜有抗菌和保护作用的产品进行口腔冲洗。用保湿剂缓解口干并治疗开放性咽喉炎可以帮助缓解疼痛。

异体HSCT后，为了及时尽早发现继发癌，定期检查黏膜是非常重要的（Majhail等，2012）。较差的口腔卫生情况容易引起继发感染，也可能增加GvHD的严重程度。因此，保持良好的口腔卫生情况至关重要。然而，由于疼痛，这种病变可能会让清洁口腔变得困难。依据自身情况，建议每年进行几次牙科卫生治疗（包括口腔卫生指导）。

对于口腔GvHD，建议局部使用类固醇类激素（如布地奈德或地塞米松）作为一线疗法。体外光动力疗法被认为是治疗类固醇难治性GvHD的二线系统疗法。局部麻醉剂可能有助于控制疼痛（Dignan等，2012）。

所有的龋病都应该治疗。建议鼓励患者保持良好的口腔卫生，并额外使用氟化物（或者通过在家中或牙科诊所中用氟化物托盘使用）。

现有的牙源性感染应该接受治疗，最好是在免疫抑制之前。这样，与HSCT有关的系统性感染可以减少1/3，并且可以避免18/10000接受治疗的患者额外死亡（Elad等，2008）。然而，拔牙需要很长的愈合期（2周），而治疗需求往往很紧急，特别是对于白血病患者，所以牙齿治疗常常必须推迟到HSCT之后。由于有血源性扩散的危险，进行牙齿治疗时应给予抗生素，进行预防性治疗。

一般来说，对于免疫抑制的患者，应尽快与其主治医生取得联系。有时建议转诊到大学的牙科医院，因为他们每天都在处理免疫抑制的患者（包括正在住院治疗期间的患者），可以满足所有的诊断需求。对免疫抑制患者进行牙科治疗的目的是预防感染、减轻疼痛、保持功能、治疗并发症和改善生活质量。

第7章

非感染性口腔疾病的诊治
Management of Non-infective Dental Conditions

7.1

磨牙–切牙釉质矿化不全
Molar–Incisor Hypomineralisation

Jan Kühnisch[1], Roswitha Heinrich-Weltzien[2]

[1] *Department of Conservative Dentistry and Periodontology, Ludwig-Maximilians-University, Munich, Germany*
[2] *Department of Preventive and Paediatric Dentistry, Jena University Hospital, Jena, Germany*

引言

虽然近几十年来儿童和青少年龋齿的发病率一直在稳步下降，但据报道，恒牙的发育缺陷显著增加。磨牙–切牙釉质矿化不全（MIH）是其中最常见的疾病。根据流行病学调查，儿童和青少年MIH的患病率为10%～30%（Kühnisch等，2014a）。基于牙齿水平的牙列分析表明，在所有受MIH影响的牙齿中，约90%的牙齿有牙釉质颜色浑浊且无牙釉质崩解（Kühnisch等，2014a）。只有大约10%的患牙（主要是后牙）有牙釉质崩解，需要深度治疗。

在临床实践中，应强调两点：一是牙釉质缺陷外观具有多样性（图7.1.1～图7.1.5），二是各种因素（如牙髓并发症、牙体发育状况和孩子的合作能力等）对治疗策略有显著影响。本节的目的是描述和批判性地评估MIH患者的治疗方案，并为临床实践提供建议。

MIH的诊断

MIH是以定性的牙釉质矿化性质改变为特征的发育缺陷。MIH导致的浑浊缺陷牙釉质颜色变化范围包括从白色到淡黄色或褐色。如果缺陷处可以与健康的牙釉质区分开来，则该斑块被归类为MIH。由于界限分明的颜色变化也可能是由牙外伤或乳牙根尖炎症引起的，因此需要进行鉴别诊断。另外，弥漫性的颜色改变经常被认为是高氟化物暴露（氟牙症）所导致，不应将其误归为MIH。

实质性缺损的牙釉质缺陷（形成不全）的特征在于正常牙釉质厚度的减少。在MIH的病例中，一方面，有些病例被诊断为萌出前的牙釉质崩解，有些则被诊断为牙釉质形成不全和矿化不全；另一方面，萌出后牙釉质崩解仅与功能负荷相关。第一恒磨牙的咬合面易发生萌出后牙釉质崩解，并可能在萌出后立即出现崩解迹象。临床上，最好根据牙本质暴露情况区分轻度（图

(a) (b)

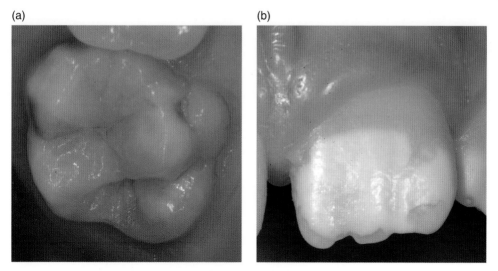

图7.1.1 （a）咬合面和（b）无崩解的光滑表面上的牙釉质矿化不足。

(a) (b)

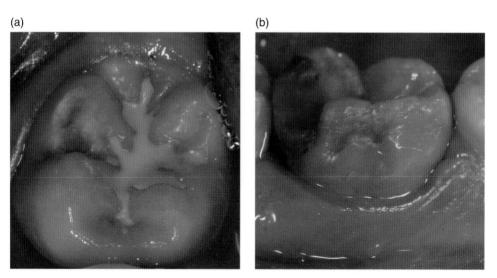

图7.1.2 （a）矿化不足的咬合面和（b）光滑面上的轻度、小面积牙釉质崩解。

7.1.2）、中度（图7.1.3）和重度（图7.1.4）牙本质暴露的牙釉质缺陷。主要的临床症状是患牙对热、化学和机械刺激敏感（Jälevik和Klingberg，2002；Weerheijm，2004）过敏常常使低矿化牙齿保持良好日常口腔卫生变得困难，导致这些牙齿及患者的其他牙齿的患龋风险增加。

目前对MIH的诊断使用了不同的定义。最常见的、受到欧洲儿童牙科学

(a)

(b)

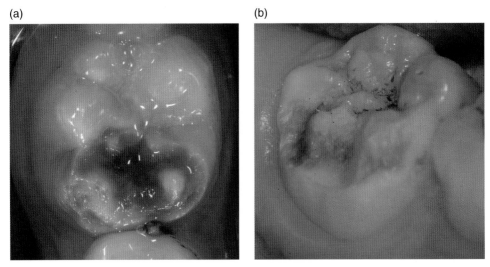

图7.1.3 （a）矿化不足的咬合面和（b）光滑的表面上的中度、中等大小的牙釉质崩解。

(a)

(b)

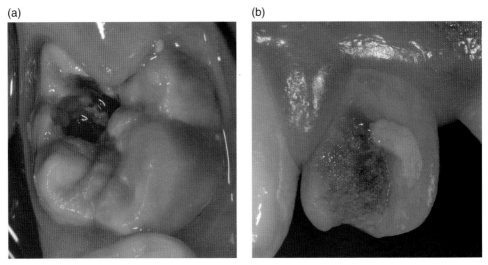

图7.1.4 （a）矿化不足的咬合面和（b）光滑的表面上的重度牙釉质崩解。由于硬组织的广泛崩解，牙本质暴露。

会（EAPD）青睐的定义使用了指数牙（Weerheijm等，2003；Lygidakis等，2010），必须至少有一颗第一恒磨牙矿化不足，才能确诊为MIH。然而，由于各种原因，这个定义受到了一些质疑。

首先，它是仅基于尚未验证的经验假设（Weerheijm等，2001）。其次，牙釉质缺陷的发生与暴露时间有关，是可变的。这些问题在临床上会表现为：由于最终两个牙列的所有牙齿都会受到影

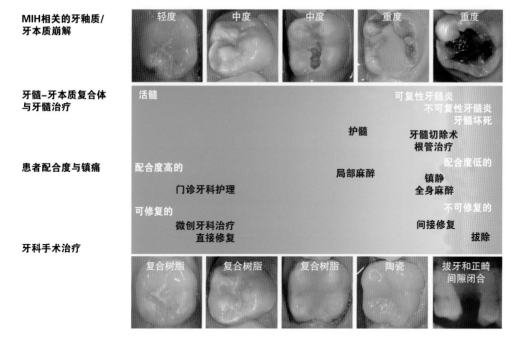

图7.1.5　MIH相关牙损伤的影响因素及可能的治疗方案。

响，基于指数牙的诊断会导致低估MIH的真实患病率。因此，建议从使用指数牙转向使用牙齿和牙齿表面有界限分明斑块的、有牙釉质破裂的、有不良修复体的和MIH导致拔牙的牙齿（Kühnisch等，2014a）。这种方法可与广为接受的dmf/DMF指数相媲美。

MIH的病因

全身和局部因素似乎都是引起MIH或牙釉质发育不全的关键因素（Crombie等，2009；Alaluusua，2010）。有共识认为，成釉细胞的系统性损伤只会在在牙齿发育过程中发生。文献中讨论了各种因素。包括接触环境污染物双酚A（BPA）和二噁英、儿童早期感染、

儿童早期使用抗生素药物、分娩时缺氧、血清维生素D水平降低（Kühnisch等，2015）以及钙或磷酸盐代谢紊乱。然而，MIH的确切病因链仍然未知（Crombie等，2009；Alaluusua，2010；Kühnisch等，2014b）。

MIH的预防

由于缺乏关于MIH的病因链的循证证据，目前尚无有效的预防方法。这强调了需要未来的持续研究来确定这种牙釉质疾病的病因。

MIH患牙的无创口腔护理

在临床实践中，MIH最常见的特征是灰白色至黄褐色的矿化不足/不透

明牙釉质改变，没有牙釉质崩解（图7.1.1），并伴有不同程度的过敏。这些牙齿通常不需要修复治疗，应该接受"经典"龋齿预防措施，例如局部涂氟（Hellwig等，2013）和窝沟封闭（Kühnisch等，2017）。局部涂氟的目的是使矿化不足的牙齿表面再矿化，也有助于消除过敏。封闭剂用于保护受MIH影响的磨牙上的点隙窝沟。最近，有学者建议使用（纳米）羟基磷灰石产品来稳定牙釉质表面并降低具有MIH缺陷的牙齿的过敏。然而，缺乏对这种方法的科学研究。有关报告显示，含有酪蛋白磷酸肽（CPP）和无定形磷酸钙（ACP）产品（GC Toothmousse, GC Europe, Leuven, Belgium），Baroni和Marchionni（2011）的使用改善了MIH患者牙釉质的结构与临床症状。使用含有碳酸钙和精氨酸的产品（Elmex Sensitive Professional, CP GABA, Hamburg, Germany）也可以改善过敏（Bekes等，2017）。然而，外用产品的效果只能作用在牙釉质表面，完全修复矿化不足牙釉质仍然是不可能的。在这方面的另一个经验结论：在许多情况下，牙齿萌出后初始的过敏会随着牙本质的成熟和牙齿的发育而降低。

另外，当恒前牙的唇侧受到影响时，患者经常抱怨美观问题（Fayle，2003；Lygidakis，2010；Lygidakis等，2010）。已有学者提议将微创渗透技术（ICON, DMG America, Hamburg, Germany）作为这些病例的一个治疗选择。然而，迄今为止进行的少数研究中的成功率是有差异的（Crombie等，2014；Kumar等，2017），这意味着MIH的渗透树脂治疗并非总能有令人满意的美学效果。因此，目前建议严格限制此治疗方法的适应证。

修复性口腔护理

如果发生牙釉质崩解，建议可以采取修复治疗措施（Lygidakis等，2003，2010；Mejare等，2005）。虽然对牙釉质缺损较小的患牙可以仅进行定期观察，但对于中度至重度牙釉质崩解的牙齿，则表明需要直接充填治疗。间接修复也是一种治疗选择，特别是对于有广泛牙釉质缺损的后牙。所有病例均优先使用粘接性修复体。当患牙的牙髓状态为可复性且无牙髓炎症状时，可通过直接充填技术保护矿化不全患牙。直接修复也适用于有广泛牙本质暴露的患者，这些患者咀嚼或日常刷牙时伴有牙齿的过敏和疼痛。在这些病例中，治疗的目标是保持咀嚼功能，预防牙髓并发症，并促进可复性牙髓炎的恢复。然而，在决定修复之前，牙医给出的修复方案必须满足寿命长、质量高的口腔修复要求，以避免昂贵和耗时的重复治疗和儿童的配合。从材料学的角度来看，首选使用粘接性复合树脂材料。由于这些缺损空腔不能提供太多的固位并承受咬合力，因此应限制银汞合金和玻璃离子水门汀的使用。

用复合树脂材料直接修复多个表面的牙釉质缺损存在临床局限性，特别是在后牙区。尽管用复合树脂充填物修复大面积的承担咬合的牙体缺损在技术上是可行的，但必须牢记，部分或完全脱落的风险会随着修复面积的增加而增加。因此，在咬合面完全（或接近完全）承力的情况下，可以选择兼具功能性和持久性的间接修复法（Manhart等，2004）。第一恒磨牙对牙列发育和咀嚼功能的重要性证明了这种方法的合理性。目前，建议使用间接修复体来治疗矿化不足的磨牙（Koch and García-Godoy，2000；Feierabend等，2012）。间接修复体的主要优点是可以进行牙体预备（为保护牙釉质，预备范围的边缘与矿化不足区域的边缘一致）并且不需要额外的固位形。

然而，间接修复所需的临床和技工室工作量很大，而且常常超出儿童或青少年患者的合作能力。椅旁CAD/CAM技术的出现使得在一次诊疗过程中快速生成间接修复体成为可能（Wittneben等，2009），这对儿童和青少年禁止使用间接修复体的传统观点提出了更大挑战。与成人的治疗一样，它需要患者的良好合作或使用全身麻醉（Pfisterer等，2016）。尽管目前尚无关于儿童和青少年相关治疗的长期数据，但在类似病例研究中获得的临床经验表明，它具有良好的长期预后（Millet等，2015；Zimmermann等，2016）。

我们的观点认为，通常用于儿科的不锈钢预成冠不应再成为患有MIH的磨牙的治疗选择。虽然这种方法易于操作、技术敏感性不高、持久且可防止进一步的牙釉质断裂和缺损（Zagdwon等，2003；Kotsanos等，2005），但在此之后进行间接修复时，这种方法有很大的缺点。不锈钢冠需要对牙齿进行切削以达到合适的形状，而这些切削边缘通常会延伸到邻面牙龈下。这会大大限制后期粘接固定永久性间接修复体。因此，我们认为预成冠应只用于无需任何边缘预备的恒牙，但这会增加牙冠边缘产生悬突的风险。同时，不符合患者个性化的牙冠边缘会导致牙周的并发症（Guelmann等，1988）。牙冠边缘的悬突可能会阻碍邻牙的萌出。此外，许多患者（和监护人）认为预成冠不够美观。由于这些缺点，应限制预成冠在恒牙修复中的使用。

窝洞预备

是否需要以及在多大程度上需要去除结构受损的牙釉质是一个值得讨论的问题。答案将取决于缺损的大小和儿童牙科患者的配合程度。在许多情况下，尽管存在缺损，矿化不足的牙釉质仍能足够稳定地承受咀嚼的机械压力。这意味着没有必要去除所有的矿化不足牙釉质，并且该治疗方法应作为常规治疗方法使用，特别是在儿童牙科患者中。因此，通常可以使用无创或微创窝洞预备，然后使用粘接修复来治疗中小型牙釉质缺损。在治疗累及牙本质的较大缺损时，重要的是设计一个充分预备的洞型以降低修复体部分或全部脱落的风险。从临床角度来看，去除矿化不足硬组织和窝洞边缘制备后位于健康牙釉质都起着重要作用。如果要使用间接修复体，应严格遵守上述预备原则。

牙髓-牙本质复合体的治疗

与牙本质深龋一样，MIH引起的大量牙釉质缺损会造成牙本质暴露的问题，并可能会引起微生物感染和牙本质破坏，导致牙髓-牙本质复合体的类似反应（Rodd等，2007）。此外，随着感染过程向牙髓的进展，牙髓炎的风险也会增加。其关键的临床特征是患牙会在进食时产生热刺激敏感和疼痛。虽然在最初阶段主要表现为可复性牙髓炎，但随着疾病的扩散或距离牙髓的位置越来越近，不可复性牙髓炎或牙髓坏死的风险也会增加。自发性疼痛及夜间疼痛是不可复性牙髓炎的临床关键标志。这必须与具有叩诊疼痛和咬合敏感的患牙区分开来，这两类患牙与根尖周炎有关。

根据疾病的诊断谱，应讨论两种治疗策略（图7.1.6）。在可复性牙髓炎中，牙髓-牙本质复合体的保护是临床关注的重点，通过去除细菌生物膜并用修复体封闭窝洞来实现（Kidd，2004）。治疗选择的范围还可能包括直接盖髓术

或活髓切断术，特别是在牙根形成不全的患牙中。如果病史和临床检查显示为不可复性牙髓炎、牙髓坏死或根尖周炎，则需要对根管系统进行开髓、清洁、冲洗、消毒、预备和临时或永久填充。在这种情况下，从实用的角度来说，拔牙后再进行正畸间隙关闭可能是更合适的治疗方案，因为在儿童和青少年中这种牙齿的预后难以评估。

拔牙和正畸间隙关闭

拔牙后再进行正畸间隙关闭是对受MIH影响的磨牙进一步治疗的选择（Jälevik和Möller，2007）。笔者认为，拔牙应仅限于个别病例，因为拔牙经常需要更多的后续治疗，可能还需要对儿科患者进行全身麻醉，并对患者家属、牙医和正畸医生有额外的挑战。需拔除磨牙的适应证包括大面积缺损和根尖周炎等牙髓并发症。正畸评估结果（如牙列拥挤）和患者的年龄也是影响拔牙适应证的因素。理想情况下，第一恒磨牙需保留至第二恒磨牙即将萌出之前，以防止可能出现的与早期拔除相关的生长抑制（Eichenberger等，2015）。这种方法也会使得第二恒磨牙向近中移动。因此，于正确的时机拔牙可以显著促进正畸间隙的关闭。然而，这种方法通常需要暂时保存患牙直到拔除。在常规临床操作中，这意味着患者必须在6~11岁接受充分的修复治疗，甚至可能接受临时的牙髓治疗。

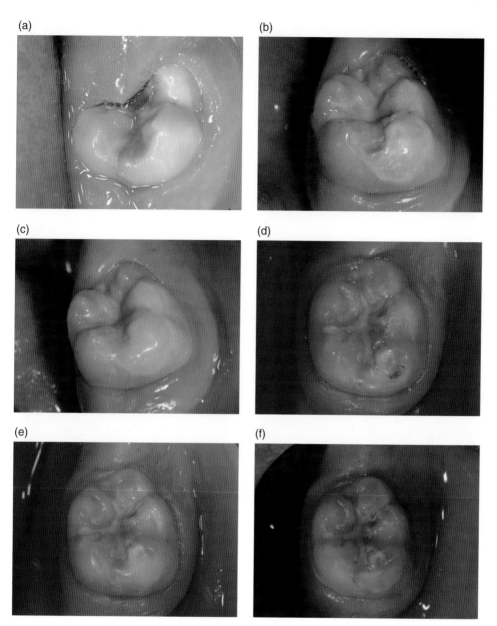

图7.1.6　13年观察期内对咬合面中度牙釉质崩解的临床治疗。在（a）牙齿萌出后，（b）确诊此牙为牙釉质崩解，并用（c）流动树脂粘接覆盖。将近1年后，修复体（d）磨损，（e）进行再次修复。此牙在（f）11岁、（g）12岁、（h）13岁、（i）14岁和（j）19岁的临床情况基本稳定。不过，（i）在14岁时进行过复合树脂的重新修复。

(g)　　　　　　　　　　　　　　　　(h)

(i)　　　　　　　　　　　　　　　　(j)

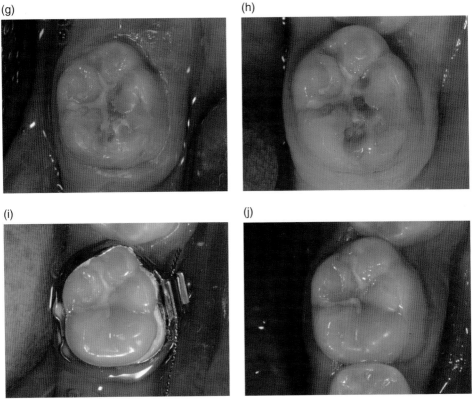

图7.1.6（续）

青春期或成年期前的临时治疗

当学龄儿童首次出现与MIH相关的症状时，如过敏和明显的牙釉质缺损的牙齿问题是治疗的重点。这两个因素都会影响修复治疗期间患者的配合度（Jälevik和Klingberg，2002）。在正确、确切的治疗适应证和预后的情况下，经验表明简单的治疗措施更为有效。更具创伤性和挑战性的治疗可以推迟到青春期，此时患者能够更好地配合治疗。直接用通用粘接剂和流动树脂材料覆盖牙釉质缺损而不进行牙体预备是封闭缺损与降低敏感的简单、有效的措施，但简化后的治疗可能导致这些修复体可能更容易磨损。根据经验，反复修复的风险与缺损大小和咬合力成正比。基于临床经验，对于患有大面积或多牙面牙釉质缺损的儿童和青少年，早期根治似乎更可取，不建议采用临时解决方案进行折中治疗。观察结果显示，反复的治疗会耗尽患者的配合度，使得最终只能在全身麻醉下才能实现修复治疗。因此，充分缓解疼痛和制订参考患者配合度的治疗方案是早期牙科治疗的两个重要方面（图7.1.6）。

对口腔临床实践的影响

本节中提出的概念说明了治疗儿童和青少年MIH的现有治疗方案中的挑战和局限性（图7.1.6）。当有效的局部麻醉难以完成治疗时，为了对配合能力有限的儿科患者进行大面积的有创性治疗，需要其镇静或全身麻醉。直接粘接修复是轻度至中度牙釉质缺损患牙的保守治疗方案。但在矿化不足导致严重牙釉质和牙本质缺损的情况下，医生可能需要在直接粘接修复和间接修复之间进行选择。后者可以帮助延长使用周期并提高患病儿童和青少年的配合程度及生活质量。拔除患MIH的磨牙并进行正畸间隙关闭仅适用于牙冠被广泛破坏的患牙，并且相对而言适应证较少。

7.2

牙本质敏感症
Dentine Hypersensitivity

Thiago Saads Carvalho, Samira Helena João-Souza

Department of Restorative, Preventive and Pediatric Dentistry, School for Dental Medicine, University of Bern, Bern, Switzerland

什么是牙本质敏感症？

疼痛是日常口腔疾病治疗中非常常见的问题。它会导致患者的焦虑和压力，最终对患者的生活质量造成负面影响。由于疼痛是一种主观状况，因此很难评估其确切的状态和强度，尤其是与仍在学习表达自己的孩子打交道时。

我们发现临床上常见的疼痛大多与龋齿、牙髓炎、牙齿折裂和修复、隐裂牙综合征（CTS）、磨牙-切牙釉质矿化不足（MIH）、修复后敏感、边缘微渗漏、活髓漂白和牙龈炎症等疾病有关。如果无法将特定疼痛归咎于任何上述情况，则可能与牙本质敏感（DH）有关。根据定义，对DH的诊断是一种排除性诊断，其特征是当没有发现其他形式的牙齿缺损或疾病时，暴露的牙本质上的不同刺激引起的持续时间较短的剧烈疼痛（Holland等，1997；Canadian Advisory Board，2003）。

DH是如何发生的？

导致DH的最常见的因素是牙龈退缩和牙齿硬组织的丧失。牙龈退缩是指牙龈位置从釉牙骨质界移向更靠近根尖的位置。它可能是正畸矫治器、创伤性刷牙或牙周炎及其治疗等造成的（Smith，1997）。当酸蚀和磨损持续影响牙齿表面时，会发生牙齿硬组织的损失〔称为酸蚀性牙齿磨损（ETW）〕，这会完全磨损牙釉质，暴露下面的牙本质并使牙本质小管开放于口腔环境中（Lussi和Carvalho，2014；Carvalho等，2015）。图7.2.1显示了具有ETW损伤、暴露的牙本质和开放的牙本质小管的乳磨牙。如果酸蚀和磨损发生在牙龈萎缩的区域，它会导致牙齿颈部区域出现楔状缺损并暴露下面的牙本质。

DH患者产生的疼痛感是由于牙本质小管连通了口腔环境和牙髓所致。小管内的液体可以自由地穿过整个牙本质。这种运动改变了牙本质液的流动方向和压力，导致牙髓压力发生变化，从

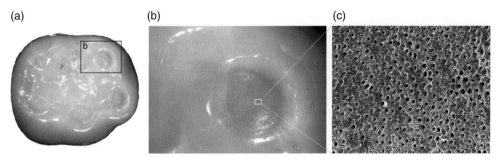

图7.2.1　乳牙咬合面出现（a）ETW损伤、（b）牙本质暴露，（c）扫描电子显微镜照片显示开放的牙本质小管。

而刺激牙髓神经并引起剧烈的疼痛感受（Brännström等，1967）。这意味着暴露的小管遇到任何形式的刺激都会引发牙本质液的剧烈运动并引起疼痛。这些刺激可以是热刺激、冷刺激、机械刺激、渗透压性刺激或化学刺激，但流行病学数据表明冷（热）刺激是DH的主要触发因素（Brännström等，1967；Amarasena等，2011）。

儿童和青少年中DH的患病率

ETW是DH的一个重要因素，特别是在年轻人中，当ETW存在时，他们出现DH并发生疼痛的概率至少增加了3倍（West等，2013）。在儿童和青少年中，ETW的患病率可达到79%～100%，而DH的患病率则为4.7%～45.2%（表7.2.1）。关于儿童和青少年DH的研究中（表7.2.1）并没有确切提出儿童的具体患病率，大多数研究只提出了一些青少年的患病率。一般来说，前磨牙和切牙是最常见的受影响的牙齿，患者主诉通常是冷刺激导致疼痛或刷牙导致牙齿敏感不适。

由于儿童中关于这种情况的流行病学证据很少，很难确定这一年龄组的具体患病率，也很难描述这种情况是如何随着年龄的变化而变化的。然而，研究表明，DH已经是一些青少年患者担忧的问题。

儿童和青少年DH的临床分析

当患者出现疼痛时，医生应该仔细分析他或她的口腔病史，并进行全面的临床检查以确定疼痛的来源和位置，以及所有可能导致牙本质暴露的因素。

在临床上，通常通过喷气或机械刺激对疼痛进行评估；同时，患者对疼痛的感知及其所说的病史也是重要的信息来源（Canadian Advisory Board，2003）。一般来说，考虑到疼痛的主观性，确定疼痛与DH相关并不容易。虽然年龄较大的儿童和青少年可以在不受认知、情感或情境因素的极端影响下进行交流和表达自身感受（von Baeyer和Spagrud，2007），但年龄较小的儿童很

表7.2.1 儿童和青少年DH患病率的相关研究

研究	研究类型	研究人数	年龄组	DH患病率
Fischer等 (1992)	临床和问卷	635	13 ~ 87	17.0[a] 25.0[b]
Rees (2000)	临床	3593	15 ~ 83	3.8
Clayton等 (2002)	问卷	228	17 ~ 58	**45.2[c]**
Rees和Addy (2002)	临床	4841	16 ~ 82	4.1
Rees等 (2003)	临床	226	12 ~ 82	**<25.0[c]**
Rees和Addy (2004)	临床	5477	15 ~ 80	2.8
Chi和Milgrom (2008)	问卷	45	14 ~ 28	52.6
Bamise等 (2010)	问卷	1019	14 ~ 41	**4.7[c]**
Amarasena等 (2011)[d]	临床	12 692	< 20和 > 60	**4.7[c]**
Oderinu等 (2011)	问卷	382	17 ~ 37	**40.9[c]**
Bahsi等 (2012)	临床	1368	13 ~ 71	1.6
Çolak等 (2012)	问卷	1463	17 ~ 33	8.4
Shitsuka等 (2015)	病例对照	48	4 ~ 9	**41.0[c]**
Haneet和Vandana (2016)	临床	404	16 ~ 55	**39.2[c]**

[a] 从临床评估中获得的患病率值。
[b] 从调查问卷中获得的患病率值。
[c] 针对儿童和青少年（<20岁）的患病率值。
[d] 在搜索"dentin/dentine" "sensitivity/hypersensitivity"和"prevalence"后找到的参考文献。
使用搜索词"dentin/dentine" "sensitivity/hypersensitivity" "child/children/adolescent/adolescents/teenager/teenagers"和"prevalence"在PubMed上进行文献检索，搜索结果为83项研究，其中只有13项涉及儿童或青少年（<20岁），1项（Shitsuka等，2015）专门针对儿童。在使用更广泛的搜索词后，后来又发现了一项研究（Amarasena等，2011）[d]。

难准确地表达自己的感觉。他们受到以往不愉快的牙科治疗经历的影响，对临床测试十分紧张。因此，对这些年轻患者的疼痛位置和强度进行正确的评估具有挑战性。

一旦确定了疼痛的位置和来源，医生应确定哪些因素与患者的DH相关。

牙龈退缩是DH最常见的因素之一，在青少年中较为常见。它的患病率随着年龄的增加而增加，最常见于尖牙、前磨牙和第一磨牙的颊面（Ainamo等，1986）。表7.2.1中的大多数患病率研究将DH与牙龈退缩联系起来。牙龈退缩的病因主要是软组织创伤（如刷牙所致）和正畸治疗。

除了牙龈退缩外，牙医还应牢记与ETW相关的因素（Shitsuka等，2015）。频繁食用酸性食物或饮料与ETW的发生高度相关（Carvalho等，2014；Lussi and Carvalho，2014）。口腔中酸的持续存在不仅与牙齿硬组织的丧失和牙本质暴露有关，还使牙本质小管持续保持开放状态，从而导致与DH相关的疼痛持续存在。因此，牙医应该评估他们的患者（如果是儿童还要评估家长）的日常饮食习惯。这需要患者记录在4天中摄入的所有食物或饮料，其中需包括1天周末。通过这份记录医生可以确定与ETW发生相关的物质并为患者提出关于减少酸摄入频率的个性化建议。

胃食管反流病（GERD）产生的酸也是导致这种情况的重要因素。据报道，在患有GERD的3～4岁儿童中，乳牙发生ETW并暴露牙本质的概率较高（Murakami等，2011）。因此建议GERD的患者应转诊给内科医生或胃肠病专家进行检查。有时，患者可能会出现ETW病变但没有明显的GERD症状，这些患者可能患有隐性反流，也应该转诊到内科医生处。隐性反流是指患者不知道自己是否患有反流，但仍会出现一些与GERD相关的ETW临床症状，如不对称ETW病变。这些病变的症状往往不对称。如果不治疗GERD，ETW病变会持续到青少年和成年期，并可能成为恒牙DH的重要致病因素，此外，还会导致在青少年时期和成年早期出现厌食症和贪食症等饮食失调症。这些疾病也会反作用于ETW病变的发展，进而可能与DH的发生相关。

除了确定DH与牙龈萎缩和ETW相关外，评估患者的口腔卫生和行为特征也很重要，尤其是与饮用相关的习惯（如大口喝或含在嘴里慢慢喝）。对这些患者的随访评估和监测有助于实现DH的最佳诊断与临床治疗。

DH的临床治疗方案

首先，牙医必须为患者提供个性化的临床治疗方案。应该从损伤性最小的治疗开始，例如使用牙膏和漱口水等家庭护理产品。含有特定脱敏剂（如钾、氟化亚锡、磷酸硅酸钙钠、精氨酸）的产品能够减轻成人DH的症状（Bae等，2015）。它们在牙本质小管中沉淀，阻碍神经反应或封闭小管的开口，减少液体流动，从而减少疼痛。尽管关于它们在儿童中使用的研究仍然数量有限，这些产品仍然被认为是治疗DH的首选。

为了提高安全性，可以在诊室治疗使用脱敏剂。其中含氟涂料是儿童的理想选择（Miller和Vann，2008）。它可以在牙本质表面形成一层抵抗外部刺激的物理屏障，并作为氟化物的来源。虽然含氟涂料应被考虑作为DH的初始治疗选择，但它们只能提供即刻和短期的疼痛缓解。如果疼痛持续，应考虑其他微创治疗（如封闭剂）。

玻璃离子水门汀、树脂基封闭剂和粘接剂等封闭剂可以在暴露的牙本质表面提供一个物理屏障。这些材料在治疗DH方面有显著的效果，疼痛缓解可持续数月（Veitz-Keenan等，2013；West等，2014；Madruga等，2017）。封闭剂可用于含氟涂料治疗失败的DH病例。然而，当牙齿硬组织的损失较大以至于需要修复时，建议进一步治疗。通常，所有的修复治疗都应遵循微创治疗的原则，最好使用复合树脂等粘接性材料。此外，修复治疗应始终与持续的预防性治疗相结合，以减少与牙龈萎缩和ETW相关的诱发因素的影响（Carvalho等，2015）。

结论

尽管缺乏对儿童DH的研究，但最近的研究结果仍然表明，该病在年轻患者中的发病率越来越高。如果儿童或青少年主诉中有口腔疼痛，那么牙医就应该立即进行全面的临床评估以确定疼痛是否与牙本质暴露有关。有乳牙牙本质暴露的儿童更有可能出现恒牙牙本质暴露。因此，医生应该对与DH相关的临床症状保持警惕，以便可以尽早建立和实施预防性治疗方案。

7.3

牙隐裂
Cracked Tooth Syndrome

Renata Chałas[1], Stefan Hänni[2-3]

[1] Department of Conservative Dentistry and Endodontics, Medical University of Lublin, Lublin, Poland
[2] Department of Preventive, Restorative and Pediatric Dentistry, School for Dental Medicine, University of Bern, Bern, Switzerland
[3] Private endodontic office, Bern, Switzerland

什么是牙隐裂?

　　美国牙髓病学会(AAE)将牙裂分为5种类型:Ⅰ型,线性裂;Ⅱ型,牙尖折裂;Ⅲ型,牙隐裂;Ⅳ型,牙纵折;Ⅴ型,牙根纵裂(AAE,2008)。术语"牙隐裂"(CTS)描述的是有症状的牙裂(Ⅲ型),其由Caryl Cameron引入口腔领域,当时他将其应用于描述以后牙不完全折断为特征的临床病症:疾病始于冠部牙本质,可能进展到牙髓或牙周膜(Cameron,1964;Türp和Gobetti,1996)。从那时起,CTS便成为临床诊疗中一个有据可查的病种。它也被称为牙尖折裂性疼痛(Ellis 2001;Hasan等,2015)。

流行病学

　　CTS的发生情况尚不清楚,但目前的发病率为34%~74%(Hasan等,2015)。虽然其好发于30~50岁女性(Hood,1991;Homewood,1998;Udoye和Jafarzadeh,2009),但更年轻的患者中也常见。在过去几年中,报告的CTS病例数量有所增加,这表明流行的舌穿孔引起的并发症可能会导致下颌第一磨牙出现牙隐裂(Ziebolz等,2012;Plastargias和Sakellari,2014)。另外,由于无法定位疼痛,医生无法在病变进展早期对其进行诊断,这导致医生和患者都感到沮丧(Jurczykowska等,2015)。

　　最常见的患牙按递减的顺序依次是下颌磨牙、上颌前磨牙、上颌磨牙和下颌前磨牙(Homewood,1998)。在青少年中,应特别注意下颌第一磨牙,因为它们通常是牙弓中萌出的第一颗恒牙,所以更容易发生龋齿和随后的修复治疗(Lubisich等,2010;Ratcliff等,2001),也就更容易出现隐裂。但目前关于裂纹动态扩展的信息仍然不足,并且牙齿不完全折裂的存在与CTS特异性症状的发生之间没有确定的相关性。上颌第一磨牙突出的近中腭尖对下颌第一磨牙的"楔入作用"也可能是促病因素(Hamouda和Shehata,2011)。

病因

CTS的病因是多因素的。在正常情况下，牙齿可以承受生理功能性的负荷；但在病理情况下，以下因素易导致CTS（图7.3.1）。在对青少年采取任何干预措施之前，应该了解这些情况（Banerji等，2010a，b）。

裂纹的形成受患者牙体形态的影响：

• 深的尖窝交错结构；
• 咬合干扰；
• 牙齿错位（开𬌗、反𬌗）。

更重要的是，医源性因素可能导致裂纹形成：

• 窝洞预备；
• 填充材料和技术；
• 桩、核、固位钉；
• 基牙的负载过大。

最近的证据表明，磨耗或局部牙釉质形成不全可能导致乳牙中微裂纹的产生和扩展，这可能成为细菌进入牙髓的途径（Ranjitkar等，2015）。

临床表现

CTS的隐裂纹通常在牙齿咬合面上沿近远中方向延伸（图7.3.2），不像牙根纵裂一样沿颊舌向延伸（Luebke，1984）。裂纹的深度及其穿过牙齿结构的方向并不明显。断裂可能涉及与牙周组织相通的牙髓、根部牙本质或牙骨质。

在临床上，疼痛是CTS患者的主诉症状。在口腔检查时应记录完整的疼痛史（疼痛的位置、性质、起始时间、发作频率、持续时间、强度、诱因和伴随症状）（Brynjulfsen等，2002）。在提供疼痛史时，患者通常会说咬物时疼痛，特别是对于较硬食物，如谷物、坚果、全麦面包和任何含有谷物的食物。此外，疼痛也可能会随着温度的变化而发生变化。在冷热刺激的情况下可以观察到疼痛增加。在摄入甜食的情况下可能会出现过敏性疼痛（Sadasiva等，2015）。获取病史以确定患者是否发生早期CTS也很重要。受CTS影响的牙齿可能对叩诊敏

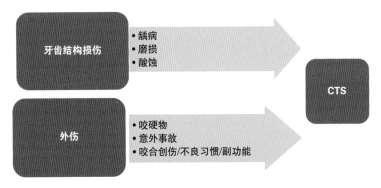

图7.3.1 CTS的易感因素。

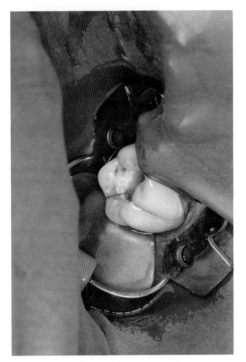

图7.3.2 去除旧修复体后，可见下颌第一磨牙远中咬合面存在裂纹线。

感，特别是当刺激沿根尖方向作用时。然后，患者会感到持续性、放射性疼痛（Kahler，2008）。

诊断

CTS的诊断对牙医来说是有挑战性的，尤其是面对年轻患者时，因为在临床检查和影像学检查中，该病表现出病史不完整、无特异性症状和难以辨别的特点（Banerji等，2010a，b）。这也是为什么CTS的诊断甚至对经验丰富的口腔医来说也是一个挑战。谨慎和早期的诊断对于预防CTS的进展非常重要（图7.3.3）。

裂纹只是一种表现，而不是一种症状——症状应该是由牙髓或牙周病变引起的。CTS的主要症状是：

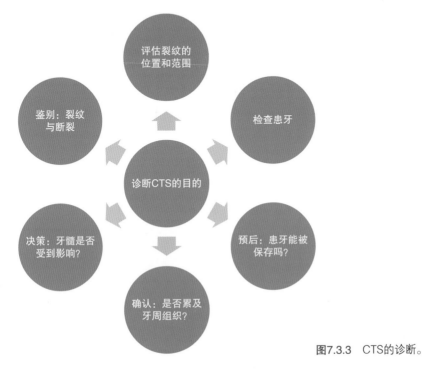

图7.3.3 CTS的诊断。

- 咀嚼时不规律性疼痛。
- 松口时疼痛。
- 有热刺激敏感性或渗透压性敏感。
- 未修复或仅轻微修复的牙齿突然出现疼痛。

有效诊断的基础是仔细地病史采集，包括全面的疼痛史。随后的临床检查需使用某种放大辅助设备在清洁且干燥的牙齿上进行（Clark等，2003）。

检查患牙

在检测患牙时，咬诊是有帮助的。要求患者咬在棉卷上，逐渐加力，然后迅速松口。如果在突然松口时出现疼痛，则确诊为疑似CTS。

评估裂纹的位置和范围

为了缩小对隐裂牙尖的检查范围，可以使用小木楔进行咬诊。咬合时，楔子应连续放置在每个牙尖上。在咬合和松口时评估患者的疼痛，若松口时疼痛通常表明牙齿有裂纹。其他可用于辅助诊断CTS的工具有Fracfinder（图7.3.4）和Tooth Slooth Ⅱ等。这些工具可以像楔子一样使用——以帮助找到有隐裂的牙尖——并且可以节省时间。使用透照法（图7.3.5）并最终拆除现有修复体可能有助于评估裂纹的进展和范围（Jurczykowska等，2015）。

鉴别：裂纹与折裂

楔形力用于确定患牙的某些部分是否松动，其中没有松动表明患牙有裂纹，而松动表明患牙牙尖折裂或牙纵裂。

牙髓是否会受到影响？

如果裂纹将牙齿分成两半（裂纹跨过两侧边缘嵴，并假设已累计了牙髓），则预后会较差。在刚开始出现不可复性牙髓炎症状时，应开始牙髓治疗。临床症状较轻的慢性牙髓炎可能是由于细菌产物和毒素的微渗漏所致。裂纹累及牙髓时，可能导致牙髓和牙周症状。

是否累及牙周组织？

若临床检查时在裂纹的龈下延伸处有独立的深牙周袋，则表明可能会有局部的牙周缺损。局部牙周缺损是裂纹线延伸到龈下的结果（Zimet和Endo，2000）。

患牙能被保存吗？

至于该患牙是否可以保留，几乎没有硬性指标来决定。专家们一致认为，一旦裂纹累及根管，预后就会变差，并且牙齿出现的裂纹达根分叉部时，就没希望保留患牙了。在最坏的情况下，隐裂的牙齿是无法修复的（Toure等，2011）。

(a)

(b)

(c)

(d)

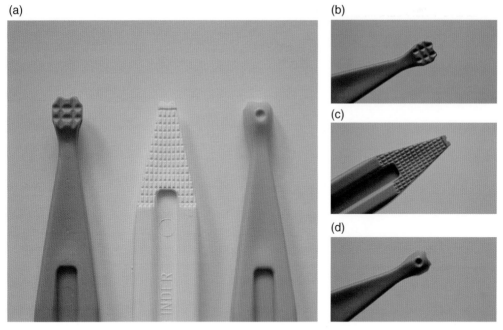

图7.3.4 （a~d）Fracfinder：不同尺寸的器械和诊断尖端。

图7.3.5 牙齿的透照有助于检测裂纹。

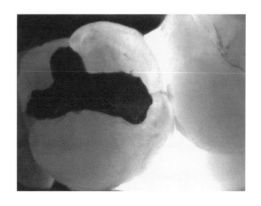

临床治疗方案

一般来说，应该通过及时识别有隐裂风险的牙齿并做好充分的窝沟预备来预防裂纹的形成。治疗目标如下：

- 保存和稳定剩余的牙齿结构。
- 解决疼痛问题。
- 保持牙齿活力。

根据裂纹的进展过程和症状的严重程度，有许多治疗方案。例如，如果在早期阶段检测到裂纹，则可以使用粘接程序来治疗。当裂纹较大时，治疗旨在通过更大面积的修复来保护剩余的牙体结构（Liu和Sidhu，1995；Bader等，1996）。当破坏严重时，可以进行冠修复。然而，所有治疗方案都有其优点和缺点，文献中也只有有限的临床证据来支撑每种治疗方案的成功率。更重要的是，临床研究尚未揭示哪种方案成功率最高（Banerji等，2010a，b）。

结论

CTS作为一种非感染性的、有一系列症状和体征的口腔疾病，在青少年中尽管不是很常见，但治疗难度较高。当临床中儿童出现非典型的牙痛症状时，应进行CTS诊断，以避免任何并发症，并提供早期治疗方案。

致谢

感谢Klaus W. Neuhaus和Paweł Maksymiuk提供了这些照片。